血液透析患者
生活康复必读

张洁婷　黄雪芳　何盈犀　主编

化学工业出版社

·北京·

内容简介

《血液透析患者生活康复必读》由临床资深血液透析专业人士历时三年编写而成，编写过程中精心收集典型案例，认真梳理、汇总，力求给血液透析患者提供一部精品好书，对血液透析患者的康复有所帮助。本书由 13 章组成，内容涵盖血液透析生活管理的各个方面，包含肾脏病基础知识、血液透析基础知识、血管通路管理、水分摄入管理和干体重管理、营养管理、服药管理、并发症管理、运动管理、中医疗法的运用、经典临床案例等内容，既有西医专业严谨的知识讲解，也有中医康复知识的普及，可以对血液透析患者的透析治疗和生活康复提供全方位的专业指导，助力透析患者提高透析质量，重获健康生活。

本书不仅适合血液透析患者阅读，对于血液透析护士的专业知识提升、做好临床慢病管理也是一本不可多得的好书。

图书在版编目（CIP）数据

血液透析患者生活康复必读 / 张洁婷, 黄雪芳, 何盈犀主编. -- 北京：化学工业出版社, 2024. 12.
ISBN 978-7-122-46492-7

Ⅰ. R473.6

中国国家版本馆 CIP 数据核字第 2024DL6382 号

责任编辑：王　芳　吕佳丽　　装帧设计：关　飞
责任校对：李雨函

出版发行：化学工业出版社
　　　　　（北京市东城区青年湖南街 13 号　邮政编码 100011）
印　　装：北京天宇星印刷厂
787mm×1092mm　1/16　印张 16　字数 390 千字
2025 年 1 月北京第 1 版第 1 次印刷

购书咨询：010-64518888　　　　售后服务：010-64518899
网　　址：http://www.cip.com.cn
凡购买本书，如有缺损质量问题，本社销售中心负责调换。

定　　价：88.00 元

编写人员名单

主　　编　　张洁婷　黄雪芳　何盈犀

副 主 编　　梁玉婷　黄家莲　赵晓纯　李敬辉　魏　爽

参编人员（排序不分先后）

林静霞　段　瑞　周笑宇　陈沼蓉　蒋远远

黄超明　唐美娟　郑席志　佘　丽　郭健强

叶婉荷　刘兰霞　朱素仪　李　导　曹　婷

冯桂娟　温穗溱　黄春霞　彭　鹿　罗仕妙

王荣荣　李泽文　蔡　寸　李　茵　伦龙威

刘杨晨　燕秋潼　赵　赛　梁　晖　许　苑

主　　审　　赵代鑫

前言

在生命的旅途中,有时候人们会面临意想不到的挑战,比如肾脏功能衰竭终末期,需要通过血液透析来维持生命。这样的情况,不仅对患者本人,也对他们的家庭提出了许多身体上和心理上的要求。正是出于对这些挑战的理解,我们编写了本书,以便能更好地帮助到他们。本书共分13章,以血液透析患者生活康复为主线,内容基于最新的医学研究,以及众多患者和专家的实际经验,不仅详细介绍血液透析的过程、原理、相关并发症、治疗前后的生活注意事项,以及如何在日常生活中做出有益的调整,还关注了患者的身心健康,以及如何在日常生活中应对各种困难;将血液透析患者的药物指导、营养指导、运动建议、中医理疗、心理健康等,以通俗易懂的方式,图文并茂地做了详细介绍和阐述。我们希望每一位患者都能充分了解自己的病情,掌握提高生活质量的方法,更加自信地管理自己的健康。本书有实用的建议、真实的案例分享,以及专业的医疗指导,便于查阅,适用于透析患者及其家人和照顾者阅读。

本书旨在成为血液透析患者康复之路上的忠实伙伴。这里汇聚了血液透析患者的心声、故事,以及他们在与肾病抗争过程中所积累的智慧。这本书是为那些在人生旅途上遭遇风暴,却依然坚持前行的透析患者答疑解惑,提供支持,让每一位血液透析患者都能找到属于自己的光明与希望。希望读者在打开本书时,能够看到一个充满希望与勇气的世界。

在本书的创作过程中,我们收获了来自全国各地的医护人员、专家、患者和家属的宝贵意见,这使得本书不仅具有科学性,还充满了人性化的关怀。在此表示深深的谢意!

由于水平有限,书中难免有不足之处,恳请读者不吝指正。

编者

2024年3月

目录

第3章

血液透析患者血管通路管理 024

第 7 章

血液透析患者的并发症管理

第 8 章

血液透析运动管理 116

第 9 章

中医疗法 122

第 10 章

经典临床案例

第 11 章

血液透析患者心理调适及家庭支持　　195

第 12 章

血液透析患者常用问卷　　204

第 13 章

血液透析患者常见检验和检查结果解读   230

参考文献   243

第1章

认识肾脏

一、肾脏具有什么样的结构，有什么重要的生理功能？

（一）解剖结构

肾脏位于腹膜后脊柱两旁，大约从第12胸椎延伸到第3腰椎，左右各一，形似蚕豆。右肾上面有肝脏，故位置比左肾略低。中国成年人肾脏的长、宽、厚分别为10.5～11.5cm、5～7.2cm、2～3cm，男性肾脏重量100～140g，女性比男性轻一些。肾脏可分为三个部分：皮质、髓质和肾盂。

每个肾约有100万个肾单位，这100万个肾单位共同组成了肾脏。肾单位包括肾小球和肾小管。肾小球主要有滤过作用，正常双侧肾小球滤过率（glomerular filtration rate，GFR）为125mL/min，24小时约滤过180L。肾小管主要有重吸收功能，将滤液中的大部分水、电解质、葡萄糖以及其他人体所需的小分子物质重新吸收返回血液，正常情况下每天可排出尿量约1.5L。

肾脏具有丰富的血液循环，占心输出量的20%～25%。肾血流量具有自身调节机制，在动脉血压80～180mmHg范围内，可以维持肾血流量和肾小球滤过率的稳定。这种自身调节机制具有重要的生理意义，它保证了机体在血流动力学变化时肾小球滤过仍能稳定地进行，体内代谢废物得以继续排出，并保持了体液的平衡。

（二）肾脏的生理功能

肾脏的生理功能包括以下六项内容。

1. 肾脏具有生成尿液的功能

尿液的生成主要经过3个过程：

（1）肾小球的滤过作用　血液流经肾小球时，血浆中的水分和其他小分子物质（包括电解质、有机物质和分子量较小的血浆蛋白等）从肾小球滤过，到囊腔内成为肾小球滤过液（原尿）。各种血细胞的有形成分和大分子血浆蛋白则不能滤过，仍被保留在血液中。单位时间内由肾小球毛细血管滤过到肾小囊腔内的血浆量称为肾小球滤过率（GFR）。正常成人的肾小球滤过率约125mL/min。当肾小球滤过率下降时，可出现少尿、无尿和水肿的现象。

（2）肾小管的重吸收作用　经肾小球滤出的原尿进入肾小管后称为小管液。原尿经过肾小管时，水和溶质将通过肾小管上皮细胞转运到管周毛细血管中，这个过程称为重吸收。人体每天可产生约180L的原尿，约有99%被重吸收，葡萄糖和蛋白质等营养物质也全部被重吸收。当肾小管重吸收增多时，可导致体内 Na^+、水潴留，形成水肿；重吸收减少时，就会出现尿量增多，尤其表现为夜尿频多。

（3）肾小管集合管的分泌作用　小管液流经肾小管后汇入集合管，最后形成的尿液称为终尿，流入肾盏。最后只有约1.5L终尿被排泄出体外。终尿中有相当一部分物质是从肾小管和集合管的上皮细胞分泌或排泄到管腔中的，排出的尿量和成分之所以能维持在正常状态，与滤过、重吸收、分泌过程有密切关系。

2. 肾脏具有排泄代谢废物和毒素的功能

人体将代谢废物，如二氧化碳、尿素以及多余的水和无机盐排出体外的过程称为排泄。

大部分水、无机盐、尿素、尿酸、肌酐等代谢废物，是由肾小球滤过排泄的。肾脏功能受损后，代谢废物在人体体内蓄积，就会变成对人体有害的物质，损害健康。尿毒症毒素是指肾衰竭患者体液中浓度明显升高并具有毒性作用的物质。这些物质在体内浓度上升，可引起肾衰竭患者尿毒症症状和多系统功能紊乱。据报道，尿毒症毒素达 200 种以上，主要来源包括以下几种：

（1）体内矿物质、微量元素或稳定内环境的物质，因肾衰竭浓度升高，如钾、磷、铝、氢离子等。

（2）体内正常代谢产物，因肾衰竭浓度升高，如尿素、肌酐、尿酸、胍类、酚类、胺类等。

（3）体内正常多肽激素，因肾衰竭浓度升高。

（4）体内某些物质因肾衰竭而发生分子结构变化或被修饰，如氨甲酰化氨基酸、终末氧化蛋白产物等。

（5）细菌代谢产物由肠道进入血液，如多胺、酚类、酚酸等。

此外，根据分子量的大小，尿毒症毒素分为小分子尿毒症毒素（分子量小于 500D）、中分子尿毒症毒素（分子量 500～5000D）和大分子尿毒症毒素（分子量大于 5000D）。

3. 肾脏具有调节血压的功能

血压与肾脏的关系甚为密切，一般血压的快速调节是以中枢神经系统为主，而缓慢调节是以肾脏为主，肾脏对血压的调节主要通过以下几种机制：

（1）肾脏体液机制　肾脏通过对水钠排出量的调节来改变循环血量及心排血量，从而起到调节血压的作用。

（2）肾素-血管紧张素-醛固酮系统　在生理情况下该系统通过缩血管效应直接对动脉血压进行调节，使血压保持相对稳定。

（3）神经系统　肾脏的交感神经系统兴奋性增高，可以使肾脏血流动力学发生改变，促进肾素分泌引起高血压。另外，神经系统可直接作用于肾小管，促进水钠潴留而导致高血压发生。

（4）肾脏分泌的其他血管活性物质　如前列腺素、利钠激素等也与血压的调节有关。

4. 肾脏具有调节酸碱平衡的功能

肾脏对于人体酸碱度的调节起主要作用，人体动脉血液的 pH 为 7.35～7.45。这主要是通过肾小管调节，重吸收碳酸氢钠，而将酸性离子排出体外，以维持人体内环境 pH 的稳定。pH 偏低或偏高，我们就称之为酸中毒或碱中毒。

5. 肾脏具有内分泌的功能

肾脏合成和分泌肾素、促红细胞生成素（EPO）、前列腺素、激肽和胃泌素，活化维生素 D_3，灭活甲状旁腺激素（PTH）等。其中，肾素通过肾素-血管紧张素-醛固酮系统调节人体的血压，它是导致肾性高血压的重要因素；肾功能衰竭时，EPO 分泌不足是导致肾性贫血的原因；活化维生素 D_3 的减少与甲状旁腺激素（PTH）灭活减少是导致肾性骨营养不良的原因。

6. 肾脏具有维持骨骼正常代谢的功能

肾脏是人体维持正常钙磷代谢的重要器官，钙磷代谢是骨骼代谢的基础。肾脏疾病患者由于活化维生素 D_3 分泌减少，钙磷代谢也发生异常，所以尿毒症患者通常情况下会有骨骼代谢障碍，进而出现肾性骨病，表现为骨质疏松、骨痛、骨折等。

二、评估肾功能主要看哪几个指标？

答： 肾功能抽血检查评估分为六项：第1项为尿素氮测定，第2项为肌酐测定，尿素氮和肌酐主要用来判断肾脏的功能，以及是否有血液浓缩、尿液浓缩的情况。第3项为血清总二氧化碳测定，可以判断代谢性酸中毒或者代谢性碱中毒。第4项为血清尿酸测定，如果尿酸检测结果升高，有可能会出现痛风。第5项为血清胱抑素（又称半胱氨酸蛋白酶抑制剂）的测定。血清胱抑素能够反映人体肾小球功能的变化，较肌酐、尿素氮有更高的敏感性和特异性。如果血清胱抑素升高，提示肾功能受到损害。第6项为血 β_2-微球蛋白测定，如果血中 β_2-微球蛋白升高，提示肾小球滤过功能下降。它的敏感性高于血肌酐，能够早期发现肾小球滤过率的下降。如果尿中 β_2-微球蛋白升高，提示肾小管重吸收功能下降。

肌酐、尿素氮、尿酸这三种指标是用于评估肾功能的最主要指标。肌酐是人体的代谢废物，主要由肌肉组织产生，99％都是通过肾脏排泄，它的生成和排泄相对恒定，反映肾小球滤过功能。出现肌酐增高，就可能有肾脏损伤，常见的病因有肾小球肾炎、高血压肾损害、糖尿病肾病等，需要进一步明确病因，对症治疗，预防肾功能进一步损害。尿素氮是蛋白质的分解产物。尿素氮通过肾小球滤过后，还会在肾小管重吸收。这里可以看到，血尿素氮不仅受肾小球滤过功能的影响，还会受肾小管重吸收功能影响。换句话说，就是一旦血液中尿素氮水平升高较多，可能跟肾小球病变有关，也可能跟肾小管重吸收功能异常有关。尿酸是核酸的代谢产物，来源于两个方面：一方面是人体衰老细胞代谢分解；另一方面是食物，像动物肝、肾、脑、肠，还有水产品如带鱼、沙丁鱼、基围虾等。正常饮食情况下，80％以上尿酸由人体内自身细胞死亡后，细胞内的核酸代谢生成。尿酸也是主要通过肾脏排泄，经肾小球滤过后，再经过肾小管重吸收再分泌出去，随尿液排出体外。尿酸排泄既受肾小球滤过影响，也受肾小管重吸收影响。从以上这三种物质代谢规律可以看到，血肌酐经过肾小球滤过以后，不再重吸收。因此，它能很好地反映肾小球的滤过功能。尿素氮、尿酸相对容易受到外源性食物因素的影响。所以，尿素氮和尿酸这两个指标往往作为评价肾功能的参考指标。建议如果发现肾功能出现了异常情况要引起重视，积极治疗，平时要少吃高油高盐的食物，以免加重肾脏的负担。

三、什么是残余肾功能？残余肾功能的存在有何意义？

答： 残余肾功能是指慢性肾衰竭患者的肾脏受到损害以后剩下的那部分功能，也就是肾衰竭终末期时肾脏仍然保留的部分肾功能。某些患者在刚刚进入透析时还有残余肾功能，残余肾功能的存在使小分子和大分子能更好地被清除，容量也能够得到更好的控制，并能够维持更好的代谢和内分泌功能。总而言之，慢性肾衰竭患者残余的肾功能一般少于正常功能的10％以下，但它对患者体内毒素和多余水分的清除，以及营养的维持和血压的控制仍有很大的作用，残余肾功能的存在使患者的预后更好。因此，保护残余肾功能非常重要。

四、肾功能损伤的患者应该如何保护肾脏功能，延缓终末期肾衰竭的发生？

答： 慢性肾功能衰竭的三级预防，包括：

一级预防，又称为初级预防，是指对已经患有的肾脏疾病，或者是可能已经引起肾脏损害的疾病，进行及时有效的治疗，防止慢性肾功能衰竭的发生。要积极控制肾脏的原发性疾病，这样才能从源头上来治疗肾脏病。临床上常见的肾脏病的因素是慢性肾小球肾炎以及高血压肾病、糖尿病肾病。对于高血压和糖尿病所引起的肾脏病，就要积极地调控血压以及血糖。一般来讲，高血压病人要将血压控制在 120/80mmHg 以下为宜，适宜的血压有利于保护心脏、脑和肾脏。糖尿病患者要控制好血糖，空腹血糖要控制在 3.9~6.1mmol/L，餐后 2 小时血糖要控制在 7.8mmol/L 以下，防止并发症的发生，防止肾功能衰竭。

二级预防是指对已经有轻度或者中度慢性肾功能衰竭的病人进行及时的治疗，不仅要积极地控制某些影响病情逐渐进展的因素，而且要尽可能避免导致病情急剧加重的危险因素，如避免劳累、感染、腹泻以及使用肾毒性的药物等，延缓慢性肾功能衰竭的进展，防止尿毒症的发生。同时根据患者的病情可以适当应用抗高血压的药物、磷结合剂、降脂药物、碳酸氢钠片以及优质低蛋白饮食等。

三级预防一般是指对早期尿毒症的患者及早地采取治疗措施，防止尿毒症的某些严重并发症的发生，比如急性左心衰竭、高钾血症、尿毒症脑病等。对于肾脏病患者来说，残余肾功能越好，需要用的药就越少，花的钱也就相应地越少。因此，患者一定要定期到医院检查肾功能情况，积极配合医生的治疗，而不能讳疾忌医、不闻不问，延误病情，增加并发症的发生。

五、透析后肾脏的改变及需要留意哪些指标？

答： 网上有许多言论，认为血液透析治疗会导致尿量减少。那这种说法到底正不正确呢？实际上，血液透析并不是延缓肾脏衰竭的治疗方法，不管透析与否，患者的肾功能都会随着自身肾病的加重而进一步衰退，患者每天的尿量逐渐减少甚至到完全无尿，就是明显的特征。

随着肾衰竭程度的加重，肾脏开始萎缩，B超下肾脏开始变小，排毒和排尿功能随之丧失，但肾脏仍然保留部分分泌功能。透析患者肾脏不能保持正常的生理状态，因此我们需要留意的指标也随之改变。

透析前，我们经常抽血和化验尿液，关注肌酐、尿素氮和尿蛋白等指标，这些指标能反映慢性肾脏病的进展。但透析之后，患者应关注如何通过加强自我管理，以提高透析治疗的效果。

（1）纠正不良生活习惯　包括戒烟、戒酒、生活规律等。

（2）控制饮食　包括控制水和钠盐摄入，使透析间期体重增长不超过 5% 或每日体重增长不超过 1kg；控制饮食中磷的摄入，少食高磷食物；控制饮食中钾的摄入，以避免发生高钾血症。保证每日蛋白质摄入量达到 1.0~1.2g/kg，并保证足够的碳水化合物摄入，以避免出现营养不良。

（3）记录每日尿量及每日体重情况，并保证大便通畅；有条件者每日测量血压情况并记录。

（4）学会维护和监测血管通路　对采用动静脉内瘘者每日应对内瘘进行检查，包括触诊检查有无震颤，也可听诊检查有无杂音；对中心静脉置管患者每日应注意置管部位是否有出血、局部分泌物，以及局部是否出现不适表现等，一旦发现异常应及时就诊。

（5）常规监测指标及其检测频率（表 1-1）

① 血常规、肾功能、血电解质（包括血钾、血钙、血磷、HCO_3^- 或 CO_2CP 等）　建议每月检查 1 次。一旦发现异常应及时调整透析处方和药物治疗。血糖和血脂等代谢指标，建议有条件者每 1～3 个月检测 1 次。

② 铁状态评估　建议每 3 个月检查 1 次。一旦发现血清铁蛋白低于 $200\mu g/L$ 或转铁蛋白饱和度低于 20%，需补铁治疗；如血红蛋白（Hb）低于 110g/L，则应调整促红细胞生成素用量，以维持 Hb 于 110～120g/L。

③ 全段甲状旁腺激素（iPTH）监测　建议血 iPTH 水平每 3 个月检查 1 次。要求血清校正钙水平维持在正常低限，2.10～2.5mmol/L；血磷水平合格区间在 0.87～1.45mmol/L；血钙磷乘积维持在 $55mg^2/dl^2$ 及以下；血 iPTH 维持在 150～300g/L。

④ 整体营养评估及炎症状态评估　建议每 3 个月评估 1 次。包括血清营养学指标、血 hsCRP 水平、nPCR 及营养相关的体格检查指标等。

⑤ Kt/V 和 URR 评估　建议每 3 个月评估 1 次。要求 spKt/V 至少 1.2，目标为 1.4；URR 至少 65%，目标为 70%。

⑥ 传染病学指标　必须检查。包括肝炎病毒标记、HIV 和梅毒血清学指标。要求开始透析不满 6 个月的患者，应每 1～3 个月检测 1 次；维持性透析 6 个月以上的患者，应每 6 个月检测 1 次。

⑦ 心血管结构和功能测定　包括心电图、心脏超声波、外周血管彩色超声波等检查。建议每 6～12 个月检查 1 次。

⑧ 内瘘血管检查评估　每天检查内瘘皮肤、血管震颤、有无肿块等改变。并定期进行内瘘血管流量、血管壁彩色超声等检查。

表 1-1　血液透析患者常规监测指标及其检测频率

指标	推荐频率
血常规，肾功能，血电解质（包括血钾、血钙、血磷、HCO_3^- 或 CO_2CP 等）	每月 1 次
血糖、血脂等代谢指标	每 1～3 个月 1 次（有条件者）
铁状态评估	每 3 个月 1 次
血 iPTH 水平	每 3 个月 1 次
整体营养评估及炎症状态评估	每 3 个月 1 次
Kt/V 和 URR 评估	每 3 个月 1 次
传染病学指标（包括肝炎病毒标记、HIV 和梅毒血清学指标）	开始透析 6 个月内，应每 1～3 个月 1 次，维持透析＞6 个月，应每 6 个月 1 次
心血管结构和功能测定	每 6～12 个月 1 次
内瘘血管检查评估	患者自我评估：每天；物理检查：每次穿刺前。B 超检查：每 3～6 个月 1 次

第 2 章
血液透析基础知识

一、什么是血液透析？血液透析治疗的原理是什么？

 血液透析是一种非常成熟的肾脏替代治疗技术，以前也叫"人工肾"，血液透析治疗能够替代肾脏的一部分功能，如排出体内多余的水和代谢废物，调节酸碱和电解质平衡，从而保持身体内环境的稳定。但是单纯靠透析治疗解决肾脏衰竭带来的一切问题是不可能的，如肾脏的内分泌功能就需要用一些药物来替代。

血液透析器，简称透析器，是血液和透析液进行溶质交换的管道和容器，是血液透析的关键部分。透析器主要利用半透膜的原理，将患者的血液与透析液同时引进透析器，两者在透析膜的两侧呈反方向流动，借助膜两侧的溶质梯度、渗透梯度和水压梯度，以清除毒素和体内滞留过多的水分，同时补充体内所需的物质。透析器主要由支撑结构和透析膜组成，后者是其重要组成部分，为半透膜，只允许小于膜孔径的分子通过。一般来说，蛋白质、致热原、病毒、细菌以及血细胞等物质的分子量较大，不能通过半透膜；而血液中的水、尿素氮、肌酐、钾、钠、糖等小分子物质可以自由通过半透膜；有些分子量中等的物质，如磷、β_2-微球蛋白等，在对流的作用下也有一部分可以通过半透膜，但是清除的量有限。

血液透析治疗的原理是用机器通过血管通路将体内血液引流至体外，血液在透析膜的内侧，透析液在透析膜的外侧，通过弥散、超滤、吸附和对流原理进行物质交换，这样循环的透析，不停地清除体内的代谢废物，维持电解质和酸碱平衡；同时持续清除体内过多的水分，并将经过净化的血液回输到人体内。弥散是指通过血液和透析液在透析膜内外两侧的相对流动，其溶质从高浓度一侧向低浓度一侧转运的过程。弥散的结果是半透膜两侧溶质浓度达到平衡，例如：血液一侧的肌酐、尿素氮浓度减少，透析液一侧的肌酐、尿素氮浓度增加，就是弥散的作用。若在半透膜一侧加以负压从而增加跨膜压，则可使水分从压力高的一侧向压力低的一侧移动，这称为超滤。与此同时也有部分溶质随水一起移动，这称之为对流。简单来讲，血液透析就是将患者的血液引出体外进行"清洗"，然后将相对干净的血液再回输到体内，从而减少体内多余的水分和有毒物质，让身体变得相对安全和健康。

一个完全无尿的患者一般需要每周做 3 次透析，每次做 4 个小时。但是在个别情况下，根据病人饮食、体重、病情变化等因素，可能需要在此基础上增加透析时间，才能达到更好的治疗效果。

二、其他辅助血液净化方式有哪些？

答：

（一）血液滤过（hemofiltration，HF）

模仿正常人肾小球滤过和肾小管重吸收原理，以对流方式清除体内过多的水分和尿毒症毒素。与血液透析相比，血液滤过具有对血流动力学影响小、中分子物质清除率高等优点。血液滤过适用于急性肾损伤和慢性肾衰竭的患者，特别是伴有以下情况不能耐受血液透析治疗的患者：

1. 常规透析易发生低血压。
2. 顽固性高血压。

3. 常规透析不能控制的体液过多和心力衰竭。

4. 严重继发性甲状旁腺功能亢进。

5. 尿毒症神经病变、尿毒症心包炎。

6. 心血管功能不稳定、多器官功能障碍综合征（multiple organ dysfunction syndrome, MODS）及病情危重患者。

（二）血液透析滤过（hemodiafiltration，HDF）

血液透析滤过是血液透析和血液滤过的结合，具有两种治疗模式的优点，可通过弥散和对流两种机制清除溶质，在单位时间内比单独的血液透析或血液滤过清除更多的中小分子物质。同血液滤过相比较，下列情况血液透析滤过更具优势：

1. 透析不充分。

2. 透析相关的淀粉样变。

3. 心血管功能不稳定。

4. 神经系统并发症。

（三）连续性肾脏替代治疗（continuous renal replacement therapy，CRRT）

连续性肾脏替代治疗是指一组体外血液净化的治疗技术，是所有连续、缓慢清除水分和溶质治疗方式的总称。传统 CRRT 应持续治疗 24 小时以上，但临床上可根据患者的治疗需求灵活调整治疗时间。CRRT 治疗目的不仅仅局限于替代功能受损的肾脏，近来更扩展到常见危重疾病的急救，成为各种危重病救治中最重要的支持治疗措施之一。

（四）单纯超滤（isolated ultrafiltration，ISO-UF）

单纯超滤是通过对流转运机制，采用容量控制或压力控制，经过透析器/滤器的半透膜等渗地从全血中除去水分的一种治疗方法。在单纯超滤治疗过程中，不需要使用透析液和置换液。单纯超滤治疗过程中，患者血浆渗透压改变较小，甚至因血液浓缩而略有提高，加快了组织间隙向血管内补充容量，患者血流动力学较为稳定，有利于清除体内过多水分。适用于以下几种情况：

1. 严重水肿，药物治疗效果不佳；

2. 难治性心力衰竭；

3. 急、慢性肺水肿。

（五）血液灌流（hemoperfusion，HP）

血液灌流是将患者血液从体内引到体外循环系统，通过灌流器中吸附剂（活性炭、树脂等材料）与体内待清除的代谢产物、毒性物质以及药物间的吸附结合，达到清除这些物质的治疗方法。近年来，随着新型灌流器的研发及技术进展，除药物或毒物中毒外，在重症感染、严重肝衰竭、终末期肾脏疾病（尿毒症）以及各种自身免疫性疾病等多种临床严重疾病的抢救与治疗方面得到了更为广泛的应用。适合于以下情况：

1. 急性药物或毒物中毒。

2. 终末期肾脏疾病（尿毒症），特别是合并顽固性瘙痒、难治性高血压、高 β_2-微球蛋白血症、继发性甲状旁腺功能亢进、周围神经病变等。

3. 重症肝炎，特别是暴发性肝衰竭导致的肝性脑病、高胆红素血症。

4. 系统性炎症反应综合征、脓毒症等重症感染。

5. 银屑病或其他自身免疫性疾病。

6. 其他疾病,如海洛因等药物成瘾、家族性高胆固醇血症、重症急性胰腺炎、甲状腺功能亢进危象等。

三、我国透析人群有什么特点?

答: 我国透析患者平均年龄 55 岁,其中男性患者占 58%,明显多于女性。因为国家政策理念、技术普及度等因素,目前我国终末期肾脏病患者还是以血液透析为主要替代治疗方式,占 80%~90%。尿毒症患者合并疾病中列于前三位的分别是高血压、心血管病、贫血,而合并糖尿病的患者约占 20%。

四、我国透析患者数量为何快速增长?

答: 随着我国老龄社会的到来,高血压、高血糖等疾病的高发导致慢性肾脏病的发病率持续上升。中国慢性肾脏病患病率约为成年人群的 10.8%,患者人数约为 1.2 亿,并呈逐年上升趋势。在中国,肾小球肾炎曾是引起尿毒症的主要原因。而近年来,随着糖尿病引起慢性肾衰竭透析患者人数的不断增加,糖尿病已经逐步超越肾小球肾炎成为尿毒症的主要原因。据中研产业研究院公布的《2020—2025 年中国血液透析行业前景预测与市场调查研究报告》显示,随着我国医疗水平和经济水平的提升,我国居民对于血液透析的需求持续增长,2020 年我国血液透析的人数在 77 万人左右。根据中国肾脏病网络的数据显示,预测到 2025 年,我国透析人数还会继续增加,每一百万人中将有 630 名透析患者,透析患者总人数将达到 87 万例。根据国家统计局数据,截至 2019 年,我国城镇基本医疗保险和新农合的参保人数已超过 13 亿,实现城乡医保全覆盖。透析治疗的报销比例由 50% 以内提升到 80% 以上,医保的广覆盖使社会透析需求快速显现出来,所以导致透析人口快速增长。中国拥有着世界最多的人口,随着社会经济水平的急剧改变,糖尿病、高血压、肥胖等发病率的迅速上升,慢性肾脏病患者的数量也急剧增加,慢性肾脏病中的很多人会逐步走向肾衰竭,也就是说他们很大可能会加入到快速增长的透析人群之中。在我国,很多慢性疾病缺乏规范的慢病管理,也会导致很多慢性疾病加速进展到终末期,例如很多糖尿病的患者,缺乏对血糖进行规范的自我监测和管理,导致快速进展到糖尿病肾病。因此,大力开展慢病管理,不让尿毒症成为社会、家庭的负担,已经是非常迫切的一件事。对慢性肾脏病进行早发现、早管理,将大大减少社会和家庭的经济成本,提高患者的生存质量,未来也必将有更多的慢性病患者在科学慢病管理的帮助下,延缓疾病进展,降低透析增长的速度。

五、疾病发展到什么程度需要进行血液透析治疗?

答: 血液透析治疗的适用范围比较广,除了肾脏疾病,其他疾病的患者也可能会采用血液透析治疗。不同的是,终末期肾脏病患者的肾脏功能受损是不可逆的,所以需要长期行血液透析治疗,而其他疾病的患者可能在病情好转后能够结束透析治疗。那么,在哪些情况下,患者需要行血液透析治疗呢?

（一）需要行血液透析治疗的情况

1. 血液透析是肾脏替代治疗中很重要的措施，大多数肾功能衰竭病人需要做血液透析。肾功能衰竭分慢性肾功能衰竭和急性肾功能衰竭。慢性肾功能衰竭是各种原因导致肾脏功能逐步减退，当内生肌酐清除率降至 15mL/min 时，发展到尿毒症期，需开始肾脏替代治疗。慢性肾功能衰竭患者需要长期做血液透析，如果有条件也可做肾移植，肾移植成功以后可以停止血液透析。急性肾功能衰竭指各种原因导致肾脏功能突然急剧下降，也可能需要血液透析支持治疗，一般 95% 以上急性肾功能衰竭能够恢复肾功能，只要去除致病原因，通常 3 周左右肾脏功能会逐渐恢复，肾脏功能恢复以后可以终止血液透析。

2. 药物、毒物中毒，分子量比较小的药物，如安眠药中毒后需要进行血液透析。酒精中毒，可以用血液透析把体内酒精排出来，酒精分子量很小，血液透析效果很好。

3. 其他相对少见需要血液透析的情况，比如严重中暑，病人体温很高也可以通过血液透析把体温降下来。严重冻伤病人，体内体温很低也可以通过血液透析方法把体温升上来。

4. 肝功能衰竭患者，可以用血液透析排出小分子毒素帮助肝功能恢复。严重溶血，可以通过血液透析排出导致溶血的毒素。

（二）当出现以下症状时，需行紧急透析

1. 患者出现对利尿剂无反应的急性肺水肿、心衰。

2. 出现血钾大于等于 6.5mmol/L 的高钾血症，药物治疗又无效时。

3. 患者处于高分解代谢状态。

4. 无尿 2 天或少尿 4 天以上。

5. 严重酸中毒，血 HCO_3^- 小于 12mmol/L 或动脉血 pH 小于 7.2。

6. 急性肾损伤，血肌酐大于等于 442μmol/L 以上。

7. 少尿 2 天以上，并伴体液过多、神经症状，或是原发病加重，肾功能恶化快，短时间内难以恢复时，也要考虑透析治疗。

8. 慢性肾衰的患者若肌酐超过 707μmol/L，或是出现严重心衰、电解质紊乱等并发症，保守治疗无效时，也需急诊透析。

六、可以每周做 2 次透析吗？

答： 每周做 2 次透析治疗的患者通常透析不够充分，除非仍有较高的残余肾功能（肾小球滤过率大于 5mL/min）。由于残余肾功能随着肾脏疾病的恶化而逐渐降低，因此慢性肾脏病患者即使进入透析后也需要定期检测残余肾功能。一旦发现残余肾功能显著减少，则改为每周 3 次、每次 4 小时的标准透析治疗时间。

七、糖尿病肾病患者应该何时开始透析？有哪些并发症？如何护理？

答： 糖尿病肾病患者开始透析的时间需要结合病情。糖尿病肾病患者不一定要等到肾脏疾病发展到尿毒症，才开始进行透析治疗，平时需要注意定期到医院随诊复查，监测病情变化。糖尿病肾病患者透析的常见并发症有低血压、高血压、低血糖、出血倾向、感染、内

瘘堵塞等，平时要做好患者的生活护理、注意合理饮食。患者多因病程较长且长期透析，体质普遍较弱，因此，应加强饮食护理，患者应避免食用加重病情和引起并发症的食物。患者在慢性肾脏病早期阶段应该限制蛋白质的摄入量，因为高蛋白饮食可增加肾小球的血流量和滤过压，加重高血糖和高血压，引起肾脏病进展加速。糖尿病肾病患者平时适宜选择优质蛋白、高热量、含磷低的食物，注意维生素和微量元素、无机盐的补给，每日蛋白质摄入量在每千克体重 1g 左右，其中优质蛋白占 50％以上，防止营养不良的发生。严格限制钠、钾及液体的摄入量。患者应根据血糖控制情况及时就诊，在医生指导下调整胰岛素用量。血糖不稳定的患者应在家自备末梢血糖仪，每日饭前饭后定时监测血糖，空腹血糖维持在 $3.9\sim6.1mmol/L$ 为宜，餐后 2 小时血糖维持在 $<7.8mmol/L$ 为宜。透析患者应减少透析前、后的胰岛素用量并观察有无低血糖现象的发生。透析患者还应该在透析过程中密切观察有无身体出血情况发生，例如皮肤出血点、穿刺点渗血等，若发现出血情况需及时告知医护人员，医生评估后会调整抗凝方案，减少肝素用量，或改用低分子肝素或者无肝素透析。糖尿病肾病透析患者由于机体免疫力差，病变微血管末梢循环不良，容易引起足部坏疽等感染发生，因此要注意个人清洁卫生，出现感染症状时，应尽早进行处理，肢体需要做好保暖措施。

八、血液透析治疗能否完全替代人体肾脏功能？

答： 血液透析属于肾衰竭的替代治疗方案之一，虽谓之"人工肾"，能像肾脏那样排出体内小分子毒素和多余的水分，但和腹膜透析一样，并不能完全替代人体自身肾脏的全部工作，如排出中分子毒素有限，不具有肾脏的调节及内分泌功能，不能解决肾性贫血、肾性高血压、肾性骨病等因慢性肾损伤出现的问题。因此在长期透析过程中，会出现心脑血管疾病、营养不良、感染等一系列的并发症，这也是血液透析不容忽视的危险因素。

九、一旦开始透析就需要终身透析吗？

答： 对于终末期肾脏病患者，慢性长期病变使肾脏发生不可逆的改变，对于慢性肾衰竭 4~5 期以上的患者根据具体情况需要接受透析治疗，此类患者需要定期的透析治疗，如未能进行肾移植，需要终身透析治疗。但是对于部分急性肾衰竭患者及时有效的治疗可以使肾小管上皮细胞迅速再生，一段时间的透析治疗后可恢复肾功能，如连续性肾脏替代治疗技术在急性肾衰竭的救治中，对血流动力学影响小，稳定内环境，有效滤过中小分子物质，肾功能恢复后无需透析治疗。

十、血液透析患者如何安全度过血液透析诱导期？

答： 慢性肾功能衰竭终末期患者由保守治疗转向稳定的维持性血液透析的过渡期称为诱导期，在此期间进行的透析称为诱导期透析。一般是在患者能够耐受的条件下进行小剂量、短时间、多次数透析，大多数患者在 2 周左右完成。在此期间，患者由于不习惯血液透析过程，情绪以及机体某些理化水平均会有较大的波动，特别是体液量、电解质及酸碱平衡以及体内所累积的毒素突然呈现大幅度变动，极易出现失衡综合征、出血倾向、低血压等并发症。

血液透析诱导期是患者经过长时间的保守治疗或刚发现疾病向平稳血液透析治疗过渡的重要时期。在该阶段因为刚开始实施血液透析治疗，对血液透析的不了解，对治疗环境的陌生，血透患者的生理和心理将产生较大的波动，一方面患者对透析存在恐惧心理，另一方面患者及家属对透析疗效期望值过高。由于对透析知识缺乏了解，加上随后的插管、动静脉造瘘手术造成的身体痛楚，以及治疗费用昂贵，家庭经济负担沉重等，心理上极易产生抑郁、焦虑、恐惧、绝望等负面情绪。

血透患者的抑郁状况可产生一系列心身反应，加重其心血管疾病的发病率和病死率。为了降低患者的抑郁、焦虑情绪，保证治疗效果，使其顺利过渡到规律维持性血液透析，对血透患者及家属进行有效的健康教育和引导，显得尤为重要。

有部分患者认为，一旦开始实施血液透析便可无所顾忌，饮食及饮水也不再严格控制，从而导致其在接受透析治疗期间出现一系列的问题，影响透析治疗的顺利实施。

护理人员在进行血液透析治疗前，会对每位患者的病情进行全方面评估，包括全身情况、实验室检查结果、心理状况等多项内容，为后期治疗及护理奠定良好的基础。

诱导透析的方式及注意事项如下。

1. 多次短时透析

血液透析患者的首次透析时间应在 2 小时左右，每周透析次数控制在 3 次以上，同时根据患者的合并症、实际病情等调整透析时间与次数。多次短时透析可有效避免血浆渗透压变化速度过快对机体产生的不良影响，同时可有效预防呕吐、恶心、肌肉痉挛、头痛等失衡综合征的发生。

2. 小剂量透析

首次透析要选择使用小面积、低效率的合成膜（生物相容性好些）透析器来适应。脱水量要根据病人的具体情况进行设定，如果水肿严重，可以设定单超脱水。诱导透析 3～4 次逐渐进入常规透析治疗，其目的是减少或者预防失衡综合征的发生。

3. 逐步增加透析血流量

诱导期血流量控制在 150mL/min 左右，患者逐渐适应后可将透析血流量增至 250mL/min，使心脏负荷有效减轻。

4. 并发症识别

当患者早期出现呕吐、恶心、头痛、冷汗及心跳加快等临床表现时，即表示有可能会出现诱导期低血压、心律失常、失衡综合征等并发症。一旦患者出现面色苍白、心律失常、恶心、呕吐等临床表现，医护人员应立即给予针对性治疗。

十一、规范的血液透析治疗应该如何进行？

答：根据 K/DOQI 指南的建议，需要长期血液透析治疗的患者，应根据其容量负荷状态、尿毒症毒素水平、酸碱平衡和电解质紊乱程度等情况来决定开始透析的时间，而非肾功能水平。残余肾功能差的患者，推荐每周行 3 次血液透析治疗，每次至少 3 小时，而体重增加过快、高超滤率、血压控制差、难以达到干体重、代谢紊乱（高磷血症、代谢性酸中毒和高钾血症）的患者应增加血液透析频率或延长血液透析时间。

十二、如果尿毒症患者没有按照规范行血液透析治疗可能导致什么后果?

答: 尿毒症并不可怕,全世界透析时间最长的透析患者的透析时间长达48年之久,但前提是必须要坚持规律的透析与正确的生活方式。规律的血液透析是指每周到医院进行血液透析治疗2~3次,每次4~6小时。尿毒症患者需要熟悉疾病,积极治疗,对于透析要有耐心,坚持规律透析,重拾生活信心。临床上很多患者在症状好转以后或者受经济条件所影响,不再坚持规律的血液透析治疗,导致体内毒素和水分不能及时排出,残存的肾功能进一步丧失,甚至可能导致患者死亡。

十三、突发事件导致无法透析应该如何应对?

答: 血液透析治疗必须要遵照医嘱,按时进行规律的血液透析,不要随意更改透析时间,以免加重病情,影响治疗效果。如果有突发事件导致无法按时透析,例如去到异地旅游或出差等,请尽快联系当地医院血液透析中心,进行血液透析治疗,以免体内的毒素和水分未及时清除,出现容量超负荷及电解质紊乱等危及生命的急性并发症。

十四、血液透析患者需要外出旅游时应该做哪些准备?

答: 随着人们生活水平的提高,交通工具的便利,透析患者外出旅游的需求逐年增加,希望走出去,开阔视野,放松心情,提高生活的信心。在外旅行期间与在家的生活方式大不相同,活动量会增加,饮食控制可能更差,发生各种危机的风险也相应增加。旅行出发前需准备好以下几点:第一,患者应该得到医生对该患者的体能评估,评价现阶段的身体状况能否承受旅途的颠簸劳累;第二,旅游目的地及旅游内容是否适宜血液透析患者,交通是否便利。联系当地正规的公立医院的血液透析中心或独立血液透析中心可以接纳自己在当地进行规律透析,旅行时避免单人出行,最好有家人或朋友的陪同;第三,在旅行的日程安排和路线安排上,注意劳逸结合。旅游时间超过三天,甚至更长时间,应当提前联系当地能够进行血液透析治疗的医院,告知病情、透析方式、抗凝方式、透析器型号、血流量等信息,以免影响治疗,并提前备好所在医院医师出具的病历证明及相关生化检查。

旅行中需要注意:①饮食卫生和合理营养,避免暴饮暴食,避免大量进食含钾高的食物。②无尿患者应控制水分的摄入量,避免增加心血管的负担,增加旅游的危险性。③外出旅行作息时间尽可能规律,避免过度疲劳,同时放松心情,保持心态平和,不发脾气,避免过度兴奋和激动。④随身携带好必备药品和常规服用药物。⑤注意保护动静脉内瘘,注意旅游安全。与患者同去的朋友应当了解患者的基本状况,以避免在突发事件面前束手无策。总之,透析患者在旅行前做好周密的计划,旅行期间按时透析,控制饮食,劳逸结合,是可以在安全前提下旅行的。

十五、接受血液透析治疗，患者需要做哪些思想准备？

答：血液透析之前要做很多准备，第一，思想认识上的准备，患者和家属通过医护人员的讲解，需要明白为什么要进行血液透析，血液透析的基本原理，是怎么进行的，血液透析的费用以及透析对生活的影响，等等。第二，血液透析还要提前建立动静脉内瘘作为血液透析的血管通路，就血液透析患者来说，最理想的血管通路就是动静脉内瘘。动静脉内瘘一般建立在患者左手或者右手腕部，将自身的动脉与静脉连接起来使静脉动脉化，从而有利于穿刺静脉时达到理想的透析血流量。因为动静脉内瘘的成熟时间至少要1～2个月，所以需要提前把动静脉内瘘建立好为以后的透析做准备。当然也有极少数的患者因为血管条件差而改用带涤纶套的双腔静脉导管和植入人造血管作为血管通路，如果医生通过评估后建议患者建立动静脉内瘘作为血管通路，那么患者就应该做好及早建立动静脉内瘘，规律进行血液透析的思想准备。如果没有提前建立好动静脉内瘘，尿毒症患者因为危及生命的并发症而必须进行紧急透析时，则必须进行中心静脉插管，而临时置管容易导致患者经济负担增加和感染风险增加，还容易导致中心静脉狭窄等并发症。在动静脉内瘘建立之后患者终其一生都需要积极规律地进行血管通路的锻炼，促进血管通路的功能维持在一个比较好的状态中。第三，要完善一些检查来明确身体状态，例如检查有无乙肝、丙肝等传染病。第四，合理膳食，这是慢性肾脏病患者提高生存率的关键，因此患者需要在慢性肾脏病的不同阶段采用科学合理的饮食方案，例如限制盐分和磷的摄入等。第五，血液透析是一个长期维持性的治疗过程，因此患者及其家属都必须做好长期与疾病作斗争的准备，患者精神上需要家属长期持续的支持和关心，生理上也需要家属的陪伴和照顾，经济上也需要做好相应的准备，了解血液透析产生的大概费用、自费比例等。当然，我们也鼓励患者根据自身身体情况，承担相应的家务劳动和社会工作，这对于患者疾病的康复以及心理健康更加有利。

十六、接受血液透析治疗，患者家里需要准备哪些物品？

答：需要备有体重秤、血压计、量杯等。血液透析患者需要每天称量体重，知晓透析间期的体重增加幅度。每次喝水用量杯测量饮水量，有助于更好地控制体重增长。血液透析患者需要在家监测居家血压，以便医师更准确地评估血压，调整降压药物。血液透析患者需要在家里自备一些无菌棉纱及消毒用品，如果内瘘渗血，或穿刺口、插管口因各种原因潮湿、污染等可以及时去医院进行消毒更换敷料，避免感染。糖尿病患者可以自备血糖仪做好居家血糖监测，每次透析备好一些糖果，以预防低血糖的发生。

十七、血液透析患者需要参加运动吗？应该如何进行运动锻炼？

答：运动是慢性肾脏病常规治疗中不可缺少的一部分，血液透析患者同样需要。在疾病过程中贫血、营养不良、骨和关节病变、心血管疾病限制了透析患者运动时的耐受力，心理上的担心顾虑使得患者对运动有所顾忌而不敢轻易尝试。其实适当的运动可以改善患者的健康状况，增强患者信心和提高生活质量。规律持续的有氧运动是最佳的运动方式。有氧运动不但可以降低血中的三酰甘油，纠正高脂血症，还可以增加溶血活性，减少血栓的形成，从而降低心脑血管疾病的发生率，加速人体代谢，提高下肢循环功能，改善患者的协调性和灵活性，增强患者的自我意识。适当运动可以减轻透析患者的紧张和焦虑，消除生活压力和忧虑感，促进睡眠，提高自信心。因此，血液透析患者只要经过适当的身体评估、充分的准备，仍然可以享受运动的乐趣。血液透析患者运动时应注意选择适宜的天气进行运动，天气过热或者过冷不宜运动。要在自我感觉舒适时运动，如果外感发热或各种原因导致身体不适则不要勉强自己参加运动。空腹时不要做运动，饭后两小时再进行运动。血液透析患者运动时最好有人陪伴。运动时应该穿宽松、舒适、透气的衣物，穿运动鞋。运动应该遵循循序渐进的过程，逐渐增加运动量，运动时轻微出汗、稍感疲劳即可。运动中如有不适，应立即中止，量力而行，谨防过度。根据透析患者个人病情、个人爱好以及所处的环境条件，可以选择散步、慢跑、上下楼梯、乒乓球、太极拳、哑铃、握力器等运动，例如在中国香港地区，门球是血液透析患者非常热衷参加的一项运动。总之，血液透析患者不适宜参加重体力劳动。

十八、血液透析患者日常居家生活需要注意什么？

答：血液透析有特殊饮食要求，不能像健康人一样在饮食上"随心所欲"。血液透析患者需要根据体重摄入适量的蛋白质和碳水化合物，限制食物中的磷、钾摄入，也需要限制水分摄入。每周透析 2 次的患者，透析间期的体重增长不能超过干体重的 5%。每周透析三次的患者，透析间期的体重增长不能超过干体重的 3%。此外，透析患者需要参加适当的体育运动，如散步、太极拳等。还需要注意选择合适的工作类型，许多透析患者在习惯透析后可以重新开始工作，但需注意避免长期重体力劳动的工作类型。随着当前医疗技术的进步以及国家医保政策的推行，血液透析的报销额度是非常大的，慢性肾衰竭乃至尿毒症期都能得到有效治疗和控制，而患者应该做的是保持好心情，放松心态，配合医生，遵从医嘱，积极治疗。

十九、血液透析和肾移植，哪个更好呢？

答：肾移植就是将健康人的肾脏移植给透析患者。进行肾移植是治疗慢性肾功能衰竭的有效措施，但肾移植是把健康的肾脏放到患者右下腹的髂窝内，并不是肾脏原有的生理位置，肾移植并非新肾与旧肾的交换，一般不会切除原有的两个肾脏，除非原有的肾脏病继续存在才考虑切除原有肾脏。

成功肾移植后患者无需透析，而且肾移植比透析更有效治疗肾衰竭，移植后所受的限制更少，生活的质量更高。

但匹配合适肾源的过程是复杂的，确定移植的肾与受者在血型和组织型上是否良好匹配，需要进行各种各样的检查。即使是良好匹配的患者也不一定是合适的受者。供者和受者需要都没有感染和其他医学问题，同时肾移植受者必须使用免疫抑制药物预防移植肾被排斥。这些药物具有副作用，会增加获得一些感染、病毒和某种类型的肿瘤的风险。肾移植受者需要终生服药，或者至少在移植物还在继续工作的时候服用。

肾脏移植物并不会永远坚持下去。比较年轻的患者在一生中可能需要两次或者几次移植。如果移植失败，患者可以重新透析治疗，等待另一次移植。

肾移植受者受到免疫抑制，比其他人具有更高的获得感染的风险。他们要遵守"健康饮食指南"。其后遗症之中的体重增加（通常是因为服用类固醇类药物的副作用）和高胆固醇，都会增加心脏病的风险。健康的饮食习惯可以帮助降低风险。

适合肾移植的患者需要符合以下条件：

① 患者年龄范围最好在 12～65 岁间。

② 经过血透或腹透治疗以后，患者一般情况好，体内无潜在的感染病灶，能耐受肾脏移植手术者。

③ 患者无活动性溃疡、肿瘤、肝炎及结核病史，也无精神、神经系统病史。

④ 与肾源的组织配型良好。

但肾移植后 1 年内有 10%～15%的移植肾丧失功能，5 年内存活率为 67%左右，10 年存活率不到 38%。因其肾脏始终是非自体脏器，长期需要服用抗排斥药物抑制排斥，免疫因素是移植肾丧失功能的主要原因之一；另外，原有的自身疾病也会影响移植肾的存活，糖尿病、高血压、高脂血症等慢性疾病也会影响移植体存活年限。

总之，肾移植患者相对于血液透析患者来说，可以拥有更高的生活质量，相当于回到了慢性肾脏病时期，但依然需要注意保养，严格控制饮食，改变不良生活习惯，并遵医嘱服药。

二十、高通量透析和低通量透析的区别是什么？

答： 高通量透析是指行血液透析治疗时使用高通量透析器；低通量透析则采用低通量透析器。高通量透析器的透析膜具有面积大、孔径大、过滤系数较高、耐跨膜压力高等特点，可以让一些大分子和中分子毒素通过，高通量透析器的价格也会更高。低通量透析器的膜孔径小、透析器面积小、过滤系数低，只能让低分子和一些中小分子通过，比较便宜。

二十一、血液透析和血液透析滤过的区别是什么？

答： 血液透析和血液透析滤过是尿毒症患者透析常用的两种方法，在临床中更常用的是血液透析，但是在血液透析的过程中会穿插血液透析滤过。血液透析和血液透析滤过的区别如下。血液透析是利用半透膜的原理透析废物或者超滤脱水，以清除体内的代谢废物，调节电解质和酸碱平衡。血液透析滤过是血液透析和血液滤过相结合，具有两种治疗模式的优点，通过弥散和对流两种作用机制清除体内的中小分子，血液透析滤过能更彻底地清除体内的毒素，效果会更好，但是费用比血液透析高。尿毒症患者一周进行两次的血液透析再加一次血液透析滤过，能够更好地清除体内废物。

二十二、血液透析患者妊娠和分娩需要注意的问题有哪些?

答: 既往研究表明,尿毒症患者妊娠成功率很低,但是妊娠或分娩依然是极少数女性血液透析患者可能面临的问题。我们将从既往研究报道的角度来讲述妊娠或分娩的血液透析患者需要注意哪些事项。

(一)孕前须知

建议没有妊娠计划的绝经前女性避孕。雌激素可能增加心血管疾病的风险,长效甲羟孕酮可使骨密度降低,透析人群应避免服用含此类成分的避孕药,建议选择以孕酮为基础的避孕药和宫内节育器避孕。

血液透析患者妊娠失败的风险较大。相比之下,肾移植受者的生育能力和妊娠结局优于透析患者,早产和妊娠相关并发症也较低。考虑到移植后排斥反应的风险,美国移植学会妇女健康委员会建议肾移植后1年内应避免受孕,接受肾移植1年后肾功能稳定的患者可备孕。

胚胎对母体而言属于同种半异体移植物,血液透析患者妊娠可能会使群体反应性抗体升高而丧失肾移植的机会。有肾移植打算的患者需做好透析、妊娠和肾移植的时间安排。

(二)生育能力评估

血液透析患者血清雌二醇水平降低,催乳素水平升高,抑制月经周期中促性腺激素和黄体生成素的激增从而抑制排卵。女性血液透析患者常见子宫内膜萎缩,影响胚泡着床。70%的透析育龄期女性月经量减少或闭经,84%的女性血液透析患者性功能低下,这些因素使透析女性难以受孕。从每周3次的常规透析改为夜间家庭透析等强化透析方式,可改善女性的生育能力。

有生育需求的患者,需尽早评估生育能力。常用于评价正常人群生育力和妊娠的血清激素水平,对于血液透析患者未必适用。血液透析患者无尿、月经周期不规律,影响尿液妊娠试验的实用性。血清人绒毛膜促性腺激素(HCG)可用于诊断早孕,但既往报道一些维持性血液透析的非妊娠或绝经期患者,血清HCG也可能升高至健康人群妊娠3~5周水平。

有研究显示,血液透析育龄期未受孕女性中,14.5%血清HCG水平升高,因此诊断妊娠的HCG理想下限值应为25mIU/mL。妊娠5周后经阴道超声检查,观察到直径>5mm的妊娠囊可确诊妊娠。

(三)妊娠相关并发症

血液透析患者发生早产、剖宫产、严重分娩并发症的发生率和死亡率明显增加。其中,子痫前期是妊娠相关严重并发症之一,其在透析患者中的发生率为5%~20%。妊娠20周后如果出现高血压加重、头痛、视物模糊、上腹痛、转氨酶升高、血小板减少等表现,应考虑子痫前期。

血液透析妊娠患者羊水过多发生率为5%~53%。若持续性羊水过多则需要增加透析时间以增加超滤。

(四)妊娠期和围生期的监测和管理(见表2-1、表2-2)

确定妊娠后,推荐由多学科专家团队进行产前管理。目前虽无对血液透析患者产前检查、特殊检查和支持治疗、血透方案的严格规定,但可参考已发表的活产率较高的观察性研究、综述和专家共识对血液透析患者妊娠期和围生期提供的指导。

1. 饮食和营养管理

放宽饮食限制，孕妇每天应摄入充足的蛋白质 1.5~1.8g/kg。妊娠 12 周前给予小剂量阿司匹林（75~150mg/天）预防子痫前期。考虑强化血液透析会使叶酸、维生素和矿物质丢失增加，因此推荐大剂量补充叶酸（5mg/天），加倍补充每日所需复合维生素。

2. 透析处方的调整

妊娠期应适当调整透析处方，以增加透析清除率来适应胎儿生长，建议强化血液透析治疗。增加透析时间和频率可引起低钾血症和代谢性碱中毒，因此，可适当提高透析液钾浓度，并降低碳酸氢盐浓度。

3. 贫血的管理

妊娠患者易合并生理性贫血，促红细胞生成素的剂量可能需要增加到常规剂量的 2~3 倍，以维持血红蛋白 100~110g/L 的目标水平。定期监测铁代谢指标以指导铁剂补充。罗沙司他是治疗肾性贫血的新药，因其分子量较小，可透过胎盘，对胎儿、乳儿的发育和生理过程具有多种直接和间接作用，暂不建议妊娠和哺乳期使用。

4. 慢性肾病矿物质和骨骼疾病（CKD-MBD）的管理

为了维持胎儿正常骨骼发育，孕妇血清钙和磷应在正常范围内，有研究观察到孕期女性血液透析患者钙磷水平会降低，必要时可在透析液中补充钙和磷。监测甲状旁腺激素（PTH），使其控制在合理范围。含钙磷结合剂和维生素 D 类似物是安全的。司维拉姆可致胎儿骨骼骨化异常，应避免使用。

5. 超滤量设定

妊娠患者行血液透析治疗时，超滤量应充分考虑预测的孕期体重增加、羊水量和血压的变化。孕早期孕妇体重增长很小，孕中期和晚期体重每周增加 0.3~0.5kg。妊娠期体重的指导应根据实际体重不断调整，孕中晚期需每周评估干体重。对于体重正常的女性，建议体重增加控制在 11.5~16kg。

6. 血压的管理

目前尚无针对透析患者妊娠期血压管理的研究。既往有高血压或妊娠期高血压的患者，将舒张压控制在 85~100mmHg，可降低 3 级高血压的发生率，不增加流产和分娩后新生儿入住 ICU 的发生率。透析期间血压应避免低于 120/70mmHg，以免影响胎盘灌注。

7. 孕期监测和分娩

血液透析患者血中 β-HCG 和妊娠相关血浆蛋白 A 可能异常升高，影响血清学唐氏筛查，可通过超声测量颈部半透明膜厚度和羊水穿刺进行排查。通常在孕 20 周时评估胎儿是否畸形和宫颈长度。孕 20 周后，至少每 2 周监测一次子痫前期的症状和体征。无明显异常者应至少每 2~4 周评估一次胎儿生长发育和健康状况，有并发症时应更频繁地监测，包括胎儿生长参数，生理物理参数（胎儿心率、肌张力、呼吸、肢体运动、羊水质和量）以及脐动脉搏动性。孕 37 周后，无并发症的透析患者应做好随时分娩的准备和后续透析安排。分娩方式首选阴道分娩，常规剖宫产指征同样适用于血液透析患者。

8. 产后护理

患者分娩后可立即恢复透析治疗。对于母乳喂养的患者，应避免哺乳期禁用的药物。注意避免过度超滤影响母乳分泌。慢性病患者产后抑郁症的发生率更高，因此，家属对产妇的心理关怀至关重要。

表 2-1　血液透析患者妊娠管理

孕前计划	★家庭理解和支持,探讨妊娠的时机,告知可能出现的后果 ★检查目前是否服用致畸性药物 ★优化合并症治疗(糖尿病、高血压、甲状腺功能减退、系统性红斑狼疮、肥胖等) ★完善孕前检查,如阴道分泌物、宫颈癌筛查等 ★开始多学科监测		
孕早期	★强化血液透析(36小时/周或周中透前尿素氮<35mg/dL) ★调整透析液钾、碳酸氢盐浓度 ★每2周监测电解质、血红蛋白,调整透析处方、促红细胞生成素用量,必要时补充铁剂和镁 ★阿司匹林75～150mg/d,叶酸5mg/d,不限制饮食	★超声检查确认宫内妊娠和胎龄 ★第1次唐氏筛查	
孕中期		★调整干体重以适应0.3～0.5kg/周的体重增长 ★从22～26周开始,每2周监测胎儿生长参数、生物物理学参数、脐动脉搏动性及排查子痫前期	★15～20周中期唐氏筛查或无创DNA,具备产前诊断指征的,16～24周行羊水穿刺检查 ★20周超声检查胎儿是否畸形,测宫颈长度 ★24～28周口服葡萄糖试验
孕晚期			★胎儿监测至少1次/周
分娩	★37周左右做好分娩计划和准备 ★做好新生儿入住重症监护的准备 ★无肝素透析 ★如果子痫前期需要使用硫酸镁,剂量减少50%,每4小时监测 ★首选阴道分娩,有指征的行剖宫产		
产后	★可支持母乳喂养,审查药物的安全性,避免医源性血容量不足 ★可恢复孕前的透析方案 ★监测产后抑郁状态 ★采取避孕措施		

表 2-2　血液透析患者孕期和哺乳期药物选择

药物种类		孕期用药	妊娠指导	哺乳期用药
降压药	血管紧张素转化酶抑制剂(ACEI)	妊娠中晚期胎儿毒性	妊娠前建议停用	在哺乳期可服用依那普利、卡托普利
	血管紧张素Ⅱ受体阻滞剂(ARB)	妊娠中晚期胎儿毒性,早期证据不足	妊娠前建议停用	无证据,不建议服用
	β受体阻滞剂	首选拉贝洛尔,已获准用于妊娠	阿替洛尔可导致胎儿心动过缓,禁用	哺乳期可用
	钙离子拮抗剂	首选长效硝苯地平	硝苯地平有抑制宫缩的作用	哺乳期可用
	甲基多巴	孕期首选	不良反应包括乏力、恶心、呕吐	可能加重产后抑郁,密切监测
	利尿剂	孕期可用	妊娠女性如体重控制不佳,建议增加透析时间和超滤量	可抑制母乳产生
	肼屈嗪	孕期可用	增加新生儿血小板减少、狼疮样综合征、胎儿心动过速的风险	哺乳期可用
纠正贫血药	重组人促红素	分子量大,不透过胎盘,孕期可用	目标血红素100～110g/L,可能需要增加剂量	哺乳期可用
	铁剂	孕期可用	分娩前应停用	哺乳期可用

药物种类		孕期用药	妊娠指导	哺乳期用药
肝素		孕期可用	分娩前应停用	首选不含防腐剂的产品，以减少婴儿对苯甲醇的暴露
骨矿物质代谢	含钙磷结合剂	孕期可用	根据钙磷水平调整用量	哺乳期可用
	司维拉姆	与胎儿骨化异常有关,避免服用	不建议服用	无证据,不建议用
	骨化三醇	孕期可用	根据甲状旁腺激素水平调整剂量	哺乳期可用
	西那卡塞	证据有限,不建议服用	不建议服用	证据有限,不建议使用

二十三、血液透析患者常见的传染病有哪些? 怎样预防和处理?

答：血液透析患者常见的传染病有乙型肝炎、丙型肝炎、梅毒、肺结核、带状疱疹等。传染病流行过程的三个基本条件是传染源、传播途径以及易感人群，传染病能够在人群中流行，必须同时具备这三个基本条件，缺少其中任何一个环节，传染的进程就会被阻断。血液透析患者身体的抵抗力较普通人差，因此更容易发生传染病的传播，属于易感人群。想要更好地预防传染病的发生，就要搞清楚这些传染病的传染源和传播途径有哪些。一般来说，体内有病原体生长、繁殖并且能排出病原体的人和动物，包括病人、病原携带者和受感染的动物，都叫作传染源。传染病的 6 个传播途径包括：呼吸道传播、消化道传播、接触传播、虫媒传播、血液体液传播和垂直传播（母婴传播）。在血透室中，最容易发生的是呼吸道传播、接触传播和血液体液传播疾病。

（一）肺结核

肺结核是通过呼吸道传播的疾病，其病原体主要是结核分枝杆菌。肺结核患者通过咳嗽、打喷嚏、高声谈笑，使带有结核分枝杆菌的飞沫喷出体外，健康人吸入结核分枝杆菌后便会感染。肺结核病的传染性与患者的病情、排菌量、咳嗽的频率、居住房子的通风情况及接触者的密切程度及抵抗力有关。已经确诊肺结核的病人，要到专门的传染病医院进行规范治疗，待治疗后不具备传染性后再到普通医院进行透析治疗。这样可以避免肺结核在普通透析中心的传播和暴发。

尿毒症患者普遍存在细胞免疫和体液免疫障碍，身体抵抗力低下，肺结核发病率比普通人群高 10～20 倍。若不慎感染结核后，血液透析患者 1 年病死率将高达 75%，这主要是因为尿毒症患者病情重，并发症多，如并发肾性高血压、肾性贫血、尿毒症性心肌病、脑梗死、糖尿病等，因此，一旦患者再感染结核，则导致原有疾病进一步加重，治疗难度加大，可造成患者死亡。所以尿毒症患者应尽量避免到人多的地方聚集，并且在外出时尽量佩戴口罩，从而避免各种呼吸道传染性疾病的侵袭。

很多血液透析患者并发结核感染时症状不典型，容易出现误诊，并发结核感染后死亡率高，因此早期及时的诊断和治疗非常重要。结核病的治疗原则是：早期治疗、联合用药、适宜剂量、规律用药。治疗特殊性：部分抗结核药从肾脏排泄，肾功能下降导致药物副作用增加，如药物蓄积的副作用（见表 2-3）、药物性肝损伤等，导致患者依从性下降、中断治疗、采用间断治疗的方案等，从而导致耐多药结核病的风险增加。治疗结核病选择标准四联方案：异烟肼、利福平、乙胺丁醇、吡嗪酰胺。当患者并发大量胸腔积液或将腹水时，不宜多次抽胸腔积液或将腹水放掉，否则会造成患者大量蛋白丢失，出现严重的低蛋白血症。如有条件行腹水浓缩回输，则可反复多次抽取腹水或胸腔积液，经浓缩后进行回输。

表 2-3　抗结核药物的副作用

抗结核药物	副作用
异烟肼	血液透析可清除总量的 73%，故应在透析结束后给药，主要副作用是周围神经炎和消化系统症状，可能导致失聪。由于尿毒症毒素抑制维生素 B_6 转换，透析增加维生素 B_6 清除，患者服用异烟肼时，常规加服维生素 B_6
吡嗪酰胺	口服后吸收良好，单次血液透析可使血药浓度下降 45%，推荐透析前 24 小时或透析后服药
利福平	不被透析清除，会引起肾间质纤维化。利福平主要从胆汁排泄，仅小部分自肾脏清除。透析不影响其药代动力学。告诉患者服用利福平后尿液、泪液等可出现橘红色
乙胺丁醇	血液透析可以清除，一般透析前 6 小时给药，会引起球后视神经炎，用药前应做基础视力、色觉检查
链霉素	听神经损害

（二）乙肝、丙肝、梅毒、艾滋病

乙肝、丙肝、梅毒、艾滋病都是血液传播疾病，与普通人群相比，血液透析患者是血源传播性疾病的高危人群。血液透析患者因输血、免疫功能低下，以及血液透析过程血液体外循环，易于发生肝炎病毒的传播及感染，乙肝以及丙肝的发病率比较高。

那么，血透室如何防控血液传播疾病呢？

1. 注射针头、注射器、透析管道、透析器不重复应用。
2. 不接触已经污染的医疗废品。
3. 定期进行艾滋病、乙肝、丙肝、梅毒等血液传播性疾病的指标筛查。
4. 定期进行肝炎系列检查。
5. 乙肝病毒抗体阴性的患者可接种乙肝疫苗。
6. 更换血透医院，即由一个医院转到另一个医院透析，进院时及离院时需要进行艾滋病、乙肝、丙肝、梅毒等血液传播疾病的指标检查，以便早期发现传染源，避免传播。
7. 对患有不同传染病的血液透析患者按照传染病的种类实施分区透析。

（三）带状疱疹

带状疱疹的病原体是水痘-带状疱疹病毒，与患者密切接触，或者与患者共用毛巾、衣服等贴身的物品，与患者一起游泳，都有可能被传染。极少数病例可以通过呼吸道传染。如果家人或周围有人患带状疱疹，一定要避免密切接触，尤其是不要接触水疱中的疱液，水疱结痂后一般就会失去传染性了。血液透析患者应坚持适当的户外活动，以增强体质，提高机体防御疾病的能力；在春秋季节交替的时候，适时增减衣服，避免受寒和上呼吸道感染；注意安全，避免外伤；多吃肉、奶、蛋等富含优质蛋白的食物，以及新鲜的瓜果蔬菜，补充足够的维生素。

（四）多重耐药菌

多重耐药菌见于长期大量使用抗生素的患者。多重耐药菌可以通过接触进行传播。一般透析区会每班更换床单、枕套、被套，避免血液透析患者接触其他患者使用过的物品。但是患者自身也需注意：避免滥用抗生素，注意清洁和消毒，避免交叉感染。

1. 避免滥用抗生素

首先需注意应用抗生素时应谨遵医嘱，只有在出现明确的感染时，才可以使用抗生素，不可私自应用或过量应用，以免滥用产生多重耐药菌，进而出现多重耐药菌感染。

2. 注意清洁和消毒

日常应该注意勤洗手、勤通风，室内环境以及日常使用的物品要定期进行适当清洁、消毒，对于预防多重耐药菌感染具有一定的辅助作用。

3. 避免交叉感染

尽量避免与感染者共同处于一个密闭空间，若存在接触需求时应该注意佩戴口罩，尽量保持一定的距离，注意手部的卫生。并且需注意避免与感染者共用碗、筷等日常用品，以免出现交叉感染，有助于降低感染多重耐药菌的概率。

二十四、一次性口罩为什么不能重复使用？

答： 有些老年人为了省钱，喜欢重复使用一次性口罩，认为口罩看起来没有脏，就是干净的，连续使用几天都没有问题。实际上，一次性口罩的有效使用时间是 4 小时。连续佩戴 4 小时后，口罩上已经吸附了大量细菌（见图 2-1）。由于口罩没有自洁作用，因此在沾染传染性细菌或病毒后，有可能成为一种污染源。因此，不鼓励重复使用一次性口罩。如果口罩资源比较有限，佩戴口罩的环境比较清洁，没有接触到可能有潜在风险的人，口罩被病菌污染的机会非常小，在这种情况下，则可延长佩戴时间至 8 小时。

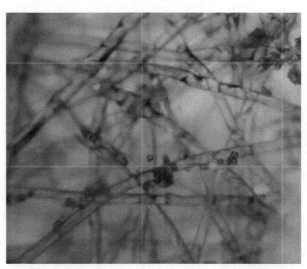

图 2-1　显微镜下的口罩已经布满了到处活动的细菌

第 3 章

血液透析患者血管通路管理

一、血液透析患者的血管通路分为哪几种类型？

答： 肾衰竭的患者在进行血液透析前，首先要建立一条血管通路，又称血液通路。随着血液透析水平的提高，越来越多的糖尿病、高血压和高龄尿毒症患者进入维持性血液透析治疗的行列，与之相匹配的自体动静脉内瘘、移植物动静脉内瘘和中心静脉置管等不同形式的血管通路（见图3-1）亦相继应用于临床，这就使我们面临选择何种方式、建立何种血管通路等问题。一条稳定可靠的血管通路，是顺利进行血液透析治疗的基本保证。

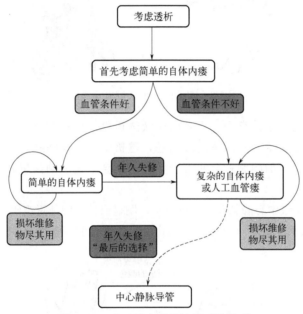

图 3-1　血液透析患者的血管通路类型

血液透析中常见的血管通路分为动静脉内瘘和深静脉导管两类。对于紧急血液透析，通常选择一个临时深静脉导管来建立血管通路。临时深静脉导管的优点是可以在留置后立即使用。对于维持性血液透析患者，需要建立一种长期的血管通路，主要包括三种：自体动静脉内瘘、人工血管动静脉内瘘和半永久性深静脉置管。相应的透析血管通路常见有自体内瘘、人工血管内瘘和中心静脉导管三种（见图3-2）。

动静脉内瘘是外科手术之一，主要用于血液透析治疗。动静脉内瘘术是一种血管吻合的小手术，将前臂靠近手腕部位的动脉和邻近的静脉作一缝合，使吻合后的静脉中流动着动脉血，形成一个动静脉内瘘。动静脉内瘘的血管能为血液透析治疗提供充足的血液，为透析治疗的充分性提供保障。动静脉内瘘是指将静脉和动脉连通在一起后，使动脉血流入到静脉血管里。静脉血管在动脉血流的冲击下发育、动脉化，使相对比较薄的静脉血管壁变厚、血流量增加，成为内瘘血管。当内瘘发育成熟，血流量得到保证，就可以进行内瘘穿刺，通过穿刺针把血液从内瘘血管引出到透析机里透析后，再把血液回输至患者体内完成透析治疗。因此，对于慢性肾脏病5期的患者，一条良好的动静脉内瘘对其进行维持性血液透析治疗是非常重要的，是患者的生命线，是患者能够拥有透析通路的保证。

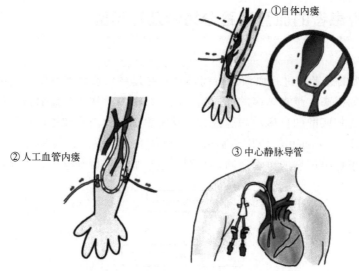

①自体内瘘

②人工血管内瘘

③中心静脉导管

图 3-2 常见的三种透析血管通路

如果动静脉内瘘能够维持良好，患者的血液透析就会比较充分，也能够让患者的生活质量得到很大的改观。如果动静脉内瘘出现问题，透析就会出现问题，如果患者体内的毒素不能得到及时清除，所带来的问题就会非常严重，甚至会严重影响到患者的生命。

绝对禁忌证

1. 四肢近端大静脉或中心静脉存在严重狭窄、明显血栓或因邻近组织病变影响静脉回流。

2. 患者前臂 ALLEN 试验（见图 3-3）阳性，禁止行前臂动静脉内瘘端端吻合。

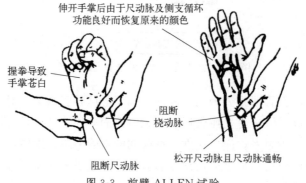

伸开手掌后由于尺动脉及侧支循环
功能良好而恢复原来的颜色

握拳导致
手掌苍白

阻断
桡动脉

阻断尺动脉

松开尺动脉且尺动脉通畅

图 3-3 前臂 ALLEN 试验

禁忌证

1. 预期患者存活时间短于 3 个月。

2. 心血管状态不稳，心力衰竭未控制或低血糖患者。

3. 手术部位存在感染。

4. 同侧锁骨下静脉安装心脏起搏器导管。

术肢血管条件

1. 预期选择的静脉直径≥2.0mm，且该侧肢体近心端深静脉和（或）中心静脉无明显狭窄、明显血栓或邻近组织病变。

2. 预期选择的动脉直径≥1.5mm，选择上肢部位时，应避免同侧存在心脏起搏器，选择前臂端端吻合术式，患者同肢体的掌动脉弓应完整。

手术部位（原则）

1. 先上肢，后下肢。

2. 先非惯用侧，后惯用侧。

3. 先远心端后近心端。

可选用的血管

1. 前臂腕部桡动脉-头静脉内瘘最常用。

2. 其次为腕部尺动脉-贵要静脉内瘘、前臂静脉转位内瘘（主要是贵要静脉-桡动脉）、肘部内瘘（头静脉、贵要静脉或肘正中静脉-肱动脉或其分支的桡动脉或尺动脉）、下肢内瘘（大隐静脉-足背动脉、大隐静脉-胫前或胫后动脉）、鼻咽窝内瘘等。

血管吻合方式：主要包括三种，即动、静脉端端吻合、端侧吻合和侧侧吻合，首选动、静脉端侧吻合的方式。

1. 自体动静脉内瘘（见图 3-4）

医生通过手术将动脉和静脉永久性地连接后，静脉扩张，管壁肥厚，可耐受穿刺针的反复穿刺，称为自体动静脉内瘘。它是三种通路里最理想的选择，也是目前应用最普遍、并发症最少、最安全的血管通路。建议尿毒症患者肾功能较差时及早建立，保证患者有效透析，减少并发症。

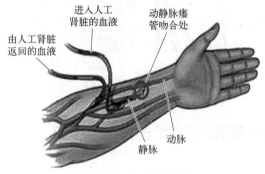

图 3-4　自体动静脉内瘘

2. 人工血管内瘘（见图 3-5）

医生用人工血管埋在患者体内制造的通路，称为人工血管内瘘。往往是在没有合适的自

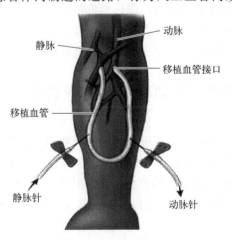

图 3-5　人工血管内瘘

体静脉时才会选用。

3．中心静脉导管（见图 3-6）

中心静脉导管是将一根双腔导管从体表穿刺进入静脉血管，并留置于该血管内，导管的其中一腔用于引出血液，另一腔将净化后的血液回输体内。深静脉置管为血液透析时有充足的血流量提供了一个良好的途径。根据留置导管的时间长短，可分为临时导管和长期导管。临时导管留置在体内数周左右。长期导管有涤纶套，并固定在皮下隧道中，可留置数月甚至更长时间。根据留置导管置入的部位，可分为颈内静脉留置导管（最常见右侧颈内静脉）、股静脉留置导管和锁骨下静脉留置导管，但因锁骨下静脉穿刺的血栓、狭窄发生率高，故其不作为常规选择。长期留置导管会损坏静脉，也会出现其他严重并发症，所以被认为"透析通路的最后选择"，仅适合紧急情况、等待内瘘成熟，或是作为确实无法进行内瘘手术时无奈的选择。

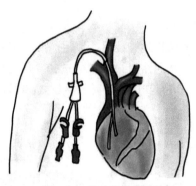

图 3-6　中心静脉导管

二、良好的血液透析通路应该具备什么特征?

答： 1．血流量能够达到 200～300mL/min，以确保有效透析。

2．容易建立体外血液循环，能反复使用。

3．手术方法尽可能简单，成功率高。

4．维持透析的血管通路可重复使用，能长期维持。

5．并发症（感染、血栓）少，对病人心脏负担轻。

6．尽量不限制患者的日常生活，如一般运动、洗澡等。

三、血液透析患者何时建立血管通路比较合适?

答： 1．自体动静脉内瘘成形术适用于慢性肾衰竭而需要长时间血液透析治疗的患者。首先，当患者诊断为慢性肾衰竭，eGFR（估算肾小球滤过率）$<25mL/(min \cdot 1.73m^2)$，并预期 3～6 个月内需要实施血液透析治疗的患者，应考虑实施自体动静脉内瘘成形术；其次，老年患者、糖尿病、系统性红斑狼疮以及合并其他脏器功能不全的患者，更应尽早实施自体动静脉内瘘成形术。

2．对于不准备做自体内瘘或者没有可选血管做自体内瘘的病人，选择移植物血管搭桥做内瘘者，至少提前 3～6 周手术。因为移植物血管成熟大约需要 3 周时间以使伤口愈合以及周围组织产生粘连。

3. 如果使用临时性双腔导管，不要提前置入，可以在透析时插管。

4. 一个新的自体动静脉内瘘的成熟时间最少 1 个月，最好 3～4 个月再开始使用；如果根据预期血液透析开始时间提前做动静脉内瘘，可以有足够时间保证内瘘成熟，而且一旦失败，还有进行修复或者准备另外一条血管通路的时间，这样可以避免中心静脉插管的使用。

心理准备：确诊慢性肾脏病且达到需要血液透析的时机后，患者及家属应早做如下准备：①了解血液透析原理，在实际进行透析时能更好与医护人员合作；②更好地选择时期，在出现尿毒症症状和失去工作能力之前即开始透析，减少尿毒症的并发症；③预留出充足时间准备好血管通路。

四、新插的血液透析导管可能出现哪些情况？

答：新插的血液透析导管简称新插管，插管过程中导致的并发症称为即刻并发症，插管完成后出现的并发症称为延迟并发症。

（一）即刻并发症

出血是深静脉置管最常发生的即刻并发症，多为穿刺针眼渗血、导管隧道口渗血和皮下血肿等，通过局部压迫止血、插管口处（导管入皮肤处）加压缝扎大多可以纠正。严重血肿压迫气管导致窒息、空气栓塞、损伤胸腔、导丝坠入深静脉等并发症较为罕见，但也偶有发生。

（二）延迟并发症

（1）导管相关性感染　尿毒症患者免疫力较差，容易出现感染。主要表现为隧道炎，导管置管口有脓性分泌物和导管相关性血行感染。出现感染时要及时做分泌物培养和血培养，局部使用抗生素，抗生素肝素盐水封管，严重者予拔除导管，同时静脉使用抗生素。

（2）血流不畅及导管栓塞　血流不畅大多数与导管尖端贴壁有关，置管后患者活动、咳嗽可改变原有导管固定的位置及角度，通过旋转导管或调整导管位置可使血流通畅。长期带涤纶套导管调整需手术切开，松解涤纶套，调整导管位置，再次固定涤纶套。导管留置时间较长或患者血液高凝状态时容易形成血栓造成血流不畅，可以行导管溶栓，大部分可以明显改善血流量。

（3）导管脱落　导管留置时间长，缝线因排斥反应、反复受力容易与皮肤脱离，导致导管脱出，每次透析后检查导管和缝线可以避免。也有少部分病人在睡眠、意识模糊、不愿意接受治疗时自行拔出导管。

（4）心律失常　导管植入过深，导管尖端直接刺激心脏壁层，可拔出导管 3～4cm，大多可以纠正。

五、新插的血液透析导管如何维护？

答：1. 刚刚留置的颈内静脉插管，患者会伴有疼痛感（疼痛剧烈除外）等不适属正常情况。

2. 养成良好的个人卫生习惯。保持插管伤口敷料的清洁干燥，洗浴时应特别注意，若伤口敷料沾湿、卷边或松脱有引起感染的可能，应及时更换。对于留置导管的门诊患者，可以告知患者洗头、洗澡尽量安排在透析治疗前，方便尽快更换敷料。禁止淋浴，防止水浸湿伤口造成感染，擦身体时不要弄湿敷料，夏天尽量避免出汗弄湿敷料；万一弄湿敷料，及时消毒更换敷料。

3. 保持导管的妥善固定。避免牵拉、拔出导管，穿脱衣物、擦身时应注意动作幅度不要太大；若敷料渗血、导管不慎脱出，可用手压迫出血点 10 分钟以上，并尽快到医院处理。（对患者及家属强调保护导管的重要性和导管脱落的危险性。）颈内静脉插管患者在透析间期避免头部的猛烈扭转，防止固定插管的缝线与皮肤脱落，扭转头部应头、颈、肩一同扭转。

4. 日常防止剧烈咳嗽、恶心、呕吐致静脉压力增大，避免干重体力活、过度弯腰、用力大便等，以防止血液涌出，堵塞导管。如有必要，配合医生处方，按时服用抗凝药物，以减少管道堵塞的发生率。

5. 睡觉时取平卧位或非插管侧卧位，以防止导管受压而闭塞。

6. 每次透析，护士都会为患者换药，当天插管的不需换药，严重渗血除外。观察伤口有无红肿热痛、渗血、脓性分泌物及插管固定是否牢固，如有脱线，护士会通知医生重新缝合。

7. 为方便护士观察伤口及消毒彻底，插管在颈部及锁骨下的患者应尽量穿着大领口的衣服，插管在股静脉的患者应尽量穿着宽松的短裤和长裤来透析。若透析时间间隔过长的患者，建议每周至少更换敷料两次。

8. 护士为患者连接、中断透析管路及换药时，患者家属在透析休息区等候，患者要戴口罩，头偏向插管的另一侧。

9. 透析过程中为保证引血通畅，顺利完成透析，患者不能自行改变体位或在插管位置做剧烈活动，否则引血不畅，会造成透析器及管路凝血。

10. 透析间期患者自己及家属要随时观察插管伤口处的敷料是否清洁干燥，若有污染应更换敷料或到医院寻求医护人员帮助。

11. 及时治疗鼻腔或其他部位致病菌感染，以免这些致病菌在导管周围繁殖或进入导管，引起导管相关性感染。

12. 股静脉插管的病人卧床时床头角度应小于 40°，可短距离行走，但禁止坐轮椅，避免大腿过度弯曲造成导管打折扭曲。

六、动静脉内瘘手术后如何维护？

 答：动静脉内瘘术后应注意以下 3 点。

（一）观察好（见图 3-7、图 3-8）

每天自我检查内瘘是否通畅，至少 3 次，即早晨起床后、中午和晚上睡前都要检查一次，自己对比一下震颤强弱、范围、血管杂音是否有变化，如果有变化，例如震颤减弱，就要去医院检查是什么原因，是否有血栓形成。

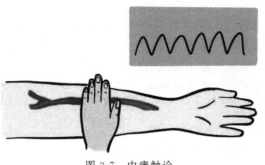

图 3-7　内瘘触诊

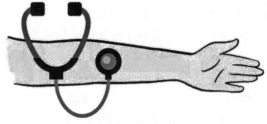

图 3-8　内瘘听诊

（二）保护好

遵守"三不原则"——不受压、不负重、不穿刺。

1. 禁止瘘侧肢体受压、提重物、戴手表。

2. 禁止内瘘侧侧卧位，不要将内瘘侧肢体放到身体下面或枕头下面。

3. 禁止在内瘘侧肢体静脉注射、测血压、输液，防止发生静脉炎。

4. 禁止穿紧袖口上衣，直立时内瘘侧肢体可自然弯曲放到腹部，平卧时内瘘侧肢体放到身体侧面，可在手掌下面垫枕头，使手部高于上臂，手术切口向上。

5. 内瘘侧肢体禁止长时间下垂，内瘘侧肢体注意保暖，不能使用凉水洗手，可以戴手套或护腕，护腕松紧适度，不能过紧压迫内瘘血管。

6. 在家避免低血压、低血糖，如出现低血糖或低血压应立即把瘘侧上肢下垂，揉搓手或将手泡在温水里，避免内瘘堵塞。

7. 瘘侧肢体适当活动，但要注意防止外伤；经常活动未造瘘肢体，以促进血液循环。穿刺针眼愈合后可洗澡和从事日常活动，注意防止感染。

（三）锻炼好

内瘘术后一周到两周，在伤口无渗血、无感染、愈合好的情况下，做一些健瘘操、每天热敷等，均有助于内瘘成熟。透析后内瘘血管已经形成，也要注意日常的持续锻炼。

七、动静脉内瘘需要进行哪些合理的功能锻炼？

答：1. 动静脉内瘘术后，瘘侧肢体抬高 30°，以利静脉回流，减轻内瘘侧手臂肿胀。

2. 内瘘成形术 24 小时后，手部可适当握拳及进行腕关节运动，促进血液循环，防止血栓形成。

3. 内瘘强化护理（前提：术口无感染、无渗血、愈合良好）。

（1）术后 3 天可进行手指功能锻炼。

（2）术后 5 天可进行捏衣服夹子功能锻炼。

（3）术后 8 天可进行纸巾握拳功能锻炼。

（4）术后 10～14 天可拆线。

（5）术后 15 天可进行握力球功能锻炼。

（6）术后 30 天可进行截断血流握拳功能锻炼。

方法一：术肢反复交替进行握拳和松拳动作或反复挤压握力球，每次连续运动 20 次，每日 3～5 次，以促进血管扩张，静脉管壁增厚。功能训练时注意动作轻柔，握拳力度由小至大，逐渐增加强度，训练次数由每日 3 次酌情增加至每日 5 次。

方法二：在内瘘上方扎压脉带或者用健侧手握住内瘘肢体的近心端，轻轻加压至静脉中度扩张，然后反复进行用力握拳运动或挤压握力球。压脉带结扎时间：2～5 分钟/次；频率：每次 15～20 分钟，每天 3～4 次。

4. 拆线后 7 天术口无特殊情况可进行中药泡手，将肘部上 1/3 以下浸入温度适宜的中药汤剂中，并配合握力球功能锻炼。每次约 20～30 分钟，每日 3～4 次，每剂中药可浸泡 1～2 天。

内瘘功能锻炼要点汇总见表 3-1。

表 3-1 内瘘功能锻炼要点汇总

时间节点	内瘘术后	术后 24 小时	拆线前	拆线后
动作方法	适当抬高肢体	手部适当握拳及进行腕关节运动	捏握皮球或握力器 每日数次 每次 3～5 分钟	上臂捆扎止血带或血压计袖带束臂握拳 握力器、哑铃
目的	促进静脉回流，减轻肢体的水肿	促进血液循环，防止血栓形成	促进内瘘成熟	增加内瘘血流及压力，加速内瘘成熟
注意事项	关注指尖温度、感觉	锻炼循序渐进，以不疲劳为宜，从握拳到握力器逐渐过渡；注意观察伤口有无渗血、崩裂以及愈合情况		非所有肾友适合 需注意捆扎力度 （未被随机试验证实）

八、动静脉内瘘何时可以开瘘？

答： 1. 物理检查

吻合口震颤良好，无异常增强、减弱或消失；瘘体段静脉走行平直、表浅、易穿刺，粗细均匀，有足够可供穿刺的区域；瘘体血管壁弹性良好，可触及震颤，无搏动增强或减弱、消失。

2. 满足三个足够

足够的血流量（大于 500mL/min），满足每周 3 次以上的血透治疗；足够的静脉直径（大于 5mm）和合适的深度（距皮深度小于 6mm）。

九、动静脉内瘘开瘘以后会有哪些并发症，如何维护？

答： 动静脉内瘘开瘘以后常见的并发症有血栓形成、感染、血管狭窄和动脉瘤等。

（一）血栓形成

1. 表现

瘘管杂音消失，动静脉吻合口血管震颤减弱，血液透析中血流量降低，达不到有效透析血流量标准。

2. 原因

（1）血栓形成的早期原因

① 所选血管条件差　如静脉太细、静脉炎、动脉硬化、糖尿病血管病。

② 手术技术因素　手术中动作粗暴，血管内膜损伤，吻合时动静脉对位不良，血管扭曲成角，术后漏血补针缝合，术后未及时应用抗凝药或用量不足。

③ 局部因素　包扎过紧，局部血肿压迫，体位不当，内瘘受压。

④ 全身因素　患者脱水，低血压，低血容量，高凝状态，血流速度缓慢。

（2）血栓形成的晚期原因

① 由于长期定点反复穿刺使血管内膜损伤引起纤维化。

② 压迫止血不当，如压迫止血时间过长、忘记松开止血绑带、睡觉时压迫内瘘侧肢体等。

③ 药物原因　如重组人促红素应用后，使血细胞比容（又称红细胞压积）增加，从而增加了血栓形成的危险性。

④ 静脉内膜增生　由于血流动力学因素，靠近吻合口的静脉受血流的冲击，造成内膜损伤，血小板和纤维素在管腔内壁沉积，导致内膜增生和狭窄。

3. 预防

（1）预防血栓形成

① 内瘘术肢不可负重，睡觉时不要压迫术肢，可将软枕垫于术肢下方，促进静脉血流，以减轻肿胀程度。

② 注意对内瘘术肢的保护，避免碰撞，防止受伤，衣袖要松大，术肢避免佩戴饰物。

③ 内瘘术肢不能量血压，不能进行一切静脉治疗以及抽血。

④ 每日监测血压，按时服用降压药，防止长期高血压，同时也避免低血压的发生。

⑤ 保持内瘘术肢的清洁，每天清洗局部，预防感染。

⑥ 坚持每天做健瘘操，自我监测内瘘吻合口有无震颤以及听诊血管杂音。

⑦ 患者应提高自我保健能力，控制透析间期的体重增加，避免过多超滤。超滤过多使血液黏滞度增高，血压下降，吻合口血流量减少，从而引起内瘘吻合口产生血栓。

⑧ 患者及家属每日检查内瘘震颤 3～5 次，如发现震颤减弱或消失，提示有血栓形成，应立刻到医院处理，以免延误溶栓治疗的最佳时机。一般推荐时间在 6 小时以内，不宜超过 24 小时。

（2）溶栓后的护理

① 溶栓后给予 50％硫酸镁溶液热敷，每日 1～2 次，3～5 天皮下瘀血可吸收。

② 穿刺时要有计划，动脉穿刺点距吻合口至少 3cm，避免定点反复穿刺。

③ 透析结束后穿刺点压迫 5～20 分钟，压力适度。

4. 处理

血栓形成 24 小时内，可采用局部血管内注射尿激酶等进行药物溶栓，也可在 X 线下将导管插入血栓部位灌注溶栓剂。此外，瘘管血栓形成后也可采用取栓术治疗，成功率可达90%以上，虽然血栓形成1周后瘘管血流仍可以重建，但还是提倡尽可能在血栓尚未机化前行取栓术。目前常用的取栓方法包括Fogrty导管取栓术及手术切开取栓术。

（二）感染

1. 表现

内瘘局部或沿静脉走行出现红肿热痛、有分泌物等局部感染症状（见图3-9），重者可伴有畏寒、发热等全身感染症状。

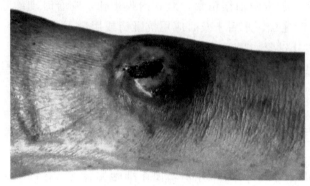

图3-9　内瘘感染

2. 原因

患者由于机体抵抗力差、营养不良、贫血、皮肤瘙痒抓挠以及穿刺本身的原因，极易造成穿刺部位皮肤溃烂、感染。

3. 预防

患者应提高对血管通路的保护意识，减少临床感染的发生。

（1）保持内瘘侧手臂的卫生，透析后24小时内用无菌创口贴保护穿刺点，避免水或汗液沾湿伤口；24小时后撕去创口贴并充分清洗内瘘侧肢体，保证皮肤的清洁干燥。

（2）勤洗澡，勤更换内衣，沐浴后不忘消毒穿刺口。

（3）每次进行治疗前用肥皂水清洗有瘘的肢体，保持内瘘手臂皮肤清洁，透析结束后当日穿刺部位不宜水洗。

（4）皮肤干燥引起瘙痒的患者可使用一些中性护肤脂，防止局部瘙痒时抓伤皮肤形成感染灶。

（5）在做内瘘周围皮肤按摩及涂药等日常动静脉内瘘护理时，一定要注意先洗手后操作。

（6）如需要热敷或冷敷时，不宜用毛巾直接敷于穿刺口处，最好避开穿刺部位。

（7）随时观察动静脉内瘘状况，发现穿刺针眼红肿、附近有红疹或疑似感染灶时，应及时用碘伏消毒并与医护人员沟通。

（8）积极治疗皮肤瘙痒或炎症，不搔抓内瘘周围的皮肤。

4. 动静脉内瘘感染的处理

（1）局部感染　感染部位应禁止穿刺，手臂制动；局部碘伏湿敷；遵医嘱涂抹外用抗生素。

（2）全身感染　在病原微生物监测的基础上使用抗生素，初始采用万古霉素联合一种头孢类或青霉素类药物，并根据药敏结果调整抗生素的应用；初次自体内瘘感染治疗时间至少

6周。

（3）极少数情况下瘘管感染需要立即进行外科手术。

（三）血管狭窄

1. 表现

以下几个方面可能提示内瘘存在狭窄：

（1）用听诊器听诊内瘘的声音，声音低弱，或者呈"唰、唰、唰"间断的声音（正常内瘘的声音是响亮的、连续的）。

（2）听诊听到某个部位声音音调高尖，像吹口哨一般。

（3）血管局部摸上去十分坚韧，失去弹性。

（4）血透时内瘘动脉穿刺点引出血流量严重不足，在管路内发生倒吸，血流量不足200mL/min。

（5）血流量200mL/min时，回血的静脉压大于150mmHg或较以前上升50mmHg以上。

（6）血透后内瘘动脉穿刺点引出血流量严重不足。

（7）拔针后针眼止血时间较以前延长5分钟以上。

2. 原因

（1）内瘘使用初期发生狭窄的原因

① 自身血管条件差　患者高龄、高血压、长期药物治疗、反复穿刺、全身营养状况较差等因素导致血管硬化或破坏；静脉纤细，直径小于2mm。

② 技术原因　手术中损坏血管内膜；吻合时动静脉对位不良；吻合口过小；静脉瓣接近吻合口。

③ 局部因素　包扎过紧；局部血肿压迫；体位不当，内瘘受压。

④ 全身因素　低血压，如透析脱水过多或腹泻等导致血容量不足；高凝状态。

（2）内瘘使用一段时间以后出现狭窄的原因

① 内瘘使用不当　同一部位反复穿刺，造成静脉壁损伤；透析后压迫止血方法不当，包扎过紧或时间过长；内瘘过早使用；睡觉时瘘侧肢体受压时间过长，活动时瘘侧肢体上举时间过长。

② 局部感染　引起广泛的浅表静脉血栓性静脉炎。

③ 贫血纠正过快　使用大剂量重组人促红素或多次输血，使血细胞比容迅速升高，增加了血栓形成的风险。

④ 静脉内膜增生　由于血流动力学因素，靠近吻合口的静脉受血流的冲击，造成内膜损伤，血小板和纤维素在管腔内壁沉积，导致内膜增生和狭窄。

3. 预防

（1）控制好透析间期体重增加量，避免透析中低血压的发生。

（2）睡觉或活动时不压迫内瘘侧肢体。

（3）做好内瘘功能锻炼，促进内瘘成熟，降低反复穿刺的风险。

（4）血液高凝者遵医嘱服用抗凝剂，降低血液黏稠度。

（5）做好个人卫生，避免内瘘感染。

4. 处理

有条件可行经皮血管内成形术和（或）放置支架，也可再次手术重建内瘘。

（四）动脉瘤

1. 表现

动静脉内瘘局部瘤样膨出，皮肤较薄，可触及震颤或波动。血液透析患者的内瘘动脉瘤一般为假性动脉瘤（见图 3-10）。

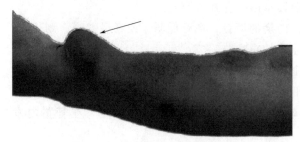

图 3-10　动静脉内瘘假性动脉瘤

2. 原因

过早使用内瘘、反复定点穿刺或近心端静脉狭窄等。

3. 预防

尽量采用绳梯穿刺或扣眼穿刺法，避免区域式穿刺。

4. 处理

（1）初期可用弹性绑带保护，避免碰撞破裂。

（2）禁止在任何类型的动脉瘤上穿刺，因其表面较薄弱易于发生破溃及感染。

（3）静脉流出道的动脉瘤可实施血管成形术。

（4）切除血管瘤，重新吻合血管，重建内瘘。

（5）用 PTFE 血管做旁路搭桥手术。

（五）心力衰竭

动静脉内瘘形成的高流量、低阻力的血流环境会影响心血管系统原有的血流状态，使慢性肾脏病患者特别是合并有心血管疾病患者更容易发生心力衰竭。大多数患者能耐受动静脉内瘘所致的血流动力学负荷，但是也偶有患者发生高输出量心力衰竭，尤其是内瘘血流量≥2000mL/分钟时，发生高输出量心力衰竭的风险更高。高输出量心力衰竭暂无治疗金标准，可通过减少内瘘血流量和结扎内瘘进行治疗，目前多采用减少内瘘血流量的方法，包括缩窄内瘘流出道、建立旁路减流、结扎内瘘，其中缩窄内瘘流出道的方法最为常用，优点为并发症少，且能够维持血管通路长期的有效使用。反复心力衰竭者必须闭合内瘘，改用长期留置导管或腹透的方式治疗。

（六）肿胀手综合征

1. 表现

患者行动静脉内瘘术后，出现不同程度的单侧手及肢体的肿胀（见图 3-11），尤其是进行血液透析后更为明显。有些患者认为这是透析的"副作用"，不加以重视。久而久之，上肢肿胀的程度会越来越重，逐渐出现疼痛、透析流量不足甚至肿胀延续到头面部等情况，严重者可出现冻伤

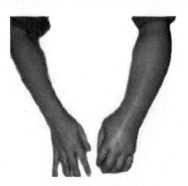

图 3-11　肿胀手综合征

样表现或者血管坏死。肿胀手综合征的辅助诊断方式有超声、CT 血管造影、MRI 血管造影等。

2. 原因

手肿胀程度除与造瘘方式、造瘘部位、中心静脉或内瘘血管狭窄部位、狭窄程度有关外，还与有效侧支血管形成有关，如侧支通路充分时不产生手肿胀，当通路中血液总流入量大于流出量时产生手肿胀。

3. 处理

早期可以通过抬高术侧肢体、握拳增加回流，或者涂抹喜疗妥软膏于肿胀部位，轻轻按摩局部，减轻水肿；长期肿胀手须行内瘘重建术。使用血管球囊扩张术可以通过球囊将狭窄的血管撑大，术后即可使用，节约了新内瘘血液 1～3 个月的成熟时间，减少了患者留置临时导管的痛苦和经济负担，而且创伤小，不影响患者使用内瘘透析，可是这种方法不是根本解决肿胀的方法，狭窄的血管会很快回缩或者内膜增生，再次发生肿胀手。

（七）窃血综合征

1. 表现

可在内瘘术后一段时间内出现手指活动时疼痛、发凉、麻木，随着机体的自身血管调整，可逐步缓解，严重者休息时也出现疼痛，甚至发生经久不愈的溃疡或手指或足趾坏死（见图 3-12）。

2. 原因

动静脉内瘘术后尺动脉的血流经手掌动脉弓反向通过桡动脉头静脉吻合口流入头静脉，造成供应手指的动脉血流量明显减少，导致手指缺血。

3. 预防

尽量采用端侧或端端吻合手术方式，如采用侧侧吻合时，吻合口不要大于 8mm。

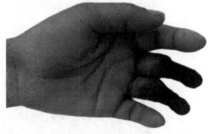

图 3-12　内瘘窃血综合征导致手指坏死

4. 处理

若症状不能自行缓解且持续加重，则需手术干预，如立即结扎桡动脉远端，或将桡动脉的侧侧吻合改为端侧吻合或端端吻合可改善症状。

十、人工血管发生感染的表现及如何处理？

答： 人工血管最常用的材质是聚四氟乙烯（PTFE），其具有长期通透率高、生物相容性好、血流量大、使用时间长及能反复穿刺等优点。人工血管外露或感染较少见，其发生率为 1%～6%，但却对患者的透析质量和生命安全产生严重的危害。

1. 表现（见图 3-13）

人工血管感染根据术后发生时间可分为早期感染（<4 月）和后期感染（>4 月）。早期感染常表现为全身中毒症状（高热、白细胞计数升高），切口区出现红肿、疼痛，引流出脓性液体，移植物血栓形成，吻合口出血等。后期感染缺乏特异性症状，多为人工血管并发症的表现（如假性动脉瘤），白细胞升高不明显，但血沉常加快，当感染进展时，常有局部表现：人工血管表面皮肤的红肿、疼痛，周围肿块及窦道形成。

早期，有轻微红肿或仅为穿刺点周围红肿，伴有瘙痒和压痛

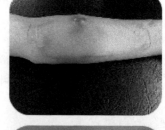

人工血管周围压痛明显伴渗液

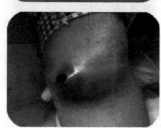

穿刺处包块形成并迅速增大伴皮肤发亮，破溃流脓

人工血管外露，瘘道或瘘管形成等

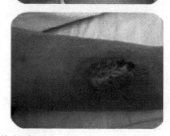

图 3-13　人工血管发生感染的表现

2. 处理

（1）取出感染的人工血管。感染的人工血管可成为持续性脓毒血症的根源，存在破裂、出血及假性动脉瘤形成的风险。术中应根据移植物感染的部位、受累程度、病原菌类型及病人的全身情况对感染移植物做出正确处理：①对未累及到人工血管的腔外感染，如无败血症，且人工血管通畅和吻合口完整，可采用局部的清创手术治疗，完整保留人工血管，外露的血管用具有抗感染能力、血运良好的转移肌皮瓣覆盖；②对于局限在主动脉-股动脉血管移植物远端的感染，在证实近端主动脉和吻合口部无感染时，可仅切除感染的部分，保留剩余人工血管。

（2）彻底清除坏死、感染组织。

（3）取出感染的人工血管后，一般都需要进行远端肢体（器官）的血流重建。

十一、什么是动静脉内瘘失功？动静脉内瘘失功的原因有哪些？

答：一般来说，自体动静脉内瘘是维持性血液透析患者常用的血管通路，自体动静脉内瘘早期失功指的是在术后三个月内出现了血流量不足，不能够满足透析需要，主要表现

是：①血管彩色多普勒超声检查提示，内瘘血流量小于500mL/min，血管直径小于4mm。②触诊内瘘震颤减弱或消失，听诊内瘘杂音微弱或未能够听到杂音。动静脉内瘘成熟后发生失功的主要原因是反复穿刺内瘘容易造成血管内血栓、吻合口狭窄、内膜增生等。此外，动脉硬化、糖尿病、高血压、高血脂等一系列疾病，使小血管出现钙化硬化，导致动静脉压差不能达到透析的要求，无法进行透析治疗。内瘘失功发生得越早越好，发现后应紧急行透析通路修复治疗，以维持肾衰患者的生命通路。

尽管动静脉内瘘是最理想的维持性血管通路，但近年来我国患者随着疾病谱的改变，老龄化、糖尿病、血管钙化的患者越来越多，加之内瘘使用不当、局部反复压迫等因素导致内瘘失功。因此，为了确保能够接受优质的治疗、保证透析充分性、提高生存和生活质量，患者应充分了解内瘘失功的原因和预防措施，降低内瘘失功的不良后果。

1. 低血压

低血压是透析患者常见并发症，低血压是导致动静脉内瘘闭塞的主要危险原因，约占急性闭塞的50%。低血压状态是早期内瘘失功的主要原因。一旦发生低血压的情况，会使得患者的吻合口血液流动速度变得缓慢，同时会导致血流量出现下降的情况。血液透析治疗开始后，有效循环血容量迅速下降，短时间内超滤过多、过快，血管顺应性下降，心排血量不足等因素，均可导致透析中或透析结束后血压下降，部分患者回血后低血压的症状仍不改善而出现内瘘失功。

2. 动静脉内瘘血栓形成

血栓形成是引起动静脉内瘘闭塞丧失功能的常见并发症，可以分为内瘘早期血栓形成和晚期血栓形成。①早期血栓形成原因多发生在内瘘建立1个月内，一般与血容量不足所致的低血压、高凝状态和术后静脉使用止血药物有关，还与患者血管硬化、静脉纤细、术前静脉穿刺输液或曾患血栓性静脉炎，导致近心端静脉狭窄或闭锁有关。一些糖尿病患者合并周围血管病变，内瘘术后也容易发生血栓。②晚期血栓形成原因多发生在内瘘建立1个月以上，见于吻合口处或吻合口远端的静脉狭窄，亦常见于动静脉内瘘使用不当，如反复局域式穿刺、拔针后压迫止血力量过大、加压包扎过紧及时间过长、低血压状态和血栓性静脉炎等，均易导致血栓的形成。

3. 穿刺不当造成内瘘血管损伤

在穿刺前，护士应先评估内瘘，触及血管走向及内瘘的震颤强弱。穿刺技术要熟练，动作迅速、准确，提高穿刺成功率。如果护士在穿刺前对血管评估不当，多次进行穿刺操作则容易导致局部的血管受到损伤，从而出现血管内膜或纤维组织增生，血小板凝集，血管管腔内部变窄的情况。治疗结束后，护士在拔除穿刺针时，力度应合适，按压穿刺创口位置应准确，避免过度用力或按压位置不准确造成局部血肿的情况发生，从而不利于下次穿刺操作，甚至还会导致血管硬化的情况出现。

4. 患者内瘘维护不当

患者对内瘘的保护意识不强与医务人员宣教力度不够，未能引起患者的重视有关。患者对内瘘的自我检查及维护意识较少，患者在治疗结束后因为按压不当、止血带未及时解除、内瘘侧肢体长时间受压等，使内瘘侧肢体长时间受压影响血液循环，致使内瘘血液流动的速度受到影响或感染，均易使局部血栓形成，从而导致内瘘失功。

5. 内瘘感染

患者个人卫生不良、穿刺局部卫生较差、全身或局部感染均可累及内瘘，当内瘘周围皮肤出现红、肿、热、痛时，应怀疑有感染存在。使用过程中无菌技术操作不严或穿刺针污染也可导致内瘘感染，内瘘局部感染可损伤血管内膜，并激活血小板生长因子和成纤维细胞生长因子，刺激血管平滑肌细胞增生，移位至血管内膜，导致血管狭窄。

6. 血液黏稠度高

血液黏稠度高存在于年龄较大的患者中，其可能伴有高血脂等病症，或短时间内大剂量使用促红细胞生成素的患者，也会出现血液黏稠度变高的情况，使得血液流速缓慢，直到内瘘闭塞情况出现。

7. 过早使用内瘘

内瘘的成熟通常情况下为 4~8 周，如果在内瘘没有完全成熟的时候进行穿刺，则会因为内瘘管壁较为薄弱，没有充分动脉化，而导致穿刺失败，使得血管壁受到不同程度的损害，出现局部皮下血肿的情况，这对内瘘的发育和成熟具有负面的影响，从而导致动静脉内瘘闭塞的情况发生。

十二、如何避免动静脉内瘘失功？

答： 1. 动静脉内瘘成形术后，积极进行瘘口护理能够预防感染的情况出现，同时能够避免抗生素的使用。医护人员需要对患者的血管畅通情况进行及时检查，一般采用视、触、听等物理检查方法，必要时行 B 超检查。发现内瘘有血流量不足、震颤以及杂音减弱时，及时在医护人员指导下对周围的血管进行按摩，按摩的力度以轻柔为主，此方法能够有效降低血栓的发生率，还能够有效促进血液、组织液进行交换。医护人员还可以将患者的肢体抬高，以避免水肿的情况出现。

2. 在对患者进行透析的时候，需要确保患者衣着宽松，内瘘侧袖口不宜过紧，对于进行穿刺的肢体，需要避免其受压、受凉。平时注意内瘘侧血管的保护，避免碰撞损伤血管，睡眠时不要侧向内瘘侧，避免内瘘侧肢体血管受压，血流缓慢，血栓形成。注意内瘘侧肢体的保暖，患者要掌握判断内瘘是否通畅的方法，每天自我检测内瘘有无震颤或血管杂音，如突然出现内瘘侧肢体胀痛、血管杂音消失，应及时到医院救治。护士应指导患者注意局部皮肤卫生，透析前清洁内瘘侧肢体，透析后避免接触水，防止感染，一旦出现内瘘感染，则容易使患者的治疗效果受到影响。最为严重的是可导致患者出现感染而死亡。因此，应当严格控制内瘘穿刺口接触具有污染性物体，由于内瘘侧动静脉具有连通的特点，应严格禁止输血以及采血等行为。

3. 医护人员禁止对患者进行随意穿刺内瘘，需要严格遵循流程进行操作。通常情况下，一般采用远心端至近心端的顺序，应当严格禁止区域式穿刺。在对患者进行穿刺和透析的时候，医护人员需要严密监测内瘘情况，同时在透析的时候需要对患者的生命体征和病情进行严格监测，及时发现可能危及生命的情况，然后进行救治，以提高患者的预后。新的内瘘管壁具有薄而脆的特点，在最初穿刺时，很容易形成皮下血肿而影响内瘘的寿命，因此穿刺前应采用彩色超声检查内瘘相关指标，穿刺时使用 17 号穿刺针进行穿刺，必要时可在 B 超引导下进行穿刺，提高成功率。

4. 日常监测内瘘震颤、杂音的强度、传导方向及距离，必要时或定期行内瘘彩色超声检查，记录相关数据，有异常及时回院治疗。

十三、什么是动静脉内瘘 PTA 术?

（一）什么是动静脉内瘘 PTA 术

动静脉内瘘是目前公认的维持性血液透析最重要的血管通路。但随着透析时间的延长，狭窄、血栓等并发症引起的内瘘失功极为常见。经皮腔内血管成形术（PTA）是指经导管等器械扩张，再通各种原因引起的血管硬化、狭窄或闭塞性病变的技术。PTA 是治疗内瘘血管狭窄的首选方法，不但可在一定程度上延长内瘘的使用寿命，而且不会对患者造成较大的伤害，经过针对性处理后依然可使血管解剖完整性得以保持，其可多次反复使用，确保血管资源得到最大限度的利用。PTA 治疗前先使用彩色多普勒超声诊断仪对动静脉内瘘进行检查，明确内瘘闭塞部位及长度，在局麻下行动静脉内瘘腔内球囊扩张术。

（二）动静脉内瘘 PTA 的指征

关于动静脉内瘘 PTA 的指征，有很多指南都有一定的标准，包括美国 K/DOQI 指南、日本透析治疗协会指南、欧洲血管外科协会指南等，各个指南的指征不尽相同。需要明确的是，动静脉内瘘是一种人为建造的功能性血管通路，这种功能主要是指满足血液透析需要的功能，因此维持其功能的稳定是确定 PTA 指征的核心内容。从根本上考虑，PTA 应当主要着眼于解决以下两方面的问题，这也是 PTA 指征制定的原则：使内瘘能为血液透析提供足够的血流量并将重复循环率控制在合理范围内，保持透析的充分性。在国内，大部分血透中心的透析血流量为 200～250mL/min，低于这个流量通常不能达到透析充分性，某些患者的血流量可能需要更高。重复循环率一般应不高于 10%。要达到以上要求，内瘘的自然血流量一般要在 500mL/min 以上。维持一定的内瘘自然血流量，可降低近中期内瘘血栓形成的风险，狭窄会降低内瘘内的血流量，过慢的流速导致血流淤滞，可能诱发急性血栓形成。将非透析状态下的内瘘自然血流量维持在一定水平以上才能降低这种风险。对于自体动静脉内瘘（AVF），有报道自然血流量低于 400mL/min 时血栓形成风险增高。而对于人工动静脉内瘘（AVG），血栓风险的界值报道差异较大，自然血流量 300～800mL/min 均有报道。

PTA 指征目前并无绝对的标准，参考相关文件后总结得较为实用的内瘘 PTA 指征如下，满足其中之一即可。

1. AVF 择期 PTA 指征

（1）透析时引流的血流量低于 200mL/min，这种流量下降可以发生在透析一开始，也可以发生在透析后半程。

（2）吻合口、吻合口附近的静脉、静脉流出道主干内径小于 2.5mm，且伴有因狭窄出现的以下问题之一：透析不充分，透析静脉压大于 150mmHg，止血时间延长，血管压力性瘤样扩张，肿胀手，超声测内瘘自然血流量低于 500mL/min。

2. AVF 限期 PTA 指征

（1）超声评估内瘘自然血流量低于 300mL/min。

（2）吻合口、吻合口附近的静脉、静脉流出道主干内径小于 1.5mm，且狭窄上游缺乏有效的侧支分流。

3. AVG 择期 PTA 指征

（1）静脉吻合口附近的静脉或者人工血管、人工血管穿刺点、静脉流出道主干内径小于 3mm，且伴有因狭窄出现的以下问题之一：透析不充分，透析血流量 200mL/min 时静脉压大于 150mmHg，止血时间延长，肿胀手。

（2）超声检测内瘘自然血流量低于 800mL/min。

4. AVG 限期 PTA 指征

（1）超声检测内瘘自然血流量低于 600mL/min。

（2）透析血流量 200mL/min 时静脉压大于 180mmHg。

无论 AVF 还是 AVG，如果发生超出以上范围的临床情况，应回到以上两个原则问题进行个体化考虑，同时考虑不干预可能造成的临床后果。

（三）患者需要做哪些配合

1. 术前要与医护人员进行充分的沟通交流，详细了解 PTA 治疗内瘘闭塞的优势、特点等，提高其对 PTA 的信任感和安全感，保持良好的身心状态，积极配合完成各项检查及护理工作。

2. 手术侧肢体用肥皂水清洗两遍，保持手术侧肢体清洁，减少术后感染的发生。

3. PTA 术后出现疼痛时，可分散或转移注意力，如听音乐、听故事、看电视等。及时反馈给医护人员，必要时使用止痛剂。

十四、动静脉内瘘有哪几种穿刺方式？

答：《中国血液透析用血管通路专家共识》（第 2 版）指出动静脉内瘘（AVF）的使用率应大于 80%。内瘘穿刺方法、血管条件及手术方式等均可影响 AVF 使用寿命。目前临床上常用的穿刺方法有区域法、绳梯法、扣眼法。

1. 区域法

区域法认为动脉穿刺区域应在内瘘口 5cm 以上处，首选充盈度及弹性较好的血管。静脉穿刺区域需距动脉穿刺点至少 5cm，同时将动、静脉穿刺点固定在同一区域。但该方法需要轮流更换穿刺点，并且穿刺点相互间隔 1cm，可造成"蜂窝状"的穿刺结局，对皮肤损伤较大，易造成血管狭窄及血栓。此外，采用区域法穿刺时局部血管出现的"筛眼"较薄弱，导致其在动脉血的压力下凸出而形成血管瘤，血管瘤的形成又可造成血流漩涡，引起近段血管内膜厚度增加、管壁损伤及管腔狭窄。故此法皮肤损伤大、极易形成动脉瘤、血管狭窄、血栓等并发症，已不建议使用。

2. 绳梯法

绳梯法要求按顺序从远心端向近心端（或相反方向）穿刺，每个穿刺点间距相同，为 0.5～1cm，动脉穿刺点需距内瘘口至少 5cm，静脉穿刺点距动脉穿刺点至少 5cm。若所有穿刺点均得到使用，则再从第一个穿刺点穿刺，如此反复。这种穿刺方法使皮肤、血管壁有一定的愈合时间。绳梯法穿刺可保护血管，降低血管瘤的发生率，并发症较区域法少，是传统的也是目前应用最多的穿刺技术。缺点是患者疼痛感明显，对于穿刺技术以及内瘘血管长度有一定要求。

3. 扣眼法

扣眼穿刺指每次进针时在同一穿刺点，以相同的角度及深度进针，以使皮下组织、管壁平滑肌、内膜等形成一个相通的隧道。动脉穿刺点一般距内瘘口至少5cm，静脉穿刺点距动脉穿刺点至少5cm。有研究表明，扣眼穿刺可在一定程度上降低AVF狭窄及动脉瘤形成，延长AVF的使用寿命，是目前防止内瘘血管瘤形成最可靠的方法，得到了《美国肾病基金会血管径路临床指南》推荐。扣眼法通常需要8～12次穿刺后方能形成隧道，因此需固定的护士以相同的角度、深度进行穿刺。扣眼穿刺常见如扣眼感染、硬结形成、隧道炎症等并发症，严重影响了扣眼的使用寿命。

究竟哪种穿刺技术最好，最合适每个透析患者，目前没有一个确切的答案，我们需要考虑个体因素来选择正确的方案。不过，《中国血液透析用血管通路专家共识（第2版）》推荐：首选绳梯穿刺，扣眼穿刺作为补充，尽量避免区域穿刺。

第 4 章

血液透析患者水分摄入
管理和干体重管理

一、为什么要进行水分摄入管理？

答： 水，生命之源，是人类赖以生存和发展的最重要的物质之一。我们所接触的所有食物几乎都含有水分，一个健康成人每日正常饮食情况下，水摄入在 1500～3000mL，同时再从肾脏、皮肤、呼吸道、肠道排出相当量的水分，维持着体内新陈代谢平衡。

慢性肾功能不全（CKD）是我国常见病，根据肾小球滤过率水平的下降程度，可以把 CKD 分为 5 期（CKD 1～5），而我们所说的透析患者大部分就是到了晚期的 CKD-5 期，肾脏排水功能下降，有些患者甚至完全无尿，如果这个时候在透析间期没有注意饮水控制，患者就会出现水潴留，进而表现出一系列症状。

轻度的水潴留，可能没有临床表现，或者表现为轻度的浮肿，但往往不会有严重的后果；如果水潴留加重，水分在体内蓄积继续增多，就会出现脏器肿胀，这个时候患者往往会出现恶心、呕吐、食欲下降、胸闷等表现，这时已经比较严重了；如果水潴留继续加重，多余的水分累积在肺脏、中枢系统，则相应的出现咳嗽、咯血、咯粉红色泡沫痰、呼吸困难、血压高、头晕、昏迷等现象，这些症状往往危及生命，需要临床急救。

但如果患者过于限制水摄入，而透析超滤没有相应的减少，患者就会出现缺水。轻度缺水患者表现为容易疲劳、皮肤发干、嘴唇干裂；严重缺水则表现出头晕、头痛，甚至出现血压下降、休克等，可能危及生命。

因此，对于透析患者，水过多过少都会诱发不同程度的临床症状，维持透析患者水平衡至关重要，需要我们共同努力，做好透析患者的水分管理。

二、如何评估水平衡？

答： 维持水平衡首先需要评估体内水平衡状况。我们日常可以用几个指标来评估体内水平衡状态，包括体表皮肤状况、体重变化、每日水分出入量记录等。

皮肤状况比较容易评估，皮肤发皱发干往往提示缺水，皮肤发亮浮肿提示水潴留，但无法量化。

每日水分出入量记录则比较直观，入量是指 24 小时内摄入的所有水分量，包括饮食、喝汤、喝粥、吃水果、进食主食、蔬菜和静脉输液等；出量则指 24 小时尿量和当日的透析超滤量。这两个数据一个代表摄入情况，一个代表排出情况，准确计量即可精确计算水分出入量，但两者都需要耐心和细心，计量起来有一定难度。透析患者水分出入量计算公式：

每日摄入量＝每日摄入水分量（包括所有入口食物的含水量）；

透析日每日排出量＝每日尿量＋超滤量＋（300～500）mL；

非透析日每日排出量＝每日尿量＋（300～500）mL。

相对前两种方法，体重评估法是一个比较粗略但比较容易记录的数据指标，是指每天同一时间同一状态的体重变化情况。短期体重变化情况很大程度上可以代表水平衡状况，短期体重增加往往代表摄入水分过多，短期体重减少则代表摄入水分减少，但还需要结合患者的实际情况而定。而在这里就需要引入一个"干体重"的概念。

三、干体重是什么？

答：从字面上理解，"干体重"就是没有水分时的体重，甚至还有很多患者把除去衣物后的净体重误以为是干体重，这些统统不对。那么，干体重到底指的是什么呢？

从专业角度来讲，干体重是透析超滤能够达到最大限度的体液减少且不发生低血压时的体重。简单地说，就是经过有效治疗，人体内既没有多余的水分也不缺水，这个时候患者没有身体不舒服且自我感觉良好，此时的体重就可以称作干体重（见图 4-1）。所以干体重也就成了每次透析治疗需要达到的重要目标之一。

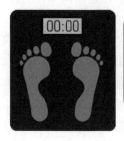

简单的讲：干体重就是肾友透析后感觉"最舒适"状态下的体重。

图 4-1 什么是干体重

四、为什么要了解干体重？

答：了解自身干体重的变化，对于透析患者的治疗和日常生活都非常重要。

从治疗上讲，干体重不仅是医护人员对透析处方中的脱水量进行评估和决策的基础，也是医护人员确定超滤量、选择透析器和确定透析时间的重要依据。如果干体重掌握不合适，脱水过少可能会发生体内水潴留，从而引发胸闷、憋气等症状，久而久之易诱发高血压、右心室肥厚、心衰等问题；而超滤过多则可能会造成血容量不足引起低血压、微循环障碍诱发肌肉抽搐等，严重者可导致休克从而危及生命。

从生活上讲，患者不知道干体重，就不能在生活中很好地控制进水量，轻者会给治疗带来困难，重者可造成反复心衰，甚至急性肺水肿死亡。如果生活中摄入过多水分，相应的透析超滤治疗量就会增加，很多患者不能耐受大量超滤，则会出现低血压、呕吐、肌肉痉挛、透析后虚弱无力等症状。为了减少血液透析中不良反应，透析患者需要科学地控制日常饮食摄入才能维持更高的生活和治疗质量，而其中水分的摄入量则需要以干体重的数值作为衡量依据。例如，透析间期患者体重增长以不超过干体重的 3%～5% 为宜，否则同样易引发水潴留造成高血压、心衰等。如果不了解干体重，就不能做好科学饮食摄入，从而引起一系列并发症，影响患者透析间期的生活质量和治疗效果。

五、干体重应如何评估？

答：透析患者可以根据以下原则进行干体重的自我评估。

① 感觉舒适　肾友身体感觉舒适，无面部、眼睑以及双下肢水肿等问题。

② 呼吸正常　正常活动无呼吸困难,夜间休息无胸闷、难以平躺的问题。

③ 血压平稳　血液透析后,血压测量结果平稳,无恶心、呕吐等症状。

④ 辅助检查　体检无颈静脉怒张、双肺无湿啰音、无肝大、下肢无浮肿。胸部 X 线检查心胸比值应小于 50%,无肺水肿征,无胸腔积液征;超声心动图检查心脏大小及心功能基本正常。

影响上述症状、体征及检查结果的因素很多,干体重只是其中一个因素,而且透析患者的干体重并非固定不变,随透析患者病情的变化而波动,同时也受饮食、睡眠、营养、季节、运动等多种因素的影响,因此需要定期评估。干体重的评估工作通常由透析中心的医护人员完成,由于营养状态的变化会影响干体重的数值,故一般建议每 2 周 1 次。透析患者应经常咨询医生、护士,综合分析判断自己的干体重是否合适(见图 4-2)。

温馨提示　干体重的管理不仅需要医护人员的指导、家属陪护的监督,更需要透析肾友的主动配合。在日常生活中,注意体重变化、科学调整饮食摄入,对日常体重波动及干体重的变化做到"心中有数"。

图 4-2　温馨提示

另外,还有对干体重设定的几点建议。

1. 通过缓慢超滤逐步找到干体重的最佳数值。

2. 间歇期控制体重增加;限盐、限水(部分患者很难做到)。

3. 80% 的患者的血压升高与慢性容量负荷增加有关,控制透析患者的血压,前提是达到干体重;如果患者的高血压通过透析超滤无法纠正或改善,那么患者的干体重的设定是正确的,血压升高与容量负荷无关。

4. 干体重的变动:透析患者的干体重也和正常人的胖、瘦一样,长期摄入的热量大于消耗的热量,干体重就会增加,反之则降低。透析后,患者精神、食欲改善,食量增加,干体重逐渐增加,透析时应该修正,以免脱水过度。所以,患者的营养状况是必须考虑的因素,胖了还是肿了需要灵活判断。

5. 部分血液透析机可行在线血容量测定评估干体重。

6. 遵循"一体化治疗"原则,同一患者在肾功能衰竭病程的不同阶段,根据病情特点合理安排腹透、血透或肾移植,达到物尽其用的目的。尿毒症的患者如果有残余肾功能,可建议先做腹透,待腹膜功能丧失再转为血透或进行肾移植。而一开始选血透,如血透效果不好,再转腹透就很困难了。

7. 到了终末期肾功能衰竭的透析患者,体内水平衡已经不正常,大多数患者液体潴留,干体重不能直接测出,只能是一个估计的数值。合适的干体重往往需要经过几次透析才能测定出来。医生应尽快确定干体重,使护士在治疗中有所遵循;也应把干体重告诉患者,使患者能自我控制进水量,以取得患者合作;患者临时转入新的血透中心,则应将干体重作为重要的指标如实告知医护人员,避免水潴留带来的危险和治疗时的过度超滤引起的不良后果。

六、如何正确称体重?

答: 为了保持目标体重,建议肾友在家每天称体重,在每天同一时间(例如在每晚临睡前),穿重量相近的衣服,记录测量的结果,以便随时发现体重的变化。

在家测量体重的注意事项。

1. 保持电子秤或普通体重计放在一个硬的水平面上。
2. 检查秤的指针是否在零点上。
3. 尽量排空大小便后,端正地站在秤台上,不要接触任何物品。
4. 计数时注意视线与表盘垂直,如果是电子秤,需要等数值稳定后再开始读数。

七、日常水分摄入管理你做好了吗?

答: 透析患者控制体重要以"吃好、喝少"为原则。吃好就是"饭要吃好",保证摄取充足的营养。喝少就是"水要少喝",避免增加心脏的负担。而正常来讲,因为透析患者疾病的特殊性,其水分的入量通常表现为约等于体重的临时性增长。

对于正常每周 3 次透析的患者来说,两次透析间期体重临时性增长应小于干体重的 3%,透析频次较少者,最多不超过干体重的 5%。除此以外,每天的体重增长不宜超过 1kg。

所以,以干体重为 50kg 的正常透析患者为例,透析治疗时间间隔 2 天时,其透析间期体重增长不应超过 1.5kg;间隔超过 2 天时,其透析间期体重增长最多不应超过 2.5kg。

由此根据严格控制水分摄入,量出为入的基本原则可以计算每日水分摄入量,公式为:

每日水分摄入量=前一天尿量+目标增长体重/间隔天数+500mL(500mL 为默认体表水分丢失量,如汗液)。具体每餐摄入可视实际喜好制订计划。

八、每天真正摄入的水分,你真的会计算吗?

答: 日常生活中,我们经常会把饮水量当作是每天的水分摄入量,这其实是一个认识误区,尤其作为血液透析患者对水分摄入非常敏感,如果对水分摄入量认识不足很容易造成严重后果,因此必须严肃对待水分的摄入。

其实,除了饮水,我们日常摄入的食物中也含有相当多的水分,如粥的含水量为 75%,米饭的含水量为 50%。透析患者要熟悉每天摄入食物的含水量,才能将日常水分管理做得更加精准。

以早餐为例:例如早餐为牛奶(含水量约 90%)100mL,面包(含水量约 30%)50g,鸡蛋(含水量约 75%)40g。则早餐的水分摄入量约为 100×90%+50×30%+40×75%=135mL。

事实上,很多人并不了解自己平日所吃食物的含水量,这时我们可以借助各种互联网工具方便快捷地查询各种食物含水量。患者只有掌握各种食物的含水量,尤其是能够分辨出含水量较多的食物,才能够较准确地评估自己摄入水分的量,这就是最理想的水分摄入量计算状态。

当然以上精准的计算确实比较烦琐,如果无法做到,您可以通过每天按时称量体重(方法参照"六、如何正确称体重?")的方法来评估自己的水分摄入情况,如果体重增长过快,就需要回想自己当日的进食情况,及时作出适当调整。

九、水分控制小技巧

答: 掌握一些水分控制小技巧能更加有效地帮助透析患者将透析间期的体重增长控制在合理范围之内,做好水的平衡。

1. 尽量少吃腌制及加工品,尤其味精加工食物,以避免口渴。

2. 日常饮食中,为避免口渴应尽量减少盐的摄入,以不减低胃口的味道为标准,尽量清淡,不主张炒菜时加太多的盐、酱油。炒菜后将盐撒在食物表面,以更少的量达到同样的咸味,必要时与家人分开饮食。

3. 将一日饮用水量平均分配,用固定容器装好(或将部分水混合柠檬汁)结成冰块,口渴时含在口中,让冰块慢慢融化。

4. 稍微口渴时,用棉花棒润湿嘴唇或用水漱口;十分口渴时不要一饮而尽,要使用有刻度的杯子小口喝水。

5. 含硬糖果,嚼口香糖,或挤一点柠檬汁在嘴里,可以减少口渴的感觉。

6. 试着做轻度运动或找事情做,尽可能使身体保持活动状态,促进排汗,减轻想喝水的感觉。

7. 每天早晚称体重,评估水分是否摄取太多,同时减少菜汤、肉汤、多汁水果等的摄取。

8. 糖尿病患者需先把血糖控制在合理水平,避免因血糖增高引起口渴导致饮水增多。

9. 食物含水量(见表4-1)。

(1) 90%~100%含水量的食物 如水、饮料、茶、咖啡、牛奶、汤、液体调味品。

(2) 75%含水量的食物 如粥、土豆泥、煮面条、水果、蔬菜。

(3) 50%含水量的食物 如米饭、熟土豆。

(4) 25%含水量的食物 如炸土豆、稍加烘烤的面食。

(5) 含水量无或微量的食物 如饼干、面包干等。

表 4-1 常见食物含水量

食品的种类	水分的比例	标准量	水分含量
猪腿肉	71%	100 克	71 克
牛腿肉	69%	100 克	69 克
鸡肉	75%	67 克(鸡胸脯肉三块)	50 克
鸡蛋	75%	50 克(一个)	38 克
鱼	72%	100 克(鱼块,一块)	72 克
虾	77%	40 克(5 个)	31 克
牛奶	89%	200 克(一瓶)	178 克
酸奶	79%	200 克(一瓶)	158 克
嫩豆腐	87%	300 克(一块)	261 克
油炸豆腐	44%	30 克(一块)	13 克

第5章

血液透析患者营养管理

一、出入动态平衡的营养理念

答： 肾脏有排除毒素的功能，这些毒素是从一日三餐吃进去的食物分解代谢而来的。在肾脏功能正常的情况下，体内各种代谢毒素基本上可以达到"多吃多排、少吃少排"的动态平衡状态（见图5-1），但是随着肾脏功能的下降，排除毒素的功能也随之降低，最后由于肾功能衰竭肾脏几乎不能排除毒素，血液透析就代替了肾脏的这一功能。但是，每周3次，每次4小时的透析治疗不仅清除了人体内大量的毒素，也相应地会带走一部分对身体有益的营养物质，比如蛋白质、糖和维生素等。所以，当摄入的食物过多，而定时定量的透析治疗无法清除过多的代谢废物时，就会导致毒素蓄积或营养过剩；当摄入的食物过少，定时定量的透析治疗不仅清除了大量毒素，还排出了体内的营养物质时，人体就会出现营养不良（见图5-2），因此透析患者在饮食和透析之间应尽可能地保持一种"平衡"，理想的状态就是摄入的食物既能满足人体的需要，又不会产生过多的毒素，增加身体负担（见图5-3）。"出入平衡"的理念贯穿于整个血液透析患者的营养管理之中，蛋白质、糖、维生素、钾、磷等所有跟透析患者息息相关的营养指标都适用于该理念。

那么，如何才能达到营养平衡呢？下面将详细为大家讲解。

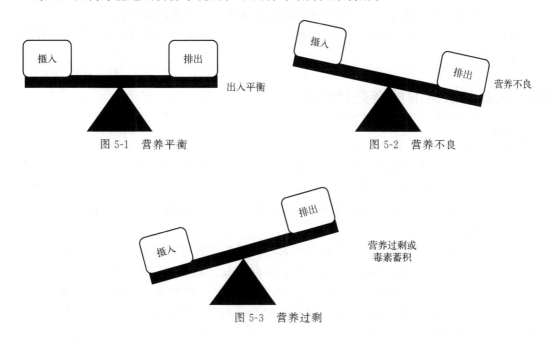

图 5-1　营养平衡

图 5-2　营养不良

图 5-3　营养过剩

二、血液透析患者饮食原则

答： 透析患者想要做好科学饮食，需要遵循"三高一低，补调结合"的基本原则。"三高"是优质高蛋白、高热量、高必需氨基酸，"一低"是低磷饮食；"补调结合"则是补适量的水溶性维生素，注意调节水分和电解质的摄入量。

在科学饮食原则下，同时需要遵循以下五个标准。

（一）充分

保证营养的前提是能够摄入足够量的有助于保证机体正常功能的各种营养素。所以，透析患者应使用各种办法积极调动自己的食欲，如做适合自己口味的饭菜、充分透析（透析不充分时会降低患者食欲）、少量多餐等。

（二）适度

为了健康，控制某些可能造成长期健康不良后果的食物，包括含脂肪、胆固醇、盐分较高的食物，如肥肉、炸鸡、酱料等。

（三）平衡

几乎没有一种食物含有人体所需的全部营养素，因此必须通过适当的搭配达到营养素的摄入平衡。

（四）多样性

不要每天吃同样的食物。单一的食物可能带来过量的毒素或污染物，也会造成营养摄入不均衡。此外，多样性也可以增加进食的兴趣。

（五）控制能量

保证从食物中摄入的能量与活动所消耗的能量相平衡，避免消瘦和肥胖。

当然，在保证一个原则和五个标准的前提下，患者的饮食还可以根据透析次数、肾功能情况等适当做些调整。

三、高蛋白饮食的标准是什么？

答： 蛋白质约占人体体重的 16%，是人体组织构成的重要成分。中国营养学会推荐，正常人摄入的蛋白质的量是每天每千克体重 0.8～1.0g。在肾脏病前期，由于蛋白质会加重肾脏负担，所以为了延缓疾病进程，医护人员会推荐患者低蛋白饮食。而进入透析后的无尿患者，由于不用再考虑肾脏负担，且透析过程中会丢失部分营养，所以通常需加强蛋白质的摄入，进行高蛋白饮食。

美国国家肾脏基金会发布的慢性肾衰竭营养问题的临床实践指南（NKF-K/DOQI）建议，维持性血液透析患者的饮食蛋白质摄入量应为 1.2g/(kg·d)，并且至少 50% 的蛋白质应为高生物价蛋白（优质蛋白）。但是也有研究表明，对于中国血液透析患者来说，1.0g/(kg·d) 左右的总蛋白摄入量可能更有助于保持摄入与排出之间的平衡，从而减少营养过剩和毒素蓄积导致的一系列并发症。

那什么是高生物价蛋白（优质蛋白）呢？

蛋白质的基本组成单位是氨基酸，自然界中共有 300 多种，而组成人体蛋白质的只有 20 种，其中 8 种氨基酸不能在体内合成，必须由食物供给，我们称之为必需氨基酸。我们根据食物中必需氨基酸的含量将蛋白质分为优质蛋白和非优质蛋白两类。优质蛋白中必需氨基酸的含量和比例与人体较为接近，人体对这类蛋白质的利用率高，产生的废物较少，肾脏负担较小，如蛋清、牛奶、牛肉、家禽、鱼肉等；非优质蛋白中的必需氨基酸不齐全，比例也不合理，人体利用率低，会增加肾脏负担，可搭配食用，不宜过多，如谷类、各种菜豆类等植物蛋白。

透析患者每日需摄入适量的蛋白质以保证所需营养，我们推荐其中的优质蛋白占蛋白质总量的60%～70%为宜。

四、高热量饮食的标准是什么？

答： 一切生物都需要能量来维持生命活动，人体为维持生命活动、从事各种体力活动，必须每天从各种食物中获得能量，热量摄入也就是能量摄入。能量主要来源于食物中的碳水化合物，其次是脂肪和蛋白质，所以当热量摄入不足的时候，人体为了获取新陈代谢需要的热量会进一步消耗体内储存的脂肪甚至蛋白质，从而造成营养不良。碳水化合物的主要食物来源有：蔗糖，谷物（如水稻、小麦、玉米、大麦、燕麦、高粱等），水果（如甘蔗、甜瓜、西瓜、香蕉、葡萄等），坚果，蔬菜（如胡萝卜、甘薯、马铃薯等）等。

而能量摄入标准则因人而异，具体分两步，如下图所示。

（一）体型判断（见表5-1）

表5-1 成人体型判断

理想体重(kg)＝身高(cm)－105	
±10%以内	体型正常
超过10%～20%	超重
20%以上	肥胖
低于10%～20%	偏轻
低于20%以上	消瘦

（二）成人能量需要量 ［kcal/（kg·d）］（见表5-2）

表5-2 成人能量需要量 ［kcal/(kg·d)］

体型	体力劳动			
	极轻体力劳动	轻体力劳动	中体力劳动	重体力劳动
消瘦	35	40	45	45～55
正常	25～30	30～35	40	45
超重	20～25	30	35	40
肥胖	15～20	20～25	30	35

例如：一位35岁、60kg重、体型正常的轻体力劳动透析患者，他的每日能量需要量＝能量需要量×标准体重＝(30～35)kcal/(kg·d)×60kg＝1800～2100kcal/d。

60岁以上、活动量较小、营养状态良好的患者可减少至30kcal/kg。例如：一位70岁、60kg重、活动量较小的透析患者，其每日的能量需要量就是：30kcal/(kg·d)×60kg＝1800kcal/d。

五、如何根据蛋白质和热量摄入标准科学计划饮食？

答： 可根据以下五个步骤逐步实施制定食谱计划：计算标准体重、计算每日所需总能量、计算每日所需蛋白质摄入量、使用肾病蛋白质交换份分配食物并补充能量、制定食谱。

举例说明：患者王先生，41岁，日常轻体力劳动，身高167cm，体重68kg，如何制定饮食计划？

（一）计算标准体重

王先生的标准体重＝167－105＝62(kg)，实际体重68kg，体型评价：正常体型（依据：第五章第三节——体型判断）。

（二）计算每日所需总能量

根据"每日所需能量＝能量需要量×标准体重"，假设该病人的能量需要量为30～35kcal/(kg·d)，再根据该患者实际情况，按30～35kcal/(kg·d)计算，则全天所需总能量为：62×(30～35)＝1860～2170kcal/d，约为2000kcal/d。

（三）计算每日所需蛋白质摄入量 ［以1.0g/（kg·d）标准为例］

以王先生每天应摄入1.0g/kg为例，那么王先生每日应摄入蛋白质的标准为62kg×1.0g/kg＝62g，其中优质蛋白应占60%～70%，约为37.2～43.4g（来自肉蛋奶类），则剩余18.6～24.8g为非优质蛋白（来自主食、蔬菜、水果）。

（四）使用肾病蛋白质交换份分配食物并补充能量

先看总体标准：王先生每日蛋白质摄入总量应为62g，其中优质蛋白占60%～70%，为37.2～43.4g（来自肉蛋奶类），剩余18.6～24.8g为非优质蛋白（来自主食、蔬菜、水果）。

1. 如果将其中42g设置为优质蛋白

共分配6份肉蛋奶类。每份50g（肉蛋类）/240g（奶类），含7g蛋白质、90kcal热量。

2. 剩余20g为非优质蛋白

可分配其中16g来自4份谷/薯类，每份50g（谷类）/200g（薯类），含4g蛋白质、180kcal热量。

另4g来自1份绿叶蔬菜，每份250g，含4g蛋白质、50kcal热量。

3. 增加蛋白含量极少的食物，扩充食物多样性，增强食欲

1份瓜类蔬菜，每份200g，含0～1g蛋白质、50kcal热量。

1份水果，每份200g，含0～1g蛋白质、90kcal热量。

4. 计算此时可以摄入的能量

6×90kcal＋4×180kcal＋2×50kcal＋1×90kcal＝1450kcal

5. 计算不足的能量

(1860～2170)kcal－1450kcal＝(410～720)kcal

6. 补充不足的能量

在410～720kcal范围内，根据自身情况，可适当搭配淀粉、油脂的比例，例如：2份淀

粉类：每份50g，含0～1g蛋白质、能量180kcal；2份油脂：每份10g，含0～1g蛋白质、能量90kcal，则可以增加热量2×180kcal＋2×90kcal＝540kcal，较为适合。

附：肾病蛋白质食物交换份（见图5-4）

0～1g	油脂类 (10g, 90kcal)	瓜果蔬菜 (200g, 50～90kcal)	淀粉类 (50g, 180kcal)
4g	坚果类 (20g, 90kcal)	谷/薯类 (50g/200g, 180kcal)	绿叶蔬菜 (250g, 50kcal)
7g	肉蛋类 (50g, 90kcal)	豆类 (35g, 90kcal)	低脂奶类 (240g, 90kcal)

图5-4 肾病蛋白质食物交换份

（五）制定食谱

1. 食物类别规划（见表5-3）

表5-3 食物类别规划

食物	中国肾病食品交换份	蛋白质含量
肉蛋奶类	6份	42g
谷类	4份	16g
绿叶蔬菜类	1份	4g
瓜类蔬菜类	1份	0～1g
水果	1份	0～1g
淀粉	2份	0～1g
植物油	2份	0g
盐	3～5g(容量控制者以＜3g为宜)	0g

2. 食谱规划（见表5-4）

表5-4 食谱规划

早餐:低脂牛奶＋鸡蛋＋花卷	低脂牛奶	250mL	鸡蛋	50g	花卷	50g(50g普通面粉)	
午餐:二两米饭＋肉末炒粉丝	大米	100g	粉丝	25g	纯瘦肉	100g	叶类蔬菜 250g
晚餐:二两米饭＋牛肉煮粉丝＋拌黄瓜	大米	100g	粉丝	25g	纯瘦肉	100g	瓜类蔬菜 200g
加餐:200g苹果	水果	200g					
全日用油	20g			全日用盐	3～5g(容量控制者以＜3g为宜)		

估算:蛋白质62g,磷800mg,全日总能量2000kcal

注：以上食谱可根据"食品交换份"进行等值交换。

根据计算出来的食谱与患者3日饮食回顾的食谱对比并按照患者的饮食习惯进行"食品交换份"等值交换后给予患者饮食建议。建议透析患者至少每3～6月随访一次，进行规律性营养评价及饮食调整。

附：透析患者日常食谱制定参考（见表5-5、表5-6）

表 5-5　透析患者日常食谱制定参考 01 案例

基本信息	姓名	性别	年龄	身高（cm）	体重（kg）
	01 案例	男	31	170	57

初步计算	标准体重			65	
	体型			正常	
	每日每千克体重所需热量	35kcal		每日所需热量	2275kcal
	每日每千克体重所需蛋白质	1.2g		每日所需蛋白质	78g

食物规划	摄入综合营养参数	总热量2300kcal，蛋白质80g，脂肪28g，碳水化合物441g
	推荐食物交换份	谷类份数3.5，淀粉类份数2.5，蔬菜类份数1.5，水果类份数1.5，大豆类份数1，奶类份数2，肉类份数3，坚果类份数0，油脂类份数4.5

食谱推荐	早餐	牛奶 250mL，加糖 10g，饼干 50g，生菜 100g 沙拉（沙拉酱 5g）
	早餐加餐	藕粉 50g
	午餐	清炖乌鸡汤（乌鸡120g，枸杞5g，白萝卜50g），素炒小白菜（150g），粉丝（100g），米饭160g
	午餐加餐	藕粉 55g
	晚餐	素炒大白菜（150g），豆腐（90g），黄瓜（100g），蛋汤（鸡蛋 60g），小麦淀粉 100g，葱烧海参（210g）
	晚餐加餐	蒸红薯（120g），藕粉（30g）

表 5-6　透析患者日常食谱制定参考 02 案例

基本信息	姓名	性别	年龄	身高（cm）	体重（kg）
	02 案例	女	62	160	67

初步计算	标准体重			55	
	体型			超重	
	每日每千克体重所需热量	30～35kcal		每日所需热量	1650～1925kcal
	每日每千克体重所需蛋白质	1.2g		每日所需蛋白质	66g

食物规划	摄入综合营养参数	总热量1800kcal，蛋白质70g，脂肪72g，碳水化合物226g
	推荐食物交换份	谷类份数3.5，淀粉类份数0.5，蔬菜类份数1.5，水果类份数1.5，大豆类份数1，奶类份数2，肉类份数3，坚果类份数0，油脂类份数3

食谱推荐	早餐	牛奶 250mL，全麦面包 1 片（40g），煮鸡蛋（50g）
	早餐加餐	起酥点心 100g
	午餐	米饭 200g，牛腩萝卜（牛腩 25g，萝卜 100g），小白菜豆腐（小白菜 100g，豆腐 50g），油（10g）
	午餐加餐	无
	晚餐	米饭（200g），清蒸鳜鱼（鳜鱼 50g），香菇菜心（干香菇 10g，菜心 100g），葱烧海参（海参 50g），油（10g）
	晚餐加餐	藕粉（20g）

六、如何控制磷的摄入？

答： 磷存在于人体所有细胞中，是维持骨骼和牙齿的基本物质，是人体维持正常生理活动的必要元素。正常人体内含磷600～700g，约占体重的1%。人体通过食物不断摄入磷，然后通过肠道排泄30%，通过肾脏排泄70%。但对于肾脏病患者来说，肾脏的排泄能力不断下降，因此摄入的磷会在体内不断蓄积，血磷持续升高往往导致高磷血症发生，高磷血症会产生皮肤瘙痒、骨折、骨痛、抽搐、软组织或关节钙化、骨质脆弱、心血管病变等危害。长期高磷血症会引发继发性甲状旁腺功能亢进、肾性骨病和维生素D代谢障碍，还能引起心脑血管病变，是终末期肾病患者心脑血管疾病发生率和病死率增高的重要因素。据统计，CKD患者血磷每升高1mg/dL（或3.2mmol/L），心血管钙化患病率升高61%，进展至肾衰风险增加36%，死亡风险增加18%。

我们常说的高磷血症是指成人血磷＞1.45mmol/L，低磷血症是指血磷＜0.81mmol/L。对于透析患者而言，血磷水平控制在0.87～1.45mmol/L；血清校正钙水平控制在2.1～2.5mmol/L；血钙磷乘积维持在55mg^2/dL^{2}以下；血iPTH维持在150～300ng/L，而达到该目标最好的方法是将血磷控制在合适的范围。

血管和身体组织钙化不可逆转，因此应重点预防高磷血症的发生，那么如何预防呢？

目前高磷血症的预防主要包括两个方面：减少磷的肠道吸收和增加磷的清除。前者包括低磷饮食，减少磷的摄入；使用磷结合剂，减少口服磷的吸收。后者包括促进尿磷排泄、规律性透析治疗，直接清除血磷。总结起来其实很简单，只要患者能够做好规律透析、控制饮食、正确服用降磷药物这3点，就可以有效地避免高磷血症及其引发的并发症。具体预防措施如下。

（一）控制高磷食物的摄入

正常来讲，血液透析患者每日的磷摄入量应控制在800mg以下，选择食物时除了考虑食物的磷含量，也要考虑食物的磷/蛋白比，要选择磷/蛋白比低的食物，即含蛋白质多而含磷少的食物。这样可以摄入足够的蛋白质，又不易引发高磷血症。

磷含量较高的食物主要包括谷类及谷制品、豆类及豆制品、奶类及奶制品、动物内脏、坚果和种子以及各种加工类食品和饮料，其中粗粮比细粮含磷量更高，植物来源的磷比动物来源的磷吸收率低。

除此以外，还要避免摄入加工食品、食品添加剂和防腐剂、饮料等，因食品添加剂中的磷容易被人体吸收。通过改变烹饪方法也可以起到降磷的效果，如煮鸡蛋时只吃蛋白、用水将肉煮熟后吃肉弃汤等。

1. 限制含高磷的食物

乳制品：酸奶、优酪乳、发酵奶。

干豆类：红豆、绿豆、黑豆。

全谷类：莲子、薏苡仁、全麦制品、小麦胚芽。

内脏类：猪肝、猪心。

坚果类：杏仁、开心果、腰果、核桃、花生、瓜子、芝麻。

其他：酵母粉，可乐，汽水，可可，蛋黄，肉松，月饼里的莲蓉、蛋黄馅。

2. 适量进食低磷食物

油脂类：色拉油。

肉类及海产类：肥猪肉、鸡蛋白、乌贼。

水果类：苹果、雪花梨、芒果。

淀粉类：凉粉、甘薯粉、桂花藕粉、粳米粥、粉丝。

蔬菜类：冬瓜、山药、长茄子、番茄、胡萝卜、柿子椒。

3. 烹饪降磷

煮鸡蛋只吃蛋白，水煮肉（将肉汤弃去，食汤渣），捞米饭。避免摄入加工食品、食品添加剂和防腐剂、饮料等。

（二）充分地透析

血液透析患者应按时规律透析，每周透析充分性达标，不要随意减少透析时间和次数。此外，高磷血症的患者可选择清除磷较好的透析耗材或治疗方式清除体内多余的磷，如使用高通透析器、定期做血液灌流等。

（三）正确服用降磷药物

1. 根据医嘱服用降磷药物

降磷药物又称磷结合剂，它的降磷原理很简单，它可以与食物中的磷相结合，形成不易被人体吸收的物质，然后随粪便排出，从而减少磷的吸收。目前常用的有碳酸钙、乳酸钙及氢氧化铝、司维拉姆、碳酸镧等。磷结合剂必须按照正确的方法服用才能达到真正的降磷效果。首先，一定要在餐中服用磷结合剂，可以在吃第一口饭的时候服药。其次，要根据食物的种类调整磷结合剂的量，比如吃蛋白质食物时要服用磷结合剂，但是喝粥、吃青菜时就不需要服用，一顿饭食用肉、奶、蛋类或其他含磷高的食物较多时就增加用量。最后，有些磷结合剂需要嚼碎了才能发挥降磷作用，如碳酸钙、醋酸钙、氢氧化铝、碳酸镧等。司维拉姆则整粒吞服即可，否则会增加胃肠道的不适感。因此，磷结合剂的服用要根据药物类型和患者饮食特点调整用量和服用方法，不能一概而论，否则不仅不能发挥治疗作用，还造成了经济负担。

2. 不同磷结合剂有各自的优缺点

①含钙的磷结合剂：碳酸钙、醋酸钙易导致高钙血症。②含铝的磷结合剂：氢氧化铝会引起铝中毒，可间断服用，每次不超过一个月。③碳酸镧：相当于2片司维拉姆，价格较贵，长期服药可能导致镧的蓄积。④司维拉姆：既不含钙也不含铝，但是有些人会有胃肠道不良反应，医保可报销。

众所周知，饮食是磷的主要来源，磷蛋白、细胞膜磷脂、ATP、ADP、核酸中均含有磷，控制饮食中磷的摄入是预防和治疗高磷血症的基础。2017年《慢性肾脏病患者膳食指导》建议，各期慢性肾脏病患者应限制磷摄入小于800mg/d。但磷主要来源于富含蛋白质的食物，过度限磷会导致营养不良，增加患者的病死率，对改善患者的预后无益。因此，诸多研究指出，使用"磷/蛋白质比值"作为衡量食物含磷状况的指标，以便积极治疗继发性甲状旁腺功能亢进症的同时保持足够的蛋白质摄入量来优化生存质量，对高磷血症的管理可能会更有效。

（1）磷/蛋白比值

食物中磷（以mg为单位）除以蛋白质（以g为单位）计算出的数值为该种食物的磷/

蛋白比值（单位为 mg/g）。

当摄入同样质量的蛋白质，食物的磷/蛋白比值越小，则摄入磷便越少。以此为标准，食物的磷/蛋白比值>12mg/g 为"高磷食物"，<12mg/g 为"低磷食物"。

（2）参考磷/蛋白比值的意义

低蛋白血症的高血磷患者在选择食物前参考食物的磷/蛋白比值，有助于在同类食物中选到蛋白质高但磷含量更少的食物以加强营养。

（3）常见食物磷/蛋白比值

① 常见主食磷/蛋白比值表（见表5-7）和淀粉类及制品磷/蛋白比值表（见表5-8）。

表 5-7　常见主食磷/蛋白比值表

食物名称	磷(mg)	蛋白质(g)	磷/蛋白比值(mg/g)
小麦粉(标准粉)	167	15.7	10.64
河粉	105	7.7	13.64
籼米	112	7.5	14.93
挂面(标准粉)	153	10.1	15.15
粳米[江米]	113	7.3	15.48
面条(标准粉),切面	142	8.5	16.71
馒头(标准粉)	136	7.8	17.44
米饭(蒸,代表值)	62	2.6	23.85
小米	229	9	25.44
小麦	325	11.9	27.31
玉米(鲜)	117	4	29.25
荞麦	297	9.3	31.94
燕麦	342	10.1	33.86
大麦[元麦]	381	10.2	37.35
黑米	356	9.4	37.87

表 5-8　淀粉类及制品磷/蛋白比值表

食物名称	磷(mg)	蛋白(g)	磷/蛋白比值(mg/g)
马铃薯[土豆、洋芋]	46	2.6	17.69
木薯	50	2.1	23.81
甘薯(红心)	26	0.7	37.14
藕粉	9	0.2	45
豌豆粉丝	9	0.4	22.5
玉米淀粉	25	1.2	20.83
蚕豆淀粉	29	0.5	58
桂花藕粉	13	0.4	32.5
粉条	23	0.5	46

误区解读：按照磷/蛋白比值对主食的含磷状况进行划分，主食大部分属于高磷食物，那是不是高磷血症的患者都不能多吃主食了？其实不能这么理解。抛开磷/蛋白比值不谈，

上述淀粉及淀粉制品的绝对含磷量其实很低，例如藕粉，每100g藕粉中仅含有9mg的磷，但因为其蛋白质含量同样更低，所以看起来磷/蛋白比值较高，从补充蛋白质的角度来讲当然不太理想，但主食的作用更多是补充能量，所以像藕粉这类食物，可以用来补充能量而不用太担心高磷血症的发生。另外，植物来源的磷比动物来源的磷吸收率低，因此虽然上述食物磷/蛋白比值高，但对于血磷的影响并不大。

所以，对于未进入透析的慢性肾脏病患者来讲，尽可能选择淀粉及淀粉制品作为主食，既可以减少磷的总摄入量，又可以保证低蛋白饮食的执行；透析患者也可以把这类食物当作补充能量的首选。另外，蔬菜含磷量也不高，主要考虑其含钾量，且不以蔬菜的蛋白质来加强营养，因此不对蔬菜的磷/蛋白比值进行讲解。

从上述的分析来看，从补充蛋白质为目的的目标食物中选择磷/蛋白比值低的食物其实才最有意义。慢性肾脏病患者所摄入的蛋白质强调"质优"，鱼、肉、蛋、奶、大豆及大豆制品均为优质蛋白的来源。因此高血磷患者在选择这些食物前参考食物的磷/蛋白比值，有助于在积极控磷、积极治疗继发性甲状旁腺功能亢进症的同时保持足够的蛋白质摄入量来优化生存质量。

② 常见干豆类及制品磷/蛋白比值表（见表5-9）。大豆（黄豆、黑豆、青豆）中的蛋白质为植物性食物里唯一的优质蛋白来源。由于磷、嘌呤、钾可随食物加工过程部分被去除，因此，大豆制品较整粒豆的磷、嘌呤、钾含量都低。其中干豆腐丝、腐竹、豆腐皮、豆腐花等磷/蛋白比值低，烹调时注意将食物焯水，去汤再吃也是不错的选择。

表 5-9　干豆类及制品磷/蛋白比值表

食物名称	磷(mg)	蛋白质(g)	磷/蛋白比值(mg/g)	钾(mg)
青豆(干)[青大豆]	395	34.5	11.45	718
黄豆[大豆]	465	35	13.29	1503
黑豆(干)[黑大豆]	500	36	13.89	1377
豆腐丝(干)	74	57.7	1.28	7
腐竹	284	44.6	6.37	553
豆腐皮	494	51.6	9.57	877
豆腐花[豆腐粉]	95	10	9.5	339
豆腐丝	220	21.5	10.23	74
豆腐(内酯)	57	5	11.4	95
素鸡	180	15.6	11.54	42
豆腐(北豆腐)	112	9.2	12.17	106
千张	309	24.5	12.61	94
豆浆粉	253	19.7	12.84	771
豆腐(南豆腐)	76	5.7	13.33	154
豆腐干(香干)	219	15.8	13.86	99
豆浆	42	3	14	117
油豆腐	238	17	14	158
豆奶[豆乳]	35	2.4	14.58	92

③ 常见禽畜肉类磷/蛋白比值表（见表 5-10）和肉类制品磷/蛋白比值表（见表 5-11）。普通肉类的含磷量、磷/蛋白比值相对适中，透析患者摄入时注意适量即可。

动物血的含磷量、磷/蛋白比值、嘌呤均很低，适合高磷血症及高尿酸血症的慢性肾脏病患者作为优质蛋白的食物来源。

使用磷/蛋白比值参考时，也需要考虑不同食物中磷的吸收率，无机磷最容易被人体吸收，加工类食物无机磷含量高，主要是食品添加剂多为无机磷，几乎能完全被吸收。因此，一定要少吃炸鸡块、火腿肠等加工类食物。

表 5-10　禽畜肉类磷/蛋白比值表

食物名称	磷（mg）	蛋白（g）	磷/蛋白比值（mg/g）
母麻鸭	64	13	4.92
火鸡胸脯肉	116	22.4	5.18
鸭胸脯肉	86	15	5.73
牛肉（黄瓜条）	141	22.8	6.18
狗肉	107	16.8	6.37
牛肉（肋条）	120	18.6	6.45
鸡胸脯肉	170	24.6	6.91
羊肉（里脊）	161	20.5	7.85
鸡（土鸡，家养）	106	20.8	7.98
猪肉（代表值）	121	15.1	8.01
鹅	144	17.9	8.04
鸽	136	16.9	8.05
鸡（代表值）	166	20.3	8.18
驴肉（瘦）	178	21.5	8.28
兔肉	165	19.7	8.38
野山鸡	173	20.4	8.48
公麻鸭	122	14.3	8.53
羊肉（代表值）	161	18.5	8.7
鹌鹑	179	20.2	8.86
牦牛肉	208	23.1	9
牛肉（代表值）	182	20	9.1
猪肉（里脊）	184	19.6	9.39
鸡（乌骨鸡）	210	22.3	9.42
猪肉［肋条肉］	96	9.3	10.32
牛肉（里脊肉）［牛柳］	241	22.2	10.86
鸡腿肉	271	20.2	13.42
马肉	367	20.1	18.26
火鸡腿肉	470	20	23.5
乳鸽	573	11.3	50.71

表 5-11　肉类制品磷/蛋白比值表

食物名称	磷(mg)	蛋白(g)	磷/蛋白比值(mg/g)
羊血	7	6.6	1.06
猪血	16	12.2	1.31
鹅血	89	18.6	4.78
鸭血(白鸭)	87	13.6	6.4
鸡血	68	7.8	8.72
鸭血(公麻鸭)	127	13.2	9.62
鸭血(母麻鸭)	127	13.1	9.69
卤煮鸡	18	29.4	0.61
瓦罐煨汤(肉)	62	20.9	2.97
酱鸭	140	18.9	7.41
牛肉干	464	45.6	10.18
腊肉(培根)	228	22.3	10.22
烧鹅	202	19.7	10.25
北京烤鸭	175	16.6	10.54
火腿肠(双汇牌)	157	12.1	12.98
脆皮肠	287	16.6	17.29
炸鸡块(肯德基)	530	20.3	26.11
乳鸽(红烧)	1050	16.9	62.13

另外，广东的患者们要注意红烧乳鸽含磷特别高！

而烹饪的手段也比较重要，将食物煮一煮，去汤再吃，可以有效减少磷的摄入，磷减少的程度与所用水量、食材大小、煮的时间以及是否去皮等因素有关。

④ 常见蛋类及制品磷/蛋白比值表（见表 5-12）。鸡蛋是人类"最理想的营养库"，是公认的最完美的食品之一。从数据上看，海鸭蛋、鸡蛋白、土鸡蛋、广西鸭蛋黄含磷量、磷/蛋白比值都不高，是慢性肾脏病患者的理想食物。

表 5-12　蛋类及制品磷/蛋白比值表

食物名称	磷(mg)	蛋白(g)	磷/蛋白比值(mg/g)
海鸭蛋	6	12.7	0.47
鸡蛋白	18	11.6	1.55
鸡蛋(土鸡)	33	14.4	2.29
鸭蛋黄(广西)	55	14.5	3.79
鸡蛋(代表值)	130	13.1	9.92
鹅蛋	130	11.1	11.71
鸡蛋(白皮)	176	12.7	13.86
鹌鹑蛋	180	12.8	14.06
荷包蛋(油煎,鸡蛋)	194	13.5	14.37
鸡蛋(红皮)	182	12.2	14.92

食物名称	磷(mg)	蛋白(g)	磷/蛋白比值(mg/g)
鸡蛋黄	240	15.2	15.79
荷包蛋(煮,鸡蛋)	200	12.3	16.26
鸡蛋(煮)	206	12.1	17.02
松花蛋(鸡蛋)	263	14.8	17.77
鸭蛋	226	12.6	17.94
鸡蛋粉(全蛋粉)	780	43.4	17.97
鸡蛋(乌鸡蛋,绿皮)	273	12.6	21.67

⑤ 常见鱼类磷/蛋白比值表（见表5-13）。

表 5-13　鱼类磷/蛋白比值表

食物名称	磷(mg)	蛋白(g)	磷/蛋白比值(mg/g)
银鱼[面条鱼]	22	17.2	1.28
大菱鲆鱼(鲜)	177	17	10.41
鳕鱼	232	20.4	11.37
沙丁鱼	183	19.8	9.24
比目鱼	178	20.8	8.56
鲟鱼	210	23.4	8.97
鳗鲡[鳗鱼、河鳗]	248	18.6	13.33
鳜鱼[桂鱼、花鲫鱼]	217	19.9	10.9
鲤鱼	204	17.6	11.59
罗非鱼	161	18.4	8.75
黄鳝[鳝鱼]	206	18	11.44
鳊鱼[武昌鱼]	188	18.3	10.27
金枪鱼肉	285	23.7	12.03
鲈鱼[鲈花]	242	18.6	13.01
草鱼	203	16.6	12.23
鲢鱼	190	17.8	10.67

由于磷/蛋白比值的数值由食物含磷量、含蛋白质的量决定，没有考虑食物中的钾、钠含量，合并高钾血症等其他特殊情况的患者，建议经专业医护人员综合评估后再确定常选的食物种类及每日的可食用量。同时，部分需要严格限磷饮食或食欲不振的患者，蛋白质摄入量在不达标的情况下，建议在医护人员的指导下适当补充肾病专用蛋白质（蛋白质含量高，磷含量相对较低，消化吸收利用率高），保证每日蛋白质的需要量，避免营养不良的发生。

七、如何适量控制钾的摄入？

答：人体血钾的正常值为 3.5～5.5mmol/L。血钾＞5.5mmol/L 称为高钾血症，＞7.0mmol/L 则为严重高钾血症。血钾过高会抑制心肌的生物电传导，造成心率减慢甚至心脏骤停。患者早期可出现四肢及口周感觉麻木、极度疲乏、肌肉酸痛、肢体苍白湿冷、恶心、腹痛、烦躁不安、胸闷等症状，严重者可出现神志不清、窒息、心脏骤停等。血钾低于3.5mmol/L称为低钾血症，低血钾一般表现为无力、厌食、恶心、呕吐、腹胀等。当血钾低于2.5mmol/L时，可导致呼吸肌麻痹，甚至引起猝死。

透析患者因肾脏功能减退无法排出体内的钾，所以较多出现高钾血症。低钾血症偶有发生，一般是由于摄入较少、严重呕吐或腹泻造成。

预防高钾血症最好的方法就是减少高钾食物的摄入，具体方法如下。

（一）避免摄入含钾量高的食物

限制钾的摄入，主要是避免食用含钾量高的食品，如香蕉、橘子、橙子、植物的根及茎、种子、豆类、干果等，如果一次性摄入大量水果或一天内同时吃几种高钾食物，都可导致血钾增高。

1. 避免吃含钾量极高的水果，如哈密瓜、桃、奇异果、香蕉、枣、番石榴、橘子、芒果、柿子等。禁吃杨桃，因杨桃含有某种神经毒素，透析患者食用后会引起打嗝不止，容易造成心律不齐，严重者会意识不清、昏迷等。

2. 尽量少吃含钾很高的食物，如各类豆类、豆腐皮、莲子、炒花生米、蘑菇、紫菜、海带、榨菜等，每百克食品中含钾量在1000mg以上。其次是山芋、马铃薯、笋、菠菜、黑枣、木耳、火腿、猪肉松、鳗鱼等，每百克食品中含钾量在500mg以上。此外，新鲜黄绿色蔬菜水果，如鲜枣、柑橘、柿子、杏以及猕猴桃、刺梨、沙棘、黑加仑等含钾也高。

3. 食用含钾较高的食物应注意适量，如玉米、韭菜、黄豆芽、莴苣、鲤鱼、鲢鱼、黄鳝、瘦猪肉、羊肉、牛肉、猪腰、红枣、香蕉等，每百克食品中含钾量在270～500mg之间。

4. 可以食用含钾量较低的水果，如菠萝、莲雾、西瓜、火龙果、樱桃番茄、梨、泰国番石榴、白葡萄柚、柠檬、苹果，每天可食用50～100g。

5. 少喝咖啡、茶、饮料、可乐、果汁、可可、梅子汁，少吃巧克力、番茄酱等含钾高的食物。

6. 少喝汤，如火锅汤底、鸡汤、菜汤、肉汤、鱼汤、中药汤剂、罐头内的肉汁、牛肉精等。

7. 少吃干果类食物，如冬菇干，蔬菜干类，水果干（如无花果干、葡萄干、梅干、枣干、杏干等），坚果类。

8. 不食用低钠盐及无盐酱油，因其中钾含量高。

（二）有效减少食物中钾的方法

1. 蔬菜

切碎后放在大量的水中煮熟，把水弃去，吃菜不喝菜汤。大部分蔬菜都含钾较高，通过这种方法，可减少1/2～2/3的钾。如100克胡萝卜含钾310mg，用本烹饪法可减少至110mg。

2. 水果

加糖水煮后弃去水，糖煮水果可减少钾1/2，但不能喝水果汁。如100克梨含钾130mg，100克糖煮梨只含52mg钾。

3. 罐头食品

罐头中的水果、蔬菜属于低钾食物，但不能食用其中的水果汁和菜汤，此法可降低一半的钾。

4. 马铃薯

剥皮，切成块或片，水浸一天，水量应足够，最好 10 倍以上，烹调前再换一次水。通过这种方法，钾含量可减少 1/2～2/3，100 克马铃薯含钾 347mg，以此法烹调后可减少至 170mg。

5. 超低温贮藏

超低温贮藏的食物解冻时融化的水分含钾很高，应弃去，使用此法食物的含钾量可减少 1/3 以上。

常见食物含钾量一览表（见表 5-14）。

表 5-14　以每 100 克食物中含钾量计算

食品名称	含钾量(mg)	食品名称	含钾量(mg)	食品名称	含钾量(mg)
蔬菜、豆类		茎类、瓜类		肉类、蛋类	
小白菜	178	马铃薯	347	鸡蛋	154
大白菜	130	红薯	130	鹅蛋	74
娃娃菜	178	莲藕	243	鸭蛋	135
菠菜	311	莴笋	212	鹌鹑蛋	138
香菜	272	冬瓜	78	猪瘦肉	305
蕨菜	292	南瓜	145	牛瘦肉	284
韭菜	247	丝瓜	115	羊瘦肉	403
（水）芹菜	206～212	黄瓜	102	狗肉	140
苋菜	207	苦瓜	256	兔肉	284
花菜	200	笋瓜	96	鸽子	334
油麦菜	164	番茄	163	牛里脊	140
卷心菜	124	山药	213	猪里脊	317
莴笋叶	148	胡萝卜	119	羊里脊	161
蒜苗	226	白萝卜	173	鸭胸脯	126
蚕豆	391	茄子	142	鸡胸脯	338
毛豆	478	洋葱	147	猪肝	235
豌豆	332	芋头	378	猪肚	171
扁豆	439	辣椒	209	猪舌	216
菜角	207	菌菇类及制成品		猪蹄	54
四季豆	196	平菇	258	猪耳	58
荷兰豆	116	杏鲍菇	242	猪血	56
豆芽	160	草菇	179	猪心	260
黄豆（整粒）	1503	金针菇	195	猪肠	142

食品名称	含钾量（mg）	食品名称	含钾量（mg）	食品名称	含钾量（mg）
黑豆（整粒）	1377	香菇（水发）	20	鱼虾蟹类	
青豆（整粒）	718	香菇（干）	1225	多数鱼类	300～480
绿豆	787	茶树菇（干）	2165	鳕鱼	321
红豆	860	冬菇（干）	1155	章鱼	447
芸豆	1215	鸡腿菇（干）	1053	甲鱼	196
豆腐	154	木耳（水发）	52	银鱼	246
油豆腐	158	木耳（干）	757	鳗鱼	174
腌制品		银耳（干）	1588	鳝鱼	688
香肠	453	鱼丸	360	螃蟹	181～232
腊肉	416	鱼排	136	米虾	255
火腿	389	虾皮	617	对虾	215
萝卜干	508	水果类		龙虾	257
虾酱	196	苹果（一个）	238	河虾	329
牛肉酱	194	橘子（一个）	308	基围虾	250
花生酱	99	香蕉	256	坚果类	
甜面酱	189	梨子	184	桂圆干	1348
沙拉酱	160	枣子	375	红枣干	524
豆瓣酱	772	桂圆	248	板栗	442
芝麻酱	342	菠萝	113	莲子干	846
番茄酱	989	葡萄	104～151	腰果	680
辣椒酱	222	西瓜	87	核桃	385
水产品		石榴	231	花生	587
海带	246	椰子	475	葵花籽	491
紫菜（干）	1796	火龙果	20	西瓜籽	612
海参	43	芒果	276	葡萄干	995
海蜇	331	蛇果（一个）	28	松子	1007
牡蛎	200	樱桃	262	芝麻	266
鲜贝	226	猕猴桃	232	杏仁	693
鲍鱼	136	蜜桃	332	开心果	735
扇贝	122	柚子	119	奶类	
蛏子	140	枇杷	122	牛奶	109
田螺	98	草莓	131	酸奶	150

（三）注意事项

1. 含钾量低：＜150mg/100 克；含钾量中等：150mg～250mg/100 克；含钾量高：＞250mg/100 克。

2. 菌菇类水发后重量与干燥时不一样，故含钾量不同，进食需注意重量的不同再计算含钾量。

3. 日常食谱中含钾量比较高的食物可简单记为豆类制品、腌制品、海产品、坚果类等，另外深色蔬菜类，尤其是红苋菜、绿苋菜、空心菜等的钾含量也高。

4. 中国营养学会建议成年人钾的每日适宜摄入量为：2000mg/d。透析患者则需根据自己的血钾值严格控制钾元素的摄入。

八、水盐共同管理

答： 随着透析患者肾脏功能的下降，患者尿量减少后，需要积极控制水分的摄入。饮食过咸会增加饮水量，钠的过量摄入会增加肾脏的负担，引起左心室肥厚、尿蛋白增加及动脉硬化等不良反应，增加高血压、心血管疾病的发病率。因此血液透析患者在管理水平衡的同时还需要严格控制盐的摄入量，改变饮食习惯，制定三餐饮食计划，限盐限水。

少尿或无尿的透析患者饮食中食盐应控制在每天 1～2g，如果仍有残余尿量可适当增加 1～2g。倡导患者及家属低盐饮食，改变饮食结构，或者与家人分餐，做饭时先给患者盛出少盐饮食，养成良好饮食习惯，减少外出就餐。制定合理的三餐饮食计划，推荐以日记的形式详细记录三餐食物的内容及水盐含量，保持每日摄入量与排出量相一致，定期监测血压及尿量变化，防止摄入过量的水盐导致容量负荷过重。

饮食营养作为慢性肾脏病治疗的重要板块，水盐管理是饮食营养中最重要的部分，患者及家属了解水盐过量摄入的危害性，能积极主动参与水盐管理，可有效降低患者血压及减轻水肿，平衡容量负荷状态，预防心血管并发症的发生。因此，水盐管理对肾脏病患者治疗和康复起到至关重要的作用。

低盐饮食的技巧：

1. 避免食用加工类食品，如腌制品、罐头食品等。

2. 谨慎使用酱油、味精、鸡精、辣椒酱等调料用品。

3. 可利用白糖、白醋、酒、花椒、八角、香菜、葱、姜、蒜等替代普通酱油和盐，增加食物口感。

4. 尽量利用食物的本身味道。

5. 逐步改变自己的饮食习惯。

6. 减少外出就餐。

7. 做菜时不要放入所有酱油，留一部分蘸着吃（尽量少用）。

8. 选择正确的盐量量具。

9. 避免食用低钠盐，低钠盐多含钾量高，易导致高钾。

九、如何补充钙剂、维生素？

答： 血液透析患者易发生多种维生素和矿物质缺乏，尤其是水溶性维生素和钙的丢失最常见。

慢性肾脏病常出现低血钙和高血磷，应适当注意补钙。适量摄入豆制品、海带、牛奶有助于钙的补充。当然，肾衰患者补钙不能全靠饮食，口服钙剂和活性维生素 D_3，具有较好的补钙效果。

血液透析患者透析过程中易造成水溶性维生素丢失，在执行低钾饮食过程中因限制蔬菜和水果摄入，也会造成维生素 C、叶酸、烟酸等缺乏。一般来说，当人体某种维生素不足或缺乏时，身体相应会出现较为特异性的问题，比如维生素 A 缺乏时的夜盲症，维生素 C 缺乏时的坏血病，维生素 D 缺乏的骨病，等等。但由于血液透析患者本身并发症复杂，对于血液透析患者来说，这种维生素缺乏症状往往隐藏在尿毒症以及并发症症状之下，并不能特异性体现，会使得这种缺乏不能被很好地被判断。比如出血，就很难判断是不是维生素 C 缺乏症，所以对于透析病人来说，日常饮食或额外补充维生素就显得十分重要。日常饮食中可选择冬瓜、黄瓜、茄子、草莓、鸭梨等含钾较低的食物适量补充；额外补充时也可以在医生的指导下口服维生素片、叶酸片等药物进行补充。

十、目前常见的营养状态评估方法介绍

答： 营养状态评估是营养不良治疗的基础，提早发现营养不良状况能够帮助我们及时调整营养方案，规避不良状态进一步发展。

目前透析患者常用的营养状态评估方法有以下 6 种：临床调查、饮食评估、人体测量、生化指标、主观综合性评估（subjective global assessment，SGA）、人体成分分析。医护人员通过这些营养状态评估结果结合透析充分性及并发症评估结果，可全面评估患者的营养状况；并通过定期监测，制订和调整营养治疗方案。

（一）临床调查

包括病史采集、体格检查、社会心理因素调查，由专业的医护人员完成。如使用风险筛查表（见表 5-15）对所管患者进行营养风险筛查。

表 5-15　NRS2002 营养风险筛查表（2008 版）

姓名：	性别：	年龄：	身高：　　cm	现体重：　　kg	BMI：
疾病诊断：				科室：	
住院日期：		手术日期：		测评日期：	
NRS2002 营养风险筛查：　　　分					
疾病评分：	评分 1 分:髋骨折□　慢性疾病急性发作或有并发症者□　COPD□　血液透析□　肝硬化□　一般恶性肿瘤患者□　糖尿病□ 评分 2 分:腹部大手术□　脑卒中□　重度肺炎□　血液恶性肿瘤□ 评分 3 分:颅脑损伤□　骨髓移植□　大于 APACHE10 分的 ICU 患者□				

小结:疾病有关评分	
营养状态:	1. BMI(kg/m²)　□小于18.5(3分) 注:因严重胸腹水、水肿得不到准确 BMI 值时,无严重肝肾功能异常者,用白蛋白替代(按ESPEN2006)_____(g/L)(<30g/L,3分) 2. 体重下降>5% 是在□3 个月内(1分)　□2 个月内(2分)　□1 个月内(3分) 3. 一周内进食量:较从前减少　□25%~50%(1分)□51%~75%(2分)□76%~100%(3分)
小结:营养状态评分	
年龄评分:	年龄>70 岁(1分)　　　　年龄<70 岁(0分)
小结:年龄评分	

对于表中没有明确列出诊断的疾病参考以下标准,依照调查者的理解进行评分。

1分:慢性疾病患者因出现并发症而住院治疗。病人虚弱但不需卧床。蛋白质需要量略有增加,但可通过口服补充来弥补。

2分:患者需要卧床,如腹部大手术后。蛋白质需要量相应增加,但大多数人仍可以通过肠外或肠内营养支持得到恢复。

3分:患者在加强病房中靠机械通气支持。蛋白质需要量增加而且不能被肠外或肠内营养支持所弥补,但是通过肠外或肠内营养支持可使蛋白质分解和氮丢失明显减少。

总分值≥3分:患者处于营养风险,需要营养支持,结合临床,制定营养治疗计划。

总分值<3分:每周复查营养风险。

(二)饮食评估

采用3天饮食记录法(记录表见"第12章血液透析患者常用问卷——六、血液透析患者三天饮食记录表")。饮食记录法需透析肾友们配合,连续记录3天居家日常膳食情况,只要进口的东西,如几颗花生零食、一杯饮料都要记录,记录的内容包括进食时间、食物的具体名称、数量等,尽可能详细如实。记录后交由专科的医生、护士或者营养师计算相应的营养摄入量,并根据计算结果对应调整膳食结构。

(三)人体测量

包括干体重、体重指数(body mass index,BMI)、肱三头肌皮褶厚度和上臂肌围、人体成分测定等,具体如下:

1. 体重指数

体重指数(BMI)是国际通用的计算人体肥胖的指标。体重指数的计算公式:

体重指数(BMI)=体重(kg)÷身高(m)²(单位:kg/m²)

判断标准如下:BMI 小于 18.5kg/m² 属于消瘦,BMI=18.5~23.9kg/m² 之间属于正常,BMI=24~27.9kg/m² 属于体重超重,BMI=28kg/m² 以上属于肥胖,BMI=30kg/m² 以上属于高度肥胖。

2. 肱三头肌皮褶厚度

皮褶厚度的测量通常用来推算体脂总量,它与全身脂肪含量具有一定的线性关系,能间接反映机体能量代谢的变化。此方法简单易行,但要求选择的测量部位准确,并且测量压力的大小对结果有较大的影响。一般测量右侧肢体。受试者自然站立,被测部位充分暴露,测试人员找到肩峰、尺骨鹰嘴(肘部骨性突起)部位,并用油笔标记出右臂后面从肩峰到尺骨鹰嘴连线中点;左手拇指和示指、中指将被测部位皮肤和皮下组织夹提起来,在该皮褶提起点的下方用皮褶计测量其厚度，右拇指松开皮褶计卡钳钳柄，钳尖部充分夹住皮褶，在皮褶计指针快速回落后立即读数。连续测量 3 次，取平均值，以毫米（mm）为单位，精确到 0.1mm。我国目前尚无群体调查理想值，但可作为大家自身对比的参考。

3. 上臂肌围

上臂肌围（AMC）是评价个体营养状况的常用指标之一。上臂肌围计算公式：

上臂肌围（AMC）＝上臂围（cm）－3.14×肱三头肌皮褶厚度（cm）。

其评价标准为：AMC 的正常参考值为成年男性 24.8cm，成年女性 21.0cm。实测值相当于正常值的 90％以上为正常，80％～90％为轻度营养不良，60％～80％为中度营养不良，小于 60％为重度营养不良。

（四）生化指标

包括血清白蛋白、透析前后的尿素氮、前白蛋白、转铁蛋白、血脂，有条件时可测定胰岛素样生长因子-1（见第 11 章"血液透析患者常用问卷""七、血液透析患者常见抽血化验指标及正常值范围"）。

（五）主观综合营养评估

应用主观全面评定（subjective global assessment，SGA）及营养不良炎症评分法（malnutrition inflammation score，MIS）进行评价。

1. 主观全面评定

利用 SGA 评价表格（见表 5-16）和 SGA 评价标准（见表 5-17），确定 SGA 评分等级：

A＝营养良好（大部分是 A，或明显改善）

B＝轻、中度营养不良

C＝重度营养不良（大部分是 C，明显的躯体症状）

表 5-16　SGA 评价表格

评价内容		评价结果
（1）体重改变	您目前体重？	kg
	与您六个月前的体重相比有变化吗？	A B C
	近 2 周体重变化了吗？｜不变—增加—减少	
（2）进食	您的食欲？　　　　　　　好—不好—正常—非常好	摄食变化： A B C
	您的进食量有变化吗？　　　　　不变—增加—减少	
	这种情况持续多长时间？	摄食变化的时间：
	您的食物类型有变化吗？没有变化—半流食—全流食—无法进食	A B C
（3）胃肠道症状	近 2 周以来您经常出现下列问题吗？ ①没有食欲：从不—很少—每天—每周 1～2 次—每周 2～3 次 ②腹泻：从不—很少—每天—每周 1～2 次—每周 2～3 次 ③恶心：从不—很少—每天—每周 1～2 次—每周 2～3 次 ④呕吐：从不—很少—每天—每周 1～2 次—每周 2～3 次	A B C
（4）功能异常	您现在还能像往常那样做以下的事吗？ ①散步：没有—稍减少—明显减少—增多 ②工作：没有—稍减少—明显减少—增多 ③室内活动：没有—稍减少—明显减少—增多 ④在过去的 2 周内有何变化：有所改善—无变化—恶化	A B C

评价内容				评价结果
(5)疾病和相关 营养需求	疾病诊断： 代谢应激：			A B C
(6)体检	皮下脂肪	良好	轻—中度	重度营养不良	
	下眼睑				A B C
	肱二/三头肌				
	肌肉消耗	良好	轻—中度	重度营养不良	
	颞部				
	锁骨				
	肩				
	肩胛骨				A B C
	骨间肌				
	膝盖				
	股四头肌				
	腓肠肌				
	水肿	良好	轻—中度	重度营养不良	A B C
	腹水	良好	轻—中度	重度营养不良	A B C

表 5-17　SGA 评价标准

(1)体重改变	6 个月内体重变化 A：体重变化<5%，或 5%～10%但正在改善 B：持续减少 5%～10%，或由 10%升至 5%～10% C：持续减少>10% 2 周内体重变化 A：无变化，正常体重或恢复到 5%内 B：稳定，但低于理想或通常体重；部分恢复但不完全 C：减少/降低
(2)进食	摄食变化 A：好，无变化，轻度、短期变化 B：正常下限，但在减少；差，但在增加；差，无变化(取决于初始) C：差，并在减少；差，无变化 摄食变化的时间 A：≤2 周，变化少或无变化 B：>2 周，轻—中度低于理想摄食量 C：>2 周，不能进食，饥饿
(3)胃肠道症状	A：少有，间断 B：部分症状，>2 周；严重、持续的症状，但在改善 C：部分或所有症状，频繁或每天，>2 周
(4)功能异常	A：无受损，力气/精力无改变或轻—中度下降但在改善 B：力气/精力中度下降但在改善；通常的活动部分减少；严重下降但在改善 C：力气/精力严重下降，卧床
(5)疾病和相关 营养需求	A：无应激 B：低水平应激 C：中—高度应激

(6)体检

	要旨	良好	轻中度	重度营养不良
下眼睑		轻度凸出脂肪垫		黑眼圈,眼窝凹陷,皮肤松弛
肱二/三头肌	臂弯曲,不要捏起肌肉	大量脂肪组织		两指间空隙很少,甚至紧贴
颞部	直接观察,让患者头转向一边	看不到明显凹陷	轻度凹陷	凹陷
锁骨	看锁骨是否凸出	男性看不到,女性看到但不凸出	部分凸出	凸出
肩	看骨是否凸出,形状,手下垂	圆形	肩峰轻度凸出	肩锁关节方形,骨骼凸出
肩胛骨	患者双手前推,看骨是否凸出	不凸出,不凹陷	轻度凸出,肋、肩胛、肩、脊柱间轻度凹陷	骨凸出,肋、肩胛、肩、脊柱间凹陷
骨间肌	手背,前后活动拇指和示指	肌肉凸出,女性可平坦	轻度凸出	平坦和凹陷
膝盖	患者坐着,腿支撑在矮板凳上	肌肉凸出,骨不凸出		骨凸出
股四头肌	不如上肢敏感	圆形,无凹陷	轻度凹陷,瘦	大腿内部凹陷,明显消瘦
腓肠肌		肌肉发达		瘦,无肌肉轮廓
水肿/腹水	活动受限的患者检查骶部	无	轻中度	明显

脂肪: A:大部分或所有部位无减少 B:大部分或所有部位轻中度减少,或部分部位中重度减少 C:大部分或所有部位中重度减少	肌肉消耗: A:大部分肌肉改变少或无变化 B:大部分肌肉轻中度改变,一些肌肉重度改变 C:大部分肌肉重度改变
水肿:A=正常或轻微;B=轻中度;C=重度	腹水:A=正常或轻微;B=轻中度;C=重度

2. 营养不良炎症评分法

利用 MIS 评分表（见表 5-18），计算 10 个部分的总分。MIS 的评分标准为：<8 分，轻度营养不良；9~18 分，中度营养不良；>18 分，重度营养不良。MIS 正常值为 0 分，最高 30 分。

表 5-18 MIS 评分表

A. 患者的相关病史

1. 透析后干体重的变化(在过去的 3~6 个月总的变化)

0	1	2	3
干体重没有减少或体重丢失<0.5kg	较少的体重丢失(>0.5kg 但<1kg)	1kg<体重丢失<5%体重	体重丢失>5%

2. 膳食摄入

0	1	2	3
食欲很好,膳食模式没有改变	固体食物摄入欠佳	饮食中度减少,完全流质饮食	低能量流质饮食,甚至饥饿

3. 胃肠道(GI)症状

0	1	2	3
没有症状,食欲很好	轻微的症状,偶有恶心或呕吐	有时呕吐,中度的胃肠道症状	频繁腹泻呕吐或严重的厌食症

4. 营养相关功能损害

0	1	2	3
正常,功能能力良好	偶尔步行困难,经常感到疲惫	独立活动困难(如去厕所)	卧床或轮椅,或几乎没有身体活动

5. 并发疾病和透析年限

0	1	2	3
透析时间<1年,无其他疾病	透析时间1~4年,轻度并发症(不包括 MCC)	透析时间>4年,中度患其他疾病(包括1种 MCC)	任何严重疾病,患多种慢性病(2种及以上 MCC)

B. 身体测量(根据 SGA 的资料)

6. 脂肪存量减少或皮下脂肪减少(眼球下方、肱三头肌、肱二头肌、胸部)

0	1	2	3
正常(没有变化)	轻度	中度	重度

7. 肌肉消耗的迹象(太阳穴、锁骨、肩胛骨、肋骨、股四头肌、膝关节、骨间)

0	1	2	3
正常(没有变化)	轻度	中度	重度

C. 体重指数(BMI)

8. BMI=体重(kg)/身高(m)^2

0	1	2	3
BMI>20kg/m^2	BMI:19~19.99kg/m^2	BMI:16~17.99kg/m^2	BMI<16kg/m^2

D. 实验室数据

9. 血清白蛋白

0	1	2	3
白蛋白≥4.0g/dL	白蛋白:3.5~3.9g/dL	白蛋白:3.0~3.4g/dL	白蛋白<3g/dL

10. 血清总铁结合力(TIBC)或血清转铁蛋白(TRF)

0	1	2	3
TIBC>250μg/dL 或 TRF>200mg/dL	TIBC:200~249μg/dL 或 TRF:170~199mg/dL	TIBC:150~199μg/dL 或 TRF:150~169mg/dL	TIBC<150μg/dL 或 TRF<150mg/dL

MIS 的评分标准为:<8分,轻度营养不良;9~18分,中度营养不良;>18分,重度营养不良。MIS 正常值为0分,最高30分

总分=以上10个部分的总分

注：MCC(严重的并存疾病状况)包括充血性心力衰竭Ⅲ级或Ⅳ级,晚期获得性免疫缺乏综合征,严重的冠心病,中度至重度的慢性阻塞性肺疾病,严重的神经系统后遗症,转移性肿瘤或近期化疗。BMI:体重指数(body mass index);TIBC:总铁结合力(total iron-binding capacity);TRF:转铁蛋白(transferrin)。

（六）人体成分分析

有条件的单位可采用人体成分检测仪（body composition monitor，BCM）、双能 X 线吸收法、CT 或 MRI 等，进行肌肉组织指数、脂肪组织指数、肌肉组织含量、脂肪组织含量、干体重、水肿指数及容量负荷等指标的检测。

（七）营养状态的监测频率

高危营养不良的血液透析患者，如老年人或有合并症者应增加监测频率。血液透析患者营养状态的评估应每月 1 次，营养状态良好且稳定的血液透析患者建议每 3～6 个月评估 1 次。

第6章

血液透析患者服药管理

一、降磷药分为哪几种？如何科学地服用降磷药？

答： 降磷药分为传统磷结合剂和新型磷结合剂。传统磷结合剂包括含钙磷结合剂（如碳酸钙、醋酸钙等）和含铝磷结合剂（如氢氧化铝）；新一代不含钙的磷结合剂包括司维拉姆和碳酸镧。

1. 含钙磷结合剂

临床上常用的有碳酸钙与醋酸钙。钙片虽然便宜好用，但长期服用存在钙元素摄取过量的问题，会导致血钙升高，增加血管钙化的风险，甚至可能提高死亡风险。

（1）碳酸钙

该药价格便宜，副作用少，但是长期大量服用易导致高钙血症。用量：每天3次，每次1～2片。用法：嚼碎或磨粉并且在餐中服用。餐中嚼碎服用才能让食物和药物充分接触，从而将食物中的磷转化成不易被人体吸收的物质，起到显著的降磷效果。整片吞服将增强补钙的作用而减少降磷的效果。

（2）醋酸钙

该药比碳酸钙的降磷效果更强，但是价格较贵、口感较差，并且有资料显示：对于已出现明显肾功能不全、心力衰竭等疾病的患者避免使用此药。所以实际应用较少。用量：每天3次，每次1～2片。用法：市面上有胶囊和片剂两种，患者进食过程中直接吞服即可，不需嚼碎或磨粉。

2. 含铝磷结合剂

该药价格便宜，降磷效果较好，但是长期使用会引起铝在体内的潴留，使得铝对骨骼和中枢神经系统产生毒性作用，从而引起严重的不良反应如老年痴呆、骨病变等。因此含铝的化合物，目前不再用于高磷血症的长期治疗。用量：每天3次，每次1～2片。用法：嚼碎或磨粉并且在餐中服用，连续服用不超过1个月。

3. 司维拉姆

优点是不含钙、铝、镧等金属元素，不会被胃肠道吸收。缺点是可能会造成胃肠道不适，减少其他营养物质如维生素A、维生素D、维生素E、维生素K与叶酸的吸收。用量：每天3次，每次1～2片。用法：随餐同服，服用时应当整颗完整吞服，不可磨碎、咀嚼成碎片或剥开药物。

4. 碳酸镧

优点是不含钙、铝，结合磷的效果最好，咀嚼片易吞服。其副作用主要是胃肠道相关症状。用量：每天3次，每次1～2片。用法：随餐或餐后立即服用；充分嚼碎，牙齿功能不好者可提前碾碎；切勿空腹服药；不可用水冲服。长期服用碳酸镧可能造成镧的蓄积，建议与其他降磷药物混合使用。

二、降压药分为哪几种？如何科学地服用降压药？

答：

（一）降压药的分类

血液透析患者常用的降压药主要包括：利尿剂、钙通道阻滞剂、血管紧张素转化酶抑制剂、血管紧张素Ⅱ受体阻滞剂、β受体阻滞剂、α受体阻滞剂以及其他（见表6-1）。

表6-1　常用的降压药

类别	药品名
利尿剂	呋塞米、氢氯噻嗪、螺内酯、吲达帕胺等
钙通道阻滞剂(CCB)	硝苯地平、氨氯地平、非洛地平等
血管紧张素转化酶抑制剂(ACEI)	卡托普利、依那普利、贝那普利等
血管紧张素Ⅱ受体阻滞剂(ARB)	氯沙坦、缬沙坦、厄贝沙坦、坎地沙坦、奥美沙坦等
β受体阻滞剂	普萘洛尔、美托洛尔、拉贝洛尔等
α受体阻滞剂	特拉唑嗪、哌唑嗪等
其他	甲基多巴、利血平、可乐定等

1. 利尿剂

常见的有排钾利尿剂和保钾利尿剂，排钾利尿剂包括呋塞米（速尿）、托拉塞米、噻嗪类（如氢氯噻嗪、氯噻酮）等，可引起低钾、低钠，适用于高钾血症的患者；保钾利尿剂包括安体舒通和氨苯蝶啶等，适用于低钾血症患者和原发性醛固酮增多症患者。此外，还有一种在临床上广泛应用的新型利尿剂吲达帕胺（寿比山），该药具有轻微的利尿作用，主要表现为血管扩张作用，降压有效率在80%左右。利尿剂通常与其他降压药联合应用，尤其适用于血容量较大的患者。

2. 钙通道阻滞剂

代表药物：各种"地平"，如硝苯地平。此类药物有短效药硝苯地平和长效药氨氯地平、苯磺酸氨氯地平（络活喜）。治疗时应尽可能按个体情况用药，短效药物从小剂量开始服用，一般起始剂量10mg/次，如果病情紧急，可嚼碎服或舌下含服，10mg/次。根据患者对药物的反应，每隔4~6小时增加1次，每次10mg。长效药物可平稳控制24小时血压的同时并不增加心率，能降低心血管疾病的风险，有较好的防止脑卒中、血管性痴呆和抗动脉粥样硬化作用。

主要不良反应：由于此类药物有扩张血管的作用可引起头痛、面红和踝部水肿、心率加快，还可出现乏力和胃肠反应。

3. 血管紧张素转化酶抑制剂（ACEI）

代表药物：各种"普利"，如卡托普利（开博通）、依那普利（悦宁定）、贝那普利（洛丁新）、福辛普利（蒙诺）等。有器官保护作用，适用于糖尿病肾病患者。本类药宜空腹服用。

主要不良反应：刺激性干咳；此外还有轻度潴留钾的作用，与保钾利尿剂合用时尤应注意检查血钾。

4. 血管紧张素Ⅱ受体阻滞剂（ARB）

代表药物：各种"沙坦"，如缬沙坦（代文）、氯沙坦（科索亚）等。抗高血压、轻中度原发性高血压，尤其适用肾脏损害所致继发性高血压。本类药宜空腹使用，起效快，作用强，持续24小时以上。

突出的优点：不良反应较少，药物耐受性好，也是糖尿病患者的首选降压药。

5. β受体阻滞剂

代表药：美托洛尔（倍他乐克）等。这类药对舒张压的降低作用比收缩压更加明显，适用于治疗单纯舒张压高的高血压患者，或者联合其他类降压药来治疗收缩压和舒张压均高的高血压患者；同时可以治疗心绞痛，特别是对心肌梗死患者可预防再梗死；青年高血压、心率快的患者，可明显减慢心率，降低血压。口服，一天一次，最好在早晨服用，可掰开服用，但不能咀嚼或压碎。

主要不良反应：使心率减慢。

6. α受体阻滞剂

代表药：特拉唑嗪（高特灵）、哌唑嗪等。α受体阻滞剂有对抗去甲肾上腺素的动、静脉收缩作用，可使血管扩张、血压下降，还可减轻前列腺增生，且不影响血糖及血脂代谢，故常被用于合并高血压的前列腺增生患者、糖尿病患者等。α受体阻滞剂还可与利尿剂、β受体阻滞剂等一线降压药物合用，对顽固性高血压效果良好。

主要不良反应：可能导致体位性低血压、心悸、水肿、头痛等，此外，有心力衰竭倾向的高血压患者，应慎用α受体阻滞剂。

7. 其他

利血平属于交感神经末梢抑制剂，具有轻度降压作用，作用缓慢而持久，目前主要与双肼屈嗪、氢氯噻嗪等组成固定配比的复方制剂，适用于轻、中度的早期高血压。可乐定和甲基多巴是通过作用于中枢神经系统，激活血管运动神经中枢α2受体，其中甲基多巴在降压时并不减少肾血流或肾小球滤过率，因此特别适用于肾功能不良的高血压患者，也是妊娠高血压的首选药。

主要不良反应：利血平大剂量服用可能导致抑郁症；甲基多巴的不良反应有口干、便秘、发热等；可乐定的不良反应较轻且连续治疗后有减轻趋势。

透析病人除了利尿剂外，其他种类的降压药物都有效。在服用降压药的过程中，需要注意以下几点。

（1）多药联合，较常用的联合方案是CCB＋ACEI/ARB＋β受体阻滞剂。

（2）某些降压药在透析中可能会被清除，从而影响药效，所以应尽量选择不易被透析清除的药物。

（3）如果常用的降压药中有容易被透析清除的药物时，应在透中或透后追加剂量。

（4）需要补充（透中或透后追加剂量）的药物，如甲基多巴、卡托普利、依那普利、阿替洛尔、美托洛尔、二氮嗪、米诺地尔等。

（5）无须补充的药物，如可乐定、哌唑嗪、拉贝洛尔、普萘洛尔、噻吗洛尔、肼屈嗪、硝普钠、硝苯地平、维拉帕米等。

（6）推荐晚上给药，减少夜间血压的波动，降低因早晨使用降压药有可能造成透析过程中低血压的风险。

（二）如何科学地服用降压药

1. 高血压患者一般需长期服用降压药，正确的服药方法是服药后出现血压下降，可采用维持量继续服用或在医生指导下进行调整，可以增减药物品种或服药剂量，而不应断然停药。

2. 长效降压药物宜每天清晨空腹服用1次。中效或短效降压药物，如尼群地平、依那普利等，每天用2～3次。最好根据血压的变化规律，选择服药时间。

3. 服药需监测血压并记录，最好每天早、中、晚3次测量血压，掌握正确测量血压的方法，透前血压控制在 140/90mmHg 以下。

4. 多数患者随着充分透析和水分清除，血压会逐渐恢复正常，要注意调整降压药物，防止低血压。

5. 服用降压药的禁忌（见图 6-1）

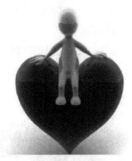

❖ 忌擅自乱用药物
❖ 忌降压过快过急
❖ 忌单一用药
❖ 忌不测血压服药
❖ 忌间断服降压药
❖ 忌无症状不服药
❖ 忌临睡前服降压药

图 6-1　服用降压药的禁忌

（三）如何正确测量血压

1. 目前家庭用电子血压计种类比较多，建议使用质量相对好一点的臂式电子血压计。

2. 测量前，需静坐 10 分钟，放松心情，不要运动、抽烟、憋尿等。

3. 臂带尽量要与肌肤接触，如较难实现，可穿一件比较薄的衣服进行测量，不可穿毛衣等较厚的衣服进行测量，会影响血压值。

4. 臂带佩戴舒适即可，松紧度以袖带与皮肤之间能放进两个手指为准，并将软管的位置调到手臂正中间。

5. 测量血压时，采取坐位或平躺，手臂平放，手心向上，臂带与心脏保持在同一水平高度。

6. 如果在家里测得的血压和在医院里测得的血压相差太大的话，应将血压计带到购买点或血透中心进行校准。上臂式血压计每年至少校准一次。

三、降脂药分为哪几种？如何科学地服用降脂药？

答： 常见的降脂药有他汀类和贝特类药物，他汀类的药物常见的有阿托伐他汀、辛伐他汀、瑞舒伐他汀等；贝特类的常见药物有环丙贝特、苯扎贝特、非诺贝特及吉非贝齐等。科学的药物服用方法如下。

1. 服用降脂药要警惕联合用药的危害，并合理掌握服药的时间，如他汀类药物多提倡在晚上服用。

2. 在开始药物治疗及治疗的过程中，要按时监测血脂、肌酶、转氨酶等指标。

3. 患者要听从医生指导用药，不能根据自身感觉进行判断。

4. 存在冠心病、糖尿病或卒中（俗称"中风"）史的患者，即使血脂检查结果正常，也需服用降脂药物进行控制。

5. 服用降脂药物的同时，调整饮食结构，单纯地依靠药物治疗是不合理的。

6. 血脂异常或合并冠心病等并发症的患者，血脂正常后不可立即停药，一旦停药血脂可能会迅速回升。

7. 为取得最佳的临床疗效，降脂药物应长期坚持服用，不可自行停药。

四、抗凝剂分为哪几种类型？正确的使用方法？

答： 抗凝剂为透析时血液体外循环提供了可靠的前提条件。常用的抗凝剂（见图6-2）根据用途分为4类：①用于增强凝血抑制因子活性药物，如普通肝素和低分子肝素；②直接抑制凝血因子活性的药物，如阿加曲班、重组水蛭素等；③可以螯合血液中钙离子而阻断凝血反应的药物，如枸橼酸盐；④其他，如抑制血小板聚集药物（如前列环素等）。常用的几种药物用法如下。

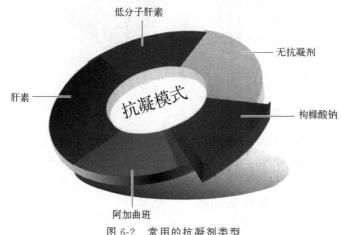

图6-2 常用的抗凝剂类型

1. 普通肝素

（1）血液透析、血液滤过或血液透析滤过 一般首剂量0.3～0.5mg/kg，追加剂量5～10mg/h，间歇性静脉注射或持续性静脉输注；血液透析结束前30～60分钟停止追加。使用剂量应依据患者的凝血状态进行个体化调整。

（2）血液灌流、血浆吸附或血浆置换 一般首剂量0.5～1.0mg/kg，追加剂量10～20mg/h，间歇性静脉注射或持续性静脉输注；预期结束前30分钟停止追加。肝素剂量应依据患者的凝血状态进行个体化调整。

（3）持续性肾脏替代治疗（CRRT） 采用前稀释的患者，一般首剂量15～20mg，追加剂量5～10mg/h，静脉注射或持续性静脉输注；采用后稀释的患者，一般首剂量20～30mg，追加剂量8～15mg/h，静脉注射或持续性静脉输注；治疗结束前30～60分钟停止追加。抗凝药物的剂量依据患者的凝血状态进行个体化调整；治疗时间越长，给予的追加剂量应逐渐减少。

2. 低分子肝素

一般给予60～80IU/kg静脉注射。血液透析、血液灌流、血浆吸附或血浆置换的患者无须追加剂量；CRRT患者可每4～6小时给予30～40IU/kg静脉注射，治疗时间越长，给予的追加剂量应逐渐减少。有条件的单位应监测血浆抗凝血因子Xa活性，根据测定结果调整剂量。

3. 枸橼酸钠

用于血液透析、血液滤过、血液透析滤过或CRRT患者，枸橼酸浓度为4%～46.7%，以临床常用的 4% 枸橼酸钠为例，4% 枸橼酸钠 180mL/h 滤器前持续注入，控制滤器后的游离钙离子浓度 0.25～0.35mmol/L；在静脉端给予 0.056mmol/L 氯化钙生理盐水（10% 氯化钙 80mL 加入到 1000mL 生理盐水中）40mL/h，控制患者体内游离钙离子浓度 1.0～1.35mmol/L，直至血液净化治疗结束。也可采用枸橼酸置换液实施。重要的是，临床应用局部枸橼酸抗凝时，需要考虑患者实际血流量，并应依据游离钙离子的检测，相应调整枸橼酸钠（或枸橼酸置换液）和氯化钙生理盐水的输入速度。

4. 阿加曲班

血液透析、血液滤过、血液透析滤过或 CRRT 患者，一般首剂量 $250\mu g/kg$，追加剂量 $2\mu g/(kg \cdot min)$，$2\mu g/(kg \cdot min)$ 持续滤器前输注；CRRT 患者给予 $1～2\mu g/(kg \cdot min)$ 持续滤器前输注；血液净化治疗结束前 20～30 分钟停止追加。应依据患者血浆部分活化凝血酶原时间的监测来调整剂量。四类常用抗凝剂优缺点比较见表 6-2。

表 6-2　四类常用抗凝剂优缺点比较

抗凝剂	优点	缺点
肝素	价格便宜，抗凝效果确切 易检测——特异拮抗剂 血液净化过程中一般不被清除	出血倾向 血栓性血小板减少 药代动力学多变
低分子肝素	HIT/出血风险降低 稳定药代动力学	拮抗剂不易中和 监测困难
无抗凝剂	出血风险低	超滤未达标 血液丢失多 护士工作强度大
枸橼酸	不易出血 抗凝效果稳定持久 滤器管路寿命较长 抗凝监测方便 增加生物相容性	操作复杂 需监测 Ca^{2+}

5. 口服抗凝药

部分透析患者因其他疾病常规口服抗凝药，如阿司匹林、波立维、华法林。阿司匹林是一种最常用的抵抗血小板聚集的药物，它通过抑制花生四烯酸的形成，而起到抑制血小板聚集的作用。临床上常见用于冠心病、脑血栓等疾病的治疗和预防。波立维，通过抑制 ADP 的合成，从而抑制血小板的聚集作用，临床上常见于严重的心脑血管栓塞性疾病以后的预防作用。华法林，这是一种常用的口服抗凝药物，通过抑制维生素 K 的吸收而起到抗凝作用，临床上常应用于风湿性瓣膜病患者手术以后的抗凝治疗。

如果透析病人有常规口服抗凝药，必须和医生报备。

五、无肝素透析的概念及使用方法

答： 无肝素透析是指针对有活动性出血、高危出血倾向、凝血功能异常的血液透析患者，不使用体内体外抗凝剂，来完成整个血液透析过程。无肝素透析方法如下。

1. 血液透析、血液滤过、血液透析滤过或 CRRT 患者，血液净化实施前给予 4mg/dL

的肝素生理盐水预冲，弥散保留 20 分钟后，再给予生理盐水 500mL 冲洗干净。

2. 血液净化治疗过程每 30～60 分钟，给予 100～200mL 生理盐水冲洗管路和滤器。

3. 在病人可耐受的情况下，尽量提高血流量，保证血流量在 250～300mL/min。

六、纠正贫血药物分哪几种类型？如何使用？

答： 治疗慢性肾衰竭引起的肾性贫血的常用药物主要包括铁剂、叶酸、重组人促红细胞生成素等。

1. 铁剂

包括口服铁剂，如琥珀酸亚铁（速力菲）；静脉铁剂，如右旋糖酐铁（科莫非）、蔗糖铁（维乐福、森铁能）等。

（1）口服补铁　空腹（饭前 1 小时或饭后 2 小时）或无其他药物同用时吸收最好。但是单纯口服铁剂通常可能无法满足血红蛋白维持在正常范围的需要。

（2）静脉补铁　在纠正铁缺乏、改善红细胞的生成方面，静脉铁剂优于口服铁剂。血液透析病人可在每次透析时静脉注射 100mg 静脉铁剂。

首次使用：应用 25mg 试验剂量，观察 15～60 分钟，如果没有即刻的过敏反应，将剩余 75mg 在 30 分钟内静脉点滴输入。

非首次使用：可不用试验剂量而直接给予。100mg 静脉铁剂加入 100mL 生理盐水中静脉点滴，时间＞30 分钟。

2. 叶酸

叶酸是预防和治疗肾性贫血的基本药物之一，要保证充足摄入，按医生推荐剂量进行补充。

3. 重组人促红细胞生成素（EPO）

如利血宝、济脉欣、益比奥等。可在透析结束后通过皮下注射或静脉注射方式应用 EPO。皮下注射仍然是最有效的 EPO 给药途径，因为要达到相同的目标血红蛋白水平，皮下给药较静脉给药可提高 15%～50% 的用药效果。

4. 罗沙司他胶囊（爱瑞卓）

该药为小分子低氧诱导因子脯氨酰羟化酶抑制剂（HIF-PHI）类治疗肾性贫血的药物。低氧诱导因子（HIF）的生理作用不仅使红细胞生成素表达增加，也能使红细胞生成素受体以及促进铁吸收和循环的蛋白表达增加。罗沙司他通过模拟脯氨酰羟化酶（PH）的底物之一酮戊二酸来抑制 PH，影响 PH 在维持 HIF 生成和降解速率平衡方面的作用，从而达到纠正贫血的目的。罗沙司他胶囊的上市为因慢性肾脏病引起的贫血患者提供了新的治疗手段。

七、活性维生素 D 的来源及使用方法

答： 普通维生素 D 在体内需要经过肝 25-羟化酶和肾脏 1α-羟化酶两步羟化，才能转化为具有高活性的维生素 D。因此，普通维生素 D 其实是原料，只是作为一种营养素，用于维生素 D 缺乏及防治骨质疏松症的基本健康补充剂，而不是骨质疏松症的治疗药物。

活性维生素 D（骨化三醇）或其类似物（阿法骨化醇）无须经过肾脏转化，可以直接弥

补体内活性维生素 D 的不足。因此，对于老年人，在补充普通维生素 D 以维持正常的维生素 D 营养状况的同时，可以给予适量的活性维生素 D 或其类似物。除此之外，在某些其他病理情况下，如肾脏损害、成纤维细胞生长因子 23 产生过多、甲状旁腺激素产生过少、糖皮质激素产生过多或使用糖皮质激素，使体内活性维生素 D 的产生减少，有必要给予活性维生素 D，这些疾病需要经过医生检查后才能确定是否存在。

需要注意的是，活性维生素 D 或其类似物并不是营养素，而是药物，不能代替阳光或普通维生素 D 的作用，只有坚持晒太阳或摄入普通维生素 D 才能维持体内正常的维生素 D 的营养水平。

八、降甲状旁腺激素药物分为哪几种？如何科学服用降甲状旁腺激素药物？

答： 目前常用降甲状旁腺激素药物主要有西那卡塞（盖平）和帕立骨化醇。

1. 西那卡塞（盖平）

为拟钙剂（calcimimetics）的新一类化合物中第一个药物，能激活甲状旁腺中的钙受体，从而降低甲状旁腺激素（PTH）的分泌。一般为口服给药，应整片吞服，不能掰开，与食物同服或餐后短时间内服用，剂量应个体化。透析患者在使用西那卡塞治疗后，血甲状旁腺激素、钙、磷水平及钙磷乘积均明显下降。西那卡塞可以使增生的甲状旁腺体积缩小，可以使患者避免承受甲状旁腺切除术所带来的风险。西那卡塞对改善血管钙化、微小动脉增厚、动脉粥样硬化有效。

2. 帕立骨化醇

为选择性维生素 D 受体激动剂，一般为静脉用药，是一种人工合成的具有生物活性的维生素 D 类似物。帕立骨化醇需通过与维生素 D 受体（VDR）结合，引发维生素 D 反应通路的选择活化产生生物学作用。维生素 D 与帕立骨化醇可以通过抑制甲状旁腺激素的合成与分泌，降低甲状旁腺激素水平。

帕立骨化醇除了能很好地降低甲状旁腺激素水平，还可使患者额外获益，例如：改善骨痛、瘙痒、疲劳等症状；同时降低碱性磷酸酶水平，减轻肾衰引起的矿物质丢失，增加骨密度，维护骨健康；还可以改善患者肾性贫血，延缓血管钙化，降低心血管疾病风险。使用帕立骨化醇注射液的时候，需要定期监测血钙、血磷，一旦出现高钙血症或校正后钙磷乘积持续高于 $5.2\,mmol^2/L^2$（$65\,mg^2/dL^2$），同时血磷＞3mmol/L，应减少剂量或中止用药，直到这些血化验指标恢复正常。

九、降钾药物分为哪几种？如何科学服用降钾药物？

答： 目前常用降钾药物主要有碳酸氢钠片，利尿药，葡萄糖加胰岛素，钾吸附剂（降钾树脂、环硅酸锆钠）。

1. 碳酸氢钠片

口服碳酸氢钠片会导致血液 pH 升高，细胞内氢离子就会较多地排至细胞外，为保持阴阳离子的平衡，细胞外的钾离子也会进入细胞内，氢钾交换增多，导致钾离子向细胞内转移，有效地降低血液中的钾离子浓度。适用于血液 pH 低合并高钾的血液透析患者。大部分透析患者由于肾功能下降，身体的代谢产物会积聚在身体里面，造成血液 pH 低，因此大部分透析患者适用碳酸氢钠片。

2. 利尿药

主要的代表药物有呋塞米，也就是速尿。仅适用于透析初期还有大量尿液的透析患者，须在医生指导下服用。

3. 葡萄糖加胰岛素

一般为静脉用药，是高钾血症就医时的首选方案，胰岛素和葡萄糖降低血钾的机制，主要是胰岛素与受体结合以后，可以激活并促进钠钾 ATP 酶由胞内囊泡转运到细胞膜，从而将更多的钾离子从细胞外摄入到细胞内，并把钠离子由细胞内排出到细胞外，从而达到降低血钾的作用。胰岛素降低血钾和降低血糖，是胰岛素信号通路活化后两个同时发生、但相互对立的过程，这也就是胰岛素治疗高钾血症时，还需要同时补充葡萄糖的原因。

4. 钾吸附剂

（1）降钾树脂（如聚苯乙烯磺酸钙树脂）

降钾树脂是一种药用的钠式离子交换树脂，经口服或灌肠，可在肠道内产生离子交换作用，吸收钾后随粪便排出体外，达到降低血钾的目的。但此药起效慢，对严重的急性高血钾不能迅速奏效；此外，通过钠来交换钾，使钠吸收过多，易加重高血压、水肿、心衰及肾衰，而且容易诱发肠梗阻。

（2）环硅酸锆钠（LOKELMA/利倍卓）

环硅酸锆钠是一种不被人体吸收的，与钾离子结合进行阳离子交换的无机晶体化合物，其与钾离子的结合力是钙离子或镁离子的 25 倍。环硅酸锆钠可在全消化道起效，从胃十二指肠即开始精准捕捉钾离子，在 pH 较高的结直肠中结合钾离子的能力最强。它在结合消化道钾离子后，由肠入血的钾离子大幅减少，肠道血液两侧钾离子浓度差增大，促使结肠分泌钾离子增加，由血入肠的钾离子进一步被结合，致使血清钾不断降低，血钾降至正常范围后，肠道血液两侧钾离子浓度恢复平衡，此时环硅酸锆钠降钾疗效趋于平缓。服用本药物低钾风险较低，并可长期控制血钾在正常范围。

另外，此药不被人体吸收或代谢，通过粪便排出体外，不溶于水且遇水不膨胀，消化道耐受良好，长期使用对体内钠、镁、钙浓度影响较小，并且药物中释放的"锆"小于饮食摄入的"锆"约五个数量级，可用于长期控制血钾水平。

服用环硅酸锆钠的注意事项：

① 此药起效迟缓，不应该用于危及生命的高钾血症的紧急治疗。

② 口服。将小袋药物完全倒入约 45mL 水的水杯中并充分搅拌，粉末不会溶解。该无味的液体应该在仍然混浊时服用。如果粉末沉淀，则应再次搅拌，确保服下所有药物。该混悬液可以空腹服用，也可以与食物同服。

③ 在治疗期间应定期监测血钾水平。监测频率取决于多种因素，包括其他用药、慢性肾脏疾病的进展和食物中钾的摄取。如果发生重度低血钾，则应停服本品并进行重新评估用药。

④ 此药应在口服胃 pH 依赖性生物可利用药物之前至少 2 小时或之后 2 小时给药，因其可短暂提高胃 pH，改变这类药物的溶解度和吸收。

⑤ 用药期间可能出现水肿，因每 5g 剂量此药含有约 400mg 钠，建议患者调整饮食中的钠并及时就医。

十、血液透析患者常用补益类药物分为哪几种？

1. 左卡尼汀

左卡尼汀是哺乳动物能量代谢中需要的体内天然物质，其主要功能是促进脂类代谢。左卡尼汀是肌肉细胞尤其是心肌细胞的主要能量来源，脑、肾等许多组织器官亦主要靠脂肪酸氧化供能。对于各种组织缺血缺氧，左卡尼汀通过增加能量产生而提高组织器官的供能。左卡尼汀的其他功能有：中等长链脂肪酸的氧化作用；脂肪酸过氧化物酶的氧化作用；对结合的辅酶A和游离辅酶A二者比率的缓冲作用，从酮类物质、丙酮酸、氨基酸（包括支链氨基酸）中产生能量，去除过高辅酶A的毒性，调节血中氨浓度。

注射用左卡尼汀，适应证为慢性肾衰长期血液透析病人因继发肉碱缺乏产生的一系列并发症状，临床表现如心肌病、骨骼肌病、心律失常、高脂血症，以及低血压和透析中肌痉挛等。市面上也有口服的左卡尼汀。

2. 弥可保（片或注射液）

弥可保是一种内源性的辅酶B_{12}，参与一碳单位循环，在由同型半胱氨酸合成蛋氨酸的转甲基反应过程中起重要作用。甲钴胺可作用于血液系统，骨髓不断地增生，增生产生白细胞和红细胞还有血小板，增生过程中需要维生素B_{12}作为一种能量的转换剂，这样可以使骨髓细胞能够保持正常的发育和增殖，维生素B_{12}缺乏就会造成大细胞性贫血，弥可保就用于治疗大细胞性贫血。甲钴胺也可作用于神经系统，神经纤维髓鞘的合成需要维生素B_{12}和叶酸，给它提供必要的养分和代谢的支持。维生素B_{12}缺乏会造成大脑和周围神经疾病，可以外源性地给予维生素B_{12}及弥可保，这样可以改善神经系统症状。另外，一些神经损伤以后，给予弥可保，对于神经修复也多少会有一定的帮助。

3. 费瑞卡

费瑞卡是透析患者补充能量的理想选择，具备透析者补充能量食物的所有特点：高能量、低水分、无磷、无钾、无蛋白。每毫升能够提供5kcal的能量，且96.8%的能量源于好脂肪。

由于透析患者常常需要限水，低磷低钾饮食，造成热量摄入不足，因此需要其他营养补给来弥补热量缺口。

费瑞卡可直接食用，可将该能量补充剂与食物混合使用，加入蔬菜、水果沙拉中，或涂抹在面包上，或加到早餐粥中，或加入牛奶中均可。开瓶后，室温下可储存24小时，冰箱冷藏可储存14天；未开瓶以瓶身上保质期为准。

4. 复方α-酮酸（开同）

复方α-酮酸是透析患者常用的补充必需氨基酸、改善营养状态的药物，由多种氨基酸组成的复方制剂，主要用于慢性肾功能不全患者。本品可提供必需氨基酸并尽量减少氨基氮的摄入。酮或羟氨基酸本身不含有氨基，其利用非必需氨基酸的氮转化为氨基酸，因此可减少尿素合成，尿毒症毒性产物的蓄积也减少了。酮或羟氨基酸不引起残存肾单位的超滤，并可改善肾性高磷酸中毒和继发性甲状旁腺功能亢进，改善肾性骨营养不良。本品配合低蛋白饮食，可减少氮的摄入，同时可避免因蛋白摄入不足及营养不良引起的不良后果。但需要注意，该药每片含钙50mg，如每日口服5片就会增加250mg元素钙的摄入，应该注意避免高钙患者服用。

5. 透析人群专用蛋白粉的特殊配方

透析人群专用蛋白粉的特殊配方不仅能为透析患者提供充分蛋白质能量的同时又能符合他们低钠、低磷、低钾、高能量特殊膳食的需求。适合蛋白质能量营养不良、白蛋白低和（或）需限制液体摄入、限制钠、磷、钾摄入的患者。一般用冷水或温水冲调，搅拌或上下快速摇动至其完全溶解即可服用。

十一、血液透析患者外用药物分为哪几种？如何科学使用？

答：

1. 多磺酸粘多糖乳膏（又名喜辽妥）

（1）作用

喜辽妥有麝香草酚的气味，能够作用于血液凝固和纤维蛋白溶解系统，通过促进间叶细胞的合成及恢复细胞间物质，保持水分的能力而促进结缔组织再生，阻止局部炎症的发展，减少血栓的形成，加速血肿的吸收。

（2）使用方法

① 透析当日避开针眼涂抹，24小时后针眼及周围全部涂抹。

② 透析结束24小时后对动静脉内瘘采取局部热敷，将40～50℃的热毛巾敷在动静脉内瘘处，每次热敷10分钟左右。挤出喜辽妥1～2cm，以穿刺点为中心沿内瘘血管方向涂抹喜辽妥软膏，范围5cm左右，并用指腹沿内瘘走向轻轻按摩10～15分钟左右，用保鲜膜覆盖效果更佳，每天应用1～2次。

③ 土豆片联合喜辽妥的应用方法：将新鲜的土豆切成厚度为1～2mm的薄片外敷于内瘘血管上（中间挖眼避开穿刺点），土豆干燥发黑后更换，每次30～60分钟。每晚临睡前挤出喜辽妥1～2cm，以穿刺点为中心沿内瘘血管方向涂抹，范围5cm左右，用指腹沿内瘘走向轻轻按摩10分钟左右，以便促进吸收。

④ 仙人掌联合喜辽妥使用方法：将新鲜的仙人掌去刺，仙人掌肉轻捣成泥状（不要捣成水），敷于内瘘血管处，每次1～2小时，连续敷一周左右，可用保鲜膜覆盖。每晚临睡前按照前面的方法涂抹喜辽妥。仙人掌与喜辽妥的使用可每隔一段时间联合应用或交替使用均可。有条件的患者可自行养几盆仙人掌。

血液透析患者选择在治疗后24小时进行热敷可减少血管损伤，尤其是初期穿刺修复性差，可能会引发血管的自发性破裂、肿胀。用保鲜膜包裹局部，可延长药物干结时间，保护药物不被意外抹去，有利于进行湿热敷和药物更好得吸收，无全身毒副作用，使用方便，患者使用药物依从性好。

血管条件不佳或硬化者，可以先用40℃左右湿毛巾热敷后按上述方法使用，每日至少早晚各一次，稍用力按摩，每次10～15分钟，也可配合理疗灯，作用与热敷后使用类似。

（3）注意事项

① 一旦发生过敏应立即就医，停止使用。

② 动静脉内瘘处有感染或有破溃禁止使用。

③ 不与其他乳膏、软膏及喷雾同时使用于同一部位。

④ 对于血栓形成和血管栓塞患者，请勿用力涂抹浸润皮肤。

⑤ 由于含有对羟基苯甲酸，不推荐孕妇或哺乳期妇女使用。

2. 莫匹罗星软膏（又名百多邦）

为局部外用抗生素，适用于革兰氏阳性球菌引起的皮肤感染，常用于预防血透导管隧道口皮肤感染。每次护理导管时，常规消毒待干后，使用2%莫匹罗星软膏1～2cm外涂在导管出口处皮肤和固定导管的线头上，保持无菌操作，用无菌敷贴覆盖固定。局部应用本品一般无不良反应，偶见局部烧灼感、蜇刺感及瘙痒等，一般不需停药。

3. 硫酸镁

硫酸镁是一种含镁药物，有消肿、消炎、止痛的功效，如果内瘘穿刺造成局部出血及肿胀，就可以应用硫酸镁湿敷。硫酸镁外用有改善毛细血管及小动脉痉挛的作用，通过外敷后可使药物渗入皮下，使血管平滑肌松弛，消除血管痉挛和内膜细胞水肿，减轻血管炎性反应，具有抗炎及保护组织细胞作用，能保护血管，恢复血管弹性。50%硫酸镁溶液为高渗溶液，能迅速消除局部组织的炎性水肿，且湿敷穿透皮肤能力强，可加强硫酸镁作用。

硫酸镁粉剂可以依照1∶1的比例将硫酸镁粉和水混合，制作成50%硫酸镁溶液来进行湿敷。出血24小时后，硫酸镁湿敷可以把溶液加热到40℃，然后浸泡纱布敷在患处，上面还可以加盖热水袋增加热敷的效果。热敷硫酸镁的注意事项：①首先患处的皮肤没有破损，如果皮肤破损则容易造成局部的感染。②热敷温度要适合，温度过高会烫伤皮肤。

当出血、皮下血肿发生在24小时内，则应该使用硫酸镁冷敷，用50%硫酸镁将8层10cm×5cm无菌纱布浸湿，在针口静脉穿刺部位上方沿血管走向湿敷，用塑料保鲜膜包盖至30分钟。硫酸镁冷敷能减轻患处的渗漏和疼痛，同时消肿，可减少组织的肿胀和坏死，有时效果甚至比热敷更为明显。

因此在选择硫酸镁热敷和冷敷的时候，要结合出血时间并且听从医生的建议才能取得良好的治疗效果。

4. 马铃薯（土豆）切片外敷

马铃薯（土豆）切片外敷可以消肿去瘀血，因为马铃薯内含有大量的淀粉，具有高渗的作用，能够缓解局部肿胀；同时还含有丰富的B族维生素，其中维生素B_2参与糖、蛋白质及脂肪的代谢，可保护皮肤免受炎症的侵害，而维生素B_1能够激活胆碱乙酰化酶，能有效地维持神经系统的功能以及抗神经炎。

土豆中还含有丰富的钾，钾不仅能够帮助身体排出滞留在体内的钠，还能够促进身体排出多余的水分，从而达到消肿的效果；同时土豆内的物质可渗入皮下组织及血管内，加快血液流通，起到较强的活血化瘀、消肿止痛的作用。

十二、尿毒症患者抗生素的使用原则。什么是尿毒症的抗生素相关性脑病，如何治疗？

答：

（一）尿毒症患者使用抗生素的原则

尿毒症患者在疾病过程中很多都要接受抗生素治疗，但是由于尿毒症的特殊性，并不是所有类型的抗生素都可以用于尿毒症患者，在选用抗生素时一定要慎之又慎，若用错药物，将会导致病情严重恶化，甚至危及生命。

尿毒症患者为感染高发人群，感染率仅次于心脑血管疾病，为尿毒症患者的第二位死因。那么尿毒症患者在选择抗生素方面有什么需要注意的呢？尿毒症应用抗生素的注意事项如下。

1. 有感染者，应根据细菌培养及药敏试验选择抗生素。

2. 无明显感染迹象者，不给予抗生素。

3. 选择对肾脏无毒或毒性较小和不因药物蓄积而产生严重损害其他器官的抗生素。

4. 抗生素使用剂量需要特别注意。

① 基本不需要调整剂量的抗生素，如红霉素、强力霉素、利福平等。

② 不宜应用的抗生素，如先锋霉素、四环素、万古霉素、新霉素。

③ 必须减少剂量的抗生素，如氨基糖苷类抗生素、妥布霉素、多黏菌素及先锋霉素。

④ 需要适当调整剂量的抗生素，如林可霉素、青霉素族、氯霉素、两性霉素 B 等。通常约减少到正常量的 $1/2 \sim 1/3$。

（二）尿毒症的抗生素相关性脑病

抗生素相关性脑病（antibiotic-associated encephalopathy，AAE）是在抗生素治疗过程中发生的一系列神经精神症状，包括头晕、嗜睡、抽搐、昏迷，甚至癫痫或精神病发作等。

尿毒症的患者因为肾小球滤过率下降，导致药物在体内的排泄减少，从而导致药物蓄积，浓度增高，故更容易诱发抗生素相关性脑病。容易引起抗生素相关性脑病的抗生素主要包括头孢菌素类、喹诺酮类以及碳青霉烯类，如头孢曲松、头孢他啶、左氧氟沙星以及亚胺培南等抗生素。

各种抗生素相关性脑病明显出现的中位数时间是在用药 5 天之后，但异烟肼和甲硝唑例外，其从开始用药到出现脑病的平均时间约为 3 周。

抗生素相关性脑病的发病时间具有很大差异，其既可以为首剂效应，也可能在开始治疗后数月才出现。在停用药物后，大多数类别抗生素相关性谵妄的中位数消失时间为 5 天以内，但甲硝唑的这一时间则为 13 天。

（三）尿毒症引起的抗生素相关性脑病的治疗

1. 停止使用能够引起这类脑病的抗生素。

2. 如果是已经引起抗生素相关性脑病的患者，在透析的时候可以选择普通血液透析加血液灌流，以清除抗生素。

3. 如果患者存在尿毒症的情况，使用这类抗生素的时候，要计算抗生素使用剂量。一般减少用量或者延长给药时间可以避免诱发抗生素相关性脑病，同时要注意监测抗生素的血药浓度。

第 7 章
血液透析患者的并发症管理

一、血液透析患者有哪些急性并发症？

答： 血液透析患者在透析治疗过程中或结束时发生的与透析相关的并发症，称为透析相关急性并发症。随着医疗护理技术的提高、透析设备和器材的发展和更新，透析操作的安全性已经大大提高。但是，这并不代表所有的透析治疗都是安全的，设备、器材、操作者以及患者本身，都会给透析治疗的安全性带来风险，进而造成意外的发生。因此，医护人员对血液透析并发症的充分认识和对并发症准确、及时、有效地处理，对保证透析安全十分重要。与此同时，患者能够按照透析室的管理规范，积极配合治疗，并且及时告诉医护人员自己有哪些不适症状，也尤为重要。血液透析常见的并发症有低血压、高血压、低血糖、肌肉痉挛、发热、出血等。少见但比较严重的并发症有癫痫发作、首次使用综合征、失衡综合征、心律失常、急性左心衰、溶血、电解质紊乱等。

二、什么是高血压？高血压有什么危害？

1. 高血压的标准

血压是指血管内血液对血管壁的压力。正常的心脏是一个肌肉器官，就像一个水泵，它日夜不停地、有节律地搏动。心脏一张一缩，使血液在全身血管内川流不息。血液在血管内流动时，无论心脏收缩或舒张，都会对血管壁产生一定的压力。当心脏收缩时，大动脉里的压力最高，称为"高压"或"收缩压"；左心室舒张时，大动脉里的压力最低，故称为"低压"或"舒张压"。正常血压为 90～140/60～90mmHg。正常的血压是血液循环流动的前提，血压在多种因素调节下保持正常，从而为各组织器官提供足够的血量，以维持正常的新陈代谢。

高血压是指在未使用降压药物的情况下，收缩压≥140mmHg 和（或）舒张压≥90mmHg。根据血压升高水平，将高血压分为 1 级、2 级和 3 级，具体标准见表 7-1。

表 7-1　高血压分级

类别	收缩压（mmHg）	舒张压（mmHg）
正常血压	＜120	＜80
正常高值	120～139	80～89
高血压	≥140	≥90
1 级高血压（轻度）	140～159	90～99
2 级高血压（中度）	160～179	100～109
3 级高血压（重度）	≥180	≥110
单纯收缩期高血压	≥140	＜90

2. 高血压的危害

高血压对血液透析患者身体的重要脏器均有不良影响。对于刚进入血液透析生活的患者来说，保护好残余肾功能是影响患者病情和治疗的重要一环，高血压若无法控制，残余肾功能则会急剧下降，最明显的变化是尿量减少，患者出现食欲下降、乏力、恶心、呕吐等一系列不适的症状。长期高血压的存在最大的影响是增加了患者心血管系统和脑血管系统并发症的发生风险。长期高血压的患者常存在动脉硬化和左心室肥厚，有些患者常感到心慌、胸闷，但实际上大多数患者常无自觉症状，从而忽视了高血压的危害。长期高血压和容量负荷过重，会导致左心衰竭的发生，患者自感呼吸困难、无法平卧、心慌、胸闷等，经住院治疗后常可好转，但是对患者的心功能已造成了进一步的损伤。高血压可导致脑部的病变，主要表现为头痛、头晕、眼花、呕吐、视力模糊等，患者血压急剧升高还可出现剧烈头痛、意识模糊、抽搐等症状，临床上称为高血压危象。脑出血是高血压的最严重并发症，患者表现为骤然昏迷、呼吸加深加快、脉搏加快、瞳孔反射与角膜反射消失、肢体瘫痪等。除了影响心脑血管系统，高血压还会导致血液透析患者视网膜出血、视力减退，因此，有条件的患者最好定期到医院进行视网膜检查，若有出血应告知透析科医生，以暂停肝素的使用，以免加重出血。

三、透析患者如何控制好血压？

答： 1. 养成按时透析的好习惯

首先要保证充分透析，按照医生的透析方案透析，不随意减少透析次数、透析时间。

2. 控制盐分和水分摄入

控制盐分和水分的摄入是控制高血压的基本方法。争取两次透析之间体重增加不超过干体重的 3%~5%，因为盐会引起口渴，所以限制盐的摄入更重要，但要禁食低钠盐，因为低钠盐的钾含量较高，会导致高钾血症。

3. 养成在家定时测量血压的好习惯

血液透析患者多数都是门诊病人，在医院里的时间只是透析这 4 个小时，而且透析过程中的血压不一定和家中测量的一致，会受一些因素的影响，比如情绪紧张、透析血液流速的大小等，所以一定要在家中监测血压。血压稳定的患者可减少测血压的频率，但感觉不舒服时一定要测血压。

4. 养成按时服用降压药的好习惯

降压药应按时按量服用，才能起到理想的降压效果，随意地停药和不规律地服药都会影响血压的稳定，增加高血压的治疗难度。

5. 养成及时跟医生沟通的好习惯

患者应本着对自己生命负责的理念，与医生及时沟通自己的病情变化情况。如果需要重新调整降压药物，应连续测血压至少 3~5 天，每天至少 3~4 次，患者应将血压记录、用药记录、日常饮食饮水等情况如实告知医生，以便于医生做出准确判断，提供最佳治疗方案。降压药调整后应连续测血压至少 3~5 天，以便观察药物的疗效。

四、血液透析患者的血压控制在多少比较合适？

答： 2005 年美国肾脏病与透析患者生存质量指导指南建议：透析患者血压控制靶目标为透析前血压＜140/90mmHg，透析后血压＜130/80mmHg。2016 年版《中国血液透析充分性临床实践指南》建议，无论是否使用降压药，血液透析患者透析前收缩压应<160mmHg。2016年版《中国肾性高血压管理指南》建议，透析患者透析前血压应控制在140/90mmHg以下，年龄>60岁的患者血压控制目标可以放宽至150/90mmHg以下。

五、血液透析患者发生透析器反应的原因、临床表现及如何预防与应对？

答： 透析器反应常与使用新透析器相关，因此又称为首次使用综合征，其发生率约为0.03%～0.05%，分为过敏型（A型）和非特异型（B型）两种。发生透析器反应的患者在血液透析治疗过程中或者透析结束后几个小时之内，突然出现短暂的以中枢神经系统症状为主的综合征，如焦虑不安、恶心呕吐、皮肤瘙痒、荨麻疹、血压下降、胸背部疼痛等，极少数严重患者会出现意识丧失，甚至危及生命安全。透析器反应除了会引起患者的不适，还会使患者产生恐惧、焦虑的情绪，严重者可影响透析治疗。

（一）原因

透析器反应的发生可能与新透析器及血路管中的消毒剂环氧乙烷有关，现在临床上使用的透析器大都已经改进了消毒方法，使用蒸汽或射线消毒，但透析器反应仍时有发生，说明透析膜也是引起透析器反应的重要原因。如果透析膜生物相容性差或者膜内残余增塑剂、粘合剂等也可能引起透析器反应。

（二）临床表现

透析器反应一般发生在透析开始后60分钟以内，尤其是A型反应发生时间较早。在患者开始透析治疗后，如果出现胸闷、气短、出汗、呼吸困难等症状，同时使用的是新透析器时，应首先考虑透析器反应。

（三）预防和处理

患者在初次行血液透析治疗时，应关注自己的不舒适感觉，一旦出现胸闷、气短、出汗、呼吸困难等情况立刻呼救，医护人员会根据患者的症状给予吸氧和抗过敏处理，如果用药后症状还没有改善或者加重，需立即终止透析治疗，丢弃管路及透析器中的血液，同时需要患者理解并配合医护人员的处理。对出现低血压的患者，医护人员会协助患者立即采取平卧位，暂时停止超滤，减慢血流量，降低透析液温度，静脉滴注生理盐水或静脉推注50%葡萄糖注射液。

发生透析器反应后，患者会产生恐惧心理，甚至对以后的透析治疗丧失信心。医护人员会根据患者情况调整透析器的类型，做好透析器反应的预防工作，消除患者的焦虑情绪。对于发生过A型透析器反应的患者，如果考虑是对透析器内的残余环氧乙烷过敏，则更换透析器，选用蒸汽灭菌或γ射线灭菌的透析器。对透析膜过敏的患者，可更换其他生物相容性好的透析器，如对聚砜膜过敏可换用醋酸纤维膜的透析器。对易发生透析器反应的患者，透析前用生理盐水进行充分预冲并闭路循环后再使用，可以使一些反应较重的患者在下次使用新透析器时症状明显减轻或消失。

六、血液透析患者发生低血压的原因、临床表现及如何预防与应对?

答: 低血压是指收缩压低于90mmHg和(或)舒张压低于60mmHg。透析中低血压是指患者在血液透析治疗过程中,收缩压下降20mmHg以上,或者平均动脉压下降10mmHg以上,且伴有不适症状。低血压在透析过程中的发生率较高,为15%~50%。

(一)原因

① 有效循环血容量减少 常见于两次透析间隔时间过长或饮食控制不佳,透析间期体重增长超过干体重的3%的患者。由于在有限的4小时透析过程中,单位每小时超滤量太高,尤其是大于血管内血浆再充盈率时,易发生低血压。

② 透析过程中血浆渗透压降低 随着尿素、肌酐等代谢废物被排出,血浆渗透压迅速下降;进行低钠透析液透析时,血管内外形成了渗透压梯度,水分向组织间和细胞内移动,这两种情况都会导致有效血容量的减少,从而致使血压下降。

③ 透析过程中进食 进食可提高迷走神经的兴奋性,导致胃肠血管舒张,分布于消化系统的血液增加,有效循环血量减少,从而使血压下降。

④ 透析液钠浓度过低 当透析液钠浓度低于血浆钠浓度时,透析回流的血液渗透压比周围组织渗透压低,为了维持渗透压的平衡,水分从血管内进入组织,引起有效循环血容量骤减,从而引起低血压。

⑤ 营养不良或严重的肾性贫血 通常营养不良患者在透析治疗时对血液透析耐受力降低,易造成低血压。而贫血会扩张血管,降低血管阻力,尤其是重度贫血患者,血管大幅度扩张,极易导致低血压的发生。

⑥ 植物自主神经功能紊乱 颈动脉和主动脉压力感受器反射弧的缺陷也是出现低血压的重要原因之一,老年糖尿病及充血性心力衰竭患者更为突出。其主要表现为超滤后期交感神经张力降低,外周血管和交感神经刺激的反应性降低,因此当血容量下降时,不能有效地引起静脉与小动脉收缩,结果发生低血压。

⑦ 长期高血压 长期的高血压容易导致心室扩张和心功能减退,突出的特点是向心性左心室肥大和左室舒张功能异常。左室舒张末期压力上升,扩张充盈受限,心输出量降低,在透析中容易发生心律失常、心力衰竭、心源性休克,导致低血压。

(二)临床表现

当患者出现低血压时,常因脑、心、肾等重要脏器缺血而出现头晕、眼黑、肢软、冷汗、心悸等症状,严重者可出现晕厥或休克。

(三)预防和处理

在透析过程中,护士会为患者定时测量血压,当发现患者发生低血压后,护士会及时通知医生并暂停超滤,遵医嘱用药,如静脉推注高浓度葡萄糖注射液、回输生理盐水等。患者为了避免下次再发生低血压,应加强与医生沟通,配合医生的治疗并提高自我管理能力。目前常用的预防低血压的方法包括:①患者应尽量限制食用含水多的食物,限制盐的摄入,避免脱水量过大;患者应掌握自己的干体重,在称体重时要准确操作,报体重时不要随意增加体重,否则易引起脱水过量。②应用低温透析。将透析液温度设置在35.5~36.5℃的低温透析，可防止热应激引起的不良反应，增强心肌收缩力。③纠正营养不良及贫血。④口服米多君。米多君为一种选择性作用于肾上腺素α受体的激动剂，具有血管张力调节功能，可增加外周阻力，促进血液回流，使血容量保持稳定，从而纠正直立位低血压，改善循环容量不足引起的症状。⑤序贯透析。交替进行血液透析和简单超滤，使血液浓缩，血浆渗透压升高，血容量充足，可以显著预防低血压的发生。⑥超滤曲线透析。在透析初期采用高超滤，后期逐渐减少，逐渐减少的超滤曲线可以比其他透析模式更好地预防透析低血压，但是不适用于心功能差、病情较重、透析开始即低血压的患者。⑦每次透析后静脉注射左卡尼汀1～2g治疗。左卡尼汀又称左旋肉碱，是人体能量代谢中必需的体内天然物质，其主要功能是促进脂类代谢。患者在血液透析过程中会丢失一部分左旋肉碱，继而产生心肌病、骨骼肌病、心律失常、高脂血症、低血压和透析中肌痉挛等并发症，左卡尼汀的补充可预防这些并发症的发生。

总之，血液透析患者透析过程中发生低血压，常常是多种因素综合作用的结果。对于患者来说，最重要的还是控制透析间期的饮水量，限制盐的摄入，避免透析间期体重增加过多。平稳的血压需要患者和医护人员的共同努力，但是患者良好的自我管理才是重中之重。

七、血液透析患者发生失衡综合征的原因、临床表现及如何预防与应对？

答： 失衡综合征是罕见而且严重的血液透析并发症，确切发病率尚不清楚。

（一）原因

失衡综合征发生的主要原因是通过血液透析治疗清除毒素造成了脑水肿和颅内压升高，其发生机制主要是反向尿素效应理论，即血液透析导致血液中尿素等分子快速流失，而脑细胞内的尿素分子却仍保持较高浓度，两者之间形成渗透压差，导致水分进入脑细胞形成脑水肿。

（二）临床表现

失衡综合征一般在透析期间或透析后不久发生，可伴随血压升高、头痛、恶心、呕吐、抽搐、视物不清、昏迷等症状，甚至可导致死亡。

（三）预防和处理

失衡综合征一般见于刚进入血液透析治疗的新患者，为了预防失衡综合征的发生，临床上常采用低通透析器、降低血流速度、缩短透析时间、静脉注射高渗溶液（如50%葡萄糖注射液）等方法。一旦发生失衡综合征，对于症状轻微的患者，可以减慢血液流速，如症状恶化或严重则应立即停止透析，并静脉注射50%葡萄糖溶液或者甘露醇；保持患者呼吸道通畅，采取对症治疗。

八、血液透析患者发生肌肉痉挛的原因、临床表现及如何预防与应对？

答： 肌肉痉挛常在透析过程中或结束时发生，其发生率高达25%左右，尤其以老年患者和脱水量大的患者最为常见。

（一）原因

① 快速脱水　当患者血液中的毒素清除过快时，在低渗状态下，血管内的水分便会快速向细胞内转运，导致血容量下降；患者体内的水分清除过快时，机体可呈脱水状态，发生肌肉痉挛。

② 低血压　当患者发生低血压时，患者四肢血管会发生缺血，从而出现痉挛。

③ 低钙血症　血液里的游离钙较低也会导致低血钙性抽搐。

④ 透析液的温度过低，或者是透析液中钠的浓度比较低，都有可能引起肌肉痉挛。

⑤ 年龄　老年患者的各种脏器功能减退，自身调节能力较差，在透析过程中容易因为代谢功能差而出现肌肉痉挛。

⑥ 左旋肉碱缺失　可导致血管壁的反应能力变差，引起低血压，进而引起肌肉痉挛。

（二）临床表现

当痉挛发作时，患者可感受到局部肌肉强直性收缩、疼痛难忍，甚至有些患者不能坚持透析，需要提前下机并做紧急处理。比较多见的是足部肌肉、小腿腓肠肌等部位的痉挛，胸部和腹部肌肉痉挛较少见。

（三）预防和处理

当肌肉痉挛发生后，护士会及时通知医生并暂停超滤，遵医嘱用药，如静脉推注高浓度葡萄糖注射液或葡萄糖酸钙注射液、回输生理盐水等。患者为了避免下次再发生肌肉痉挛，应加强与医生沟通，配合医生的治疗并提高自我管理能力。目前常用的预防肌肉痉挛的方法包括：①合理饮食，及时调整干体重。透析患者的干体重会受饮食、运动、疾病等因素的影响而发生改变，只有及时调整干体重，才可以提前确定脱水量，避免脱水过量以及低血压等现象发生，以降低肌肉痉挛的发生率。此外，患者还需坚持低盐饮食，控制水的摄入，保证两次透析之间患者体重差不超过干体重的3%。②可调钠透析。在透析过程中，借助钠曲线进行透析，逐渐降低钠的浓度，既可以有效维持血容量，又可以降低肌肉痉挛的发生率。③药物预防。定期检查患者血液中钙的浓度，按医嘱增加活性维生素D、钙剂的补给，若患者需要长期进行血液透析，可静脉注射左卡尼汀。④密切观察并调整超滤速度和超滤量，必要时还可以增加透析频率，并延长治疗时间。

九、血液透析患者发热的原因、临床表现及如何预防与应对？

答： 体温大于37.3℃为发热，大于38℃为高热。血液透析相关性发热是指患者在透析时或透析结束后发热，发生率约为1%。

（一）原因

① 致热源反应　水处理系统消毒不充分，透析器被病原体污染导致细菌生长并产生内毒素，内毒素进入人体后产生发热反应。

② 感染　透析时无菌操作不严格，病原体感染或原有感染透析后扩散，如导管感染、

内瘘感染，甚至血流感染等。

（二）临床症状和处理

① 致热源反应导致的发热一般透前体温正常，透析开始后 1～2 小时出现恶心、呕吐、发热、畏寒、寒战，偶尔伴有低血压，患者体温一般 38℃ 左右，有时甚至超过 39℃，持续 2～4 小时可自行消退。致热原反应引起的发热一般不需要治疗，只需更换透析器和加强透析管道的清洗、改进消毒方法，或服用小剂量退热药或糖皮质激素。

② 感染所致的发热在透析后 2～3 天体温升高，可以达到 39℃ 以上。感染引起的发热，需明确感染部位，必要时进行血培养，选取有效抗生素，积极抗感染治疗。

（三）预防

有动静脉内瘘的患者应保持内瘘皮肤的清洁干燥，穿刺口在透析后 24 小时内用无菌创口贴覆盖，保持清洁和干燥；每次穿刺前用流动水清洗内瘘及周围皮肤。有深静脉置管的患者应保持导管出口处皮肤和敷料的清洁干燥，及时更换卷边或松脱的敷料，在开管和封管时佩戴口罩。由于尿毒症患者抵抗力比较低，因此应尽量避免去人员密集场所，并减少与感冒或有呼吸道传染疾病者的接触，从而预防呼吸道感染疾病。

十、血液透析患者跌倒的发生原因？如何预防跌倒？

答： 血液透析患者跌倒的原因包括低血压、低血糖、高龄等。在经历长期血液透析治疗的过程中，受到疾病及各种因素的影响，患者易出现步态失调、骨骼畸形、低血压等慢性并发症，加大跌倒风险。

（一）原因

① 疾病因素　高血压、肾性骨病、贫血、糖尿病、低血压等因素均会导致患者出现四肢乏力、头晕眼花、骨骼疼痛等症状，加大跌倒风险。

② 年龄　对于老年透析病人而言，其自身身体机能下降，加之血液透析使得血红细胞丢失，骨骼钙元素流失，加大了跌倒风险。

③ 药物　血液透析患者通常伴有多种并发症，需联合服用降压药、安眠药等药物，这些药物可对患者平衡能力产生影响，加大跌倒风险。

④ 环境因素　地面湿滑或有障碍物均会导致患者发生跌倒。

（二）预防

① 预防低血压的发生　患者应严格控制水分摄入，控制透析间期体重增长，避免因脱水过多、过快导致血压快速下降。

② 地面保持清洁干燥，卫生间设有防滑设施。

③ 提供足够的照明设施，保证照明设施处于完好无损状态。

④ 清除室内、床旁和走廊的通道障碍。

⑤ 将日常用品放在患者易取处。

⑥ 患者衣服大小适当，穿防滑鞋。

⑦ 患者需要起床下地活动时，尽量遵循"起床三部曲"，又称"三个 30 秒"，即：透析

结束后在床上躺 30 秒；起身后，在床上坐 30 秒；两脚下垂，在床边坐 30 秒，再下地，可有效防止因突然改变体位引起的体位性低血压。

⑧ 走路时注意观察环境和路面情况，防止被障碍物绊倒。

⑨ 尽量不做一些容易导致身体失衡的动作，如单腿站立、大幅度跳跃等。

（三）处理

摔倒后，首先应该原地不动判断伤情。在周边环境允许的条件下，摔倒后最好的做法是原地不动，可以先尝试轻轻活动受伤的部位，如无大碍则可缓慢起身，除非周边环境有明显的安全隐患，比如周边有车辆急速经过或者高空有坠落物等。

1. 开放性伤口的处理

如果是开放性伤口，不论伤口大小，必须尽快到医院进行治疗，并注射破伤风抗毒素。如果摔伤的同时有异物刺入，切记不要自行拔除，要保持异物与身体相对固定，同时立刻去医院进行处理。

2. 摔倒时关节扭伤的处理

关节扭伤后，在皮肤无破损的情况下，局部可用冰块或湿毛巾冷敷，以便促进毛细血管收缩，减轻肿胀、疼痛现象。扭伤时不能立即热敷或乱揉，以免加重伤痛。扭伤 24 小时后，方可采取局部热敷，以促进受伤部位血液循环，尽快消肿。必要时可使用一些活血化瘀、消肿止痛的中成药，如云南白药等。此外，还可以外抹红花油、跌打酒等药物，还可在扭伤处贴跌打类外用药膏，这样既可减少疼痛，又可缩短病程。对于重症的关节扭伤，应及时到医院诊疗。

3. 摔倒后发生骨折的处理

如果摔倒后疼痛难忍则有可能是骨折，此时切不可乱揉乱动。如果腰疼，千万不要随意活动，因为腰椎骨折后随意活动很可能造成关节脱位，严重的可导致下肢瘫痪，尤其是后仰倒地的人更要注意，以免造成颈椎或者腰椎等部位关节的二次损伤。

以下是骨折后急救的 5 个原则：①抢救生命。严重创伤现场急救的首要原则是抢救生命。②伤口处理。医务人员到来前，要及时止血，有条件的可用消毒后的纱布包扎，如果没有条件，可用干净的布对伤口进行包扎。③简单固定。现场急救时及时正确地固定断肢，可减少伤员的疼痛及周围组织继续损伤，同时也便于伤员的搬运和转送。④必要的止痛。遭遇严重外伤后，强烈的疼痛刺激可引起休克，因此应给予必要的止痛药。⑤安全转运。经以上现场救护后，应将伤员迅速、安全地转运到医院救治。

4. 分析跌倒的原因，评估家庭环境，去除不安全因素，避免再次跌倒。

十一、血液透析过程中发生心脏骤停的原因、临床表现及如何预防与应对？

答： 患者可能在血液透析过程中出现心搏骤停或者心脏性猝死，尤其是患有严重心脏病的患者在血液透析期间出现心脏性猝死的概率较高，且预后效果较差，一旦患者出现心脏骤停，24 小时的生存率不及 50%，半年内的生存率仅为 10%，而采取科学的护理方式，能有效延长患者的生存时间。

（一）原因

① 大多数的血液透析患者存在心肌异常，以及间质纤维化，又因心功能降低，心肌灌注量的减少，导致血液透析的环境出现了剧烈的波动，心脏骤然失去泵血功能导致心搏骤停，造成血液循环完全停止。

② 在透析间期，患者通过饮食饮水导致体液的不断增加，过多的水分积聚于体内可导致急性肺水肿，增加慢性充血性心力衰竭的发生率。

（二）预防和处理

① 控制饮食　患者应了解终末期肾脏疾病的特征，以及可能会出现的并发症，充分了解血液透析的原理，保证干体重处于合理的范围内，保持营养元素的充分摄取，防止钾、钠、磷的过量摄入，有效防止感染的发生。

② 控制血压　高血压可导致心脏疾病的进一步恶化，因此患者要通过清淡饮食、减少食盐摄入、正确服用降压药、适度活动等方式控制血压。

③ 合理用药　合理应用降压药、改善贫血药物、缓解心律失常药物等。

④ 保持良好的心态　避免抑郁、急躁、愤怒等消极的情绪，积极主动参与到治疗与护理活动中。

一旦发现患者出现心脏骤停，必须采取心肺复苏，通过胸部按压的方式促进人工循环，再通过快速除颤恢复患者心脏的自主跳动，采取人工呼吸的治疗手段，让患者恢复自主呼吸，这也是心肺复苏的三大核心。

十二、血液透析患者发生急性脑出血的原因、临床表现及如何预防与应对？

答：脑出血是终末期肾病行血液透析治疗患者的严重并发症之一。脑血管破裂出血，压迫脑部组织，可导致患者出现严重的脑水肿以及认知障碍，通常疾病进程较快，不易纠正内环境紊乱，死亡率较高。

（一）原因

①由于慢性肾炎、尿毒症、高血压、甲状旁腺功能亢进等导致动脉硬化、钙化形成，致使血管收缩功能减退；②血压普遍偏高且不稳定；③长期尿毒症毒素、代谢性酸中毒等使血小板黏附功能下降、血小板聚集功能缺陷；④长期抗凝剂的使用及凝血、纤溶功能异常。⑤药物的不良反应；⑥贫血。

（二）预防

① 控制血压　控制血压是降低血液透析患者心脑血管危险的最重要措施。针对高血压的患者，主要可通过纠正水负荷过多、维持理想干体重、控制钠盐摄入、合理用药等控制血压。透析中低血压的预防措施包括：透析当日调整降压药、防止过快过量脱水、透析中禁食、使用可调钠透析、降低透析液温度、高龄患者透析时选用透析面积小的透析器、选用生物相容性好的透析膜等。

② 纠正贫血　合理应用重组人促红素，合理补充铁剂，保持血红蛋白在 $110\sim120\mathrm{g/L}$

之间，改善营养，纠正贫血。

③ 纠正钙磷代谢紊乱及甲状旁腺功能亢进　控制钙磷水平，限制磷的摄入，严格控制血磷，对降低透析患者心血管风险也十分重要。高磷患者根据病情选择服用含钙磷结合剂、不含钙磷结合剂（司维拉姆、碳酸镧）。甲状旁腺功能亢进患者可遵医嘱使用拟钙剂，即西那卡塞，此药被誉为"药物切除甲状旁腺"，对于轻中度的甲状旁腺功能亢进有一定效果，严重病例可施行甲状旁腺切除术。

④ 加强容量管理　容量管理的具体措施包括低盐饮食、控制透析间期体重、定期调整干体重。针对透析间期体重增加过多的患者可延长透析时间，适当增加透析频次。

⑤ 充分透析　尽量采取较高的透析血流量，适当增加透析时间，采用高通量透析、血液滤过和血液透析滤过，提高透析的充分性。使用超纯透析液，改善微炎症状态。

⑥ 尽早发现，及时干预　透析患者在出现一些透析不能解释的头晕、头痛、心悸、胸闷、胸痛症状时，及时就医，以便早期识别心脑血管事件，及时干预，避免延误病情。

（三）处理

血液透析合并脑出血患者的具体治疗方案需要依据病情严重程度和生命体征决定，主要为手术治疗和内科保守治疗。手术治疗的术后死亡率较高，可能与脑出血的部位以及患者病情较重有关。脑出血的透析患者，应使用无肝素的血液透析，以减少患者脑出血病情加重的风险。

十三、血液透析过程发生出血的原因、临床表现及如何预防与应对？

答：出血常发生于透析治疗中或透析结束后，包括患者身体内部出血和技术故障出血。

（一）如何辨别和预防出血

在每次透析前，医生和护士会询问患者是否有出血，患者应学会对自身的出血情况进行评估。常见的出血有牙龈出血、鼻出血、皮肤瘀点瘀斑、跌打损伤导致的出血等。糖尿病或高血压患者还可能有眼底出血，女性患者可能有月经出血，合并胃肠道疾病的患者可能有消化道溃疡出血，等等。手术前的患者为了预防术中出血也应告知医生，以免使用抗凝剂后引起手术过程中的大出血。

抗凝剂是透析过程中用于降低血液在体外凝结、保证透析顺利进行的重要药物，常用的有肝素、低分子肝素、枸橼酸钠等。目前大多数透析中心采用的是低分子肝素，较普通肝素具有用量小、抗凝效果良好、副作用少的优势，但是也有个别患者对肝素过敏。

因此，患者应每天观察身体皮肤有无瘀点瘀斑，有无牙龈出血、呕血、黑便，女性患者是否有月经出血等。黑便是透析患者经常忽视的一个问题，当消化道少量出血时可导致黑便；此外，食用大量绿叶蔬菜或服用铁剂也可导致黑便。患者应养成观察大便颜色的习惯，并且学会辨别是何原因导致的黑便。当发现黑便后应及时告诉医生，以做进一步检查并暂停抗凝剂的使用，避免因发现不及时而耽误病情，造成更多的出血。

（二）发生出血的原因

① 患者机体内部出血　患者全身肝素化、凝血障碍或血小板功能异常；因皮肤瘙痒，抓破皮肤导致皮肤出血；口腔溃疡或食用坚硬带刺的食物导致口腔出血；胃部疾病引起的消

化道出血；外科手术导致的伤口出血或渗血；高血压伴血管硬化引发的脑出血，等等。

② 技术故障出血　透析器及透析管路连接不紧密、穿刺针固定不牢或患者躁动导致飞针、穿刺点渗血、透析器漏血、体外循环凝血等。

有动静脉内瘘或人造血管的患者一般采用动静脉内瘘或人造血管作为长期的透析用血管通路，透析时需要打两个针，接近瘘口的一个作为引血用，离瘘口较远的一个作为回血用。透析过程中的内瘘穿刺针脱出导致的出血也偶有发生，尤其是回血用的穿刺针脱出后，若发现不及时，可使患者短时间内损失大量血液，平均每分钟可损失约200mL血液。

（三）出血后的处理

内瘘渗血者，垫无菌的纱块，用指腹或手掌按压出血点，直至停止出血；导管出口渗血者，用无菌纱块覆盖伤口，用手掌按压，并及时就医；皮肤或胃肠道出血者，需告知医生，让医生检查出血的原因并做针对性处理。针对既往有肝素或低分子肝素过敏史、已经有出血或有潜在出血倾向的患者，一般选择无抗凝透析治疗方式，即整个透析治疗过程中不使用任何抗凝剂。穿刺针和透析管路固定好后，患者应避免内瘘侧手臂的活动，并避免频繁翻身或坐起，以免在翻身或坐起的时候发生胶布松脱或穿刺针被拉扯脱出血管，从而造成大量出血。

十四、血液透析患者发生感染的原因、临床表现及如何预防与应对？

 答：

（一）临床表现

血液透析患者常见的感染包括内瘘感染、导管创口感染、导管隧道感染和血流相关性导管感染。感染的主要表现为红、肿、热、痛。内瘘感染表现为内瘘穿刺点有脓性分泌物，周围皮肤红肿，肤温升高，血管变硬呈条索状，血管震颤减弱等；导管创口感染表现为皮肤出口处红肿、出血、疼痛，有或没有分泌物；导管隧道感染表现为沿隧道挤压后有脓性分泌物从伤口渗出，隧道处有或者没有压痛和红肿，患者可能出现发热；血流相关性导管感染表现为全身感染症状，如寒战、发热、食欲下降等。

（二）原因

透析时无菌操作不严格，病原体感染或原有感染透析后扩散，如导管感染、内瘘感染，甚至血流感染等。

（三）预防和处理

有动静脉内瘘的患者应保持内瘘皮肤的清洁干燥；有深静脉置管的患者应保持导管出口处皮肤和敷料的清洁干燥，避免敷料松脱，及时换药，在开管和封管时佩戴口罩等。感染发生后，医生将根据感染的严重程度和病原菌类型给予针对性的抗生素，目前临床上常用的预防和治疗导管创口感染的药物为百多邦药膏。

十五、血液透析患者有哪些远期并发症？

答： 血液透析患者常见的远期并发症有肾性高血压、肾性贫血、肾性骨病、心血管系统并发症和透析相关性淀粉样变等。

十六、血液透析患者发生肾性骨病的原因、临床表现及如何预防与应对?

答： 肾性骨病是由于慢性肾脏病导致的矿物质及骨代谢异常综合征，是慢性肾脏病患者常见的严重并发症之一，可增加患者死亡率，尤其是心血管疾病死亡率。

（一）诊断

临床上出现以下一项或多项表现可诊断为慢性肾脏病矿物质和骨异常：①钙、磷、甲状旁腺激素（iPTH）或维生素 D 代谢异常；②骨转化、骨矿物质化、骨容量、骨线性生长或骨强度异常；③血管或其他软组织钙化。

（二）治疗

慢性肾脏病矿物质和骨异常治疗的中心环节是控制高磷血症、纠正低钙血症、合理使用活性维生素 D 及其类似物，防止治疗中的高钙血症，使各项指标均能达到靶目标，改善患者的临床预后。

1. 控制高磷血症

血液透析患者控制高磷血症需遵守"3D 治疗"原则，即 Diet（饮食）、Dialysis（透析）、Drug（药物），通俗地来讲，就是需要患者在饮食中避免高磷食物，尽量食用含磷量低的食物；坚持规律的透析，不随意减少透析时间和透析次数；按时按量正确服用降磷药，不随意减少药量。（详见第五章第六节"如何控制磷的摄入？"和第六章第一节"降磷药分为哪几种？如何科学地服用降磷药？"。）

2. 纠正低钙血症，防止治疗中的高钙血症

① 血液透析患者每日元素钙的摄入量不超过 2000mg，对于没有接受活性维生素 D 及其类似物治疗、低钙血症，或正在接受拟钙剂治疗的患者，钙的摄入量可稍高。

② 血液透析患者血钙水平持续或反复＞2.5mmol/L，应当停用含钙制剂，减少或停用活性维生素 D 及类似物；当存在血管钙化或无动力骨病或血清 iPTH 持续过低，应限制含钙制剂的使用。

③ 血液透析患者建议使用钙离子浓度为 1.25～1.5mmol/L 的透析液，腹膜透析患者建议使用钙离子浓度为 1.25mmol/L 的透析液。

3. CKD-5 期患者出现甲状旁腺功能亢进时，应首先控制血磷及血钙水平达标。如果通过控制血钙和血磷水平后，患者的甲状旁腺激素水平仍不能达标，可以使用活性维生素 D 及其类似物或拟钙剂等药物，通过上述治疗措施仍不能控制甲状旁腺激素水平，需要进行甲状旁腺手术切除治疗。

（三）血管钙化的预防

① 对合并血管钙化的高磷血症患者，建议使用不含钙磷结合剂。

② 对高钙血症持续存在的高磷血症患者，不建议使用含钙磷结合剂。

③ 防治继发性甲状旁腺功能亢进应避免长期大剂量使用活性维生素 D，以防引起体内维生素 D 水平过高或过度抑制甲状旁腺激素水平。治疗过程中应注意监测，避免高钙或高

磷血症的发生。

慢性肾脏病矿物质和骨异常的发生与肾脏病进展、患者的饮食用药、透析方案等皆有关联，血液透析患者应关注自己的血化验指标，尤其是血磷、血钙、全段甲状旁腺激素（iPTH）的水平，低于或超出正常范围应遵医嘱用药，积极配合治疗，根据医护人员或营养师的建议调整饮食结构，以预防疾病的进一步发展。

十七、血液透析患者发生皮肤瘙痒的原因、临床表现及如何预防与应对？

答：皮肤瘙痒是血液透析患者常见的皮肤不适症状，主要表现为皮肤瘙痒难耐，搔抓不得缓解。主要是由于皮肤干燥、皮肤营养不良以及高磷血症导致的皮肤钙化灶导致的。可以通过擦甘油润肤品、控制高磷血症等方式预防皮肤瘙痒。个别患者的皮肤瘙痒是由于过敏引起的，瘙痒时伴有红疹，此时需要抗过敏治疗，如局部涂抹激素软膏、口服抗组胺类药物等。

十八、血液透析患者发生心血管并发症的原因、临床表现及如何预防与应对？

答：血液透析患者主要的心血管并发症包括高血压、心律失常、心力衰竭等。由于血液透析患者对心脑血管并发症知晓率低、认识程度不够等，导致病情未能及时得到控制，严重威胁患者生命。临床统计显示，多数慢性肾脏病患者并不是因进展为肾功能衰竭而死亡，约 $45\%\sim80\%$ 的患者死于心脑血管并发症。血液透析患者患心血管疾病的危险因素有高血压、高血糖、高血脂、甲状旁腺功能亢进等；再加上水钠负荷过重、血管钙化、血压控制不佳、贫血、凝血功能异常、透析不充分、微炎症状态等因素，都将提高心脑血管疾病发生的概率。

（一）心律失常

透析过程中发生心律失常的情况较常见，发生率约为 50%。引起心律失常的因素也较多，如冠心病、心力衰竭、心包炎、严重贫血、高钾血症、低钾血症、高钙血症、低血压及药物等，老年人、初次透析者、透析中血流量过快等也可诱发心律失常。心律失常的症状多为心慌、胸闷、心绞痛、头晕等，严重者可发生意识丧失、抽搐，甚至猝死。当发生心律失常时，医生会为您听诊心脏部位并做心电监护或心电图检查，以明确心律失常的类型，减慢血流、吸氧，根据心律失常的类型给予药物治疗。为了预防心律失常的再次发生，患者应与医生沟通，积极寻找引起自己心律失常的原因，并配合医护人员在饮食、用药等方面的针对性指导。

（二）心力衰竭

心力衰竭是慢性肾衰的严重并发症，血液透析患者发生心衰最主要的原因为体内水钠潴留导致血容量过多，另外高血压、严重贫血、电解质和酸碱平衡紊乱、透析不充分、心肌或冠状动脉病变、动静脉内瘘引起血液分流量过大等均可加重心衰。

1. 心衰的表现

① 胸闷、憋气、呼吸困难，被迫采取端坐呼吸或半坐卧位，不能平卧。

② 烦躁不安、血压偏高、心率明显增快。

③ 血液透析间期体重增加明显，伴气促。

④ 颜面及四肢浮肿明显，无尿或少尿，伴呼吸困难。如出现以上症状时，应及时向医生和护士报告，门诊患者立即返回医院。

2. 如何预防心衰

预防心衰发生必须多管齐下，采取综合措施。

① 严格控制水盐摄入，避免进食含水量多的食物和果蔬。

② 控制体重。血液透析患者要养成每日称体重的习惯，透析间期体重增加不宜超过3%～5%。

③ 按医嘱血液透析，不能自动更改血液透析时间。必要时可增加透析次数，有条件者可选择定期加做血液滤过及灌流。

④ 保护心脏。避免情绪激动及重体力劳动，运动适量，内瘘扩张太大时及时处理（因会引起高心排血量，使心跳加快，加重心脏的负担）。

十九、透析病人造影后，造影剂对肾的影响有哪些?

答： 造影剂作为增强 MRI 图像的一种手段，被广泛使用，但对于肾功能受损的患者，可能造成肾源性系统性纤维化（NSF）和肾毒性。

血液透析可有效清除体内造影剂，但 NSF 风险的降低只是理论上的。在清除造影剂方面，血液透析比腹膜透析更有效。

在可能的情况下，对于已经接受透析的患者，造影剂的最佳给药时间应在定期安排的血液透析之前进行。如果不可行，透析应在定期安排的日期和时间进行。

尽管造影剂通俗地被认为是无肾毒性的，但数据表明，在足够高的剂量下，造影剂可能对人类和动物具有肾毒性。在美国所有造影剂的处方信息中，急性肾衰竭被列为不良反应。

二十、血液透析患者发生低血糖的原因、临床表现及如何预防与应对?

答： 低血糖在血液透析过程中的发生率也较高，尤其是糖尿病肾病患者肾功能较差、胰岛素降解减少，在血液透析时最易出现低血糖反应。低血糖昏迷的病例较少遇到，但是透析过程中出现低血糖还是很危险的。

（一）原因

① 血液透析治疗时采用的透析液一般为无糖透析液，葡萄糖的分子量较小，可以自由地通过透析器膜，在透析治疗时患者体内的糖分会丢失一些，致使血糖降低。

② 降糖药物的作用 对于糖尿病肾病患者来说，降糖药物的作用也是引起低血糖的原因，因此，糖尿病患者透析当天一般需暂停胰岛素的使用或减少胰岛素的使用量，具体应与主管医生进行沟通，不应擅自用药。

③ 透析前进食不足。尿毒症患者由于尿毒症毒素刺激、胃肠道功能紊乱等因素，致使消化不良、食欲变差，甚至恶心、呕吐、腹泻等，使葡萄糖摄入不足或吸收减少。如患者透析前的血糖在 4.5mmol/L 以下，透析期间未进食则极易发生低血糖。

④ 运动量增多。少数患者因运动量增多，糖的利用增多，使血糖下降。还有就是有些患者由于受到经济因素及医疗条件的限制，就诊时间拖延，患者多数存在明显消化道症状，进食明显减少，透析前已有低血糖倾向。患者在透析间期过多地摄入水和盐会使体重增加，如透析中大量超滤水分，可引起血压降低，从而影响饮食，并促进低血糖的发生。

⑤ 如果患者透析不充分、透析液水质未经反渗处理等也均可引起患者食欲低下、呕吐等，亦易造成低血糖。

⑥ 糖尿病患者、老年患者肾衰晚期，残余肾功能减少，胰岛素清除率下降；部分患者饮食控制过严；降糖药物调整不及时；加上每次透析周期（4 小时）中会丢失 20~30g 葡萄糖，更容易引起低血糖。

（二）预防措施

① 合理膳食，及时调整降糖药物的用量。透析前患者应食用足量的食物，避免空腹时做透析，如食欲差、有恶心呕吐等问题应及时跟医生沟通；对于应用胰岛素治疗的患者，透析当日胰岛素应减量或者上机后进食少量的食物，可避免胰岛素相对过量而发生的低血糖。糖尿病患者可随身携带糖果、巧克力等含糖高的食物，在透析过程中适当食用，预防低血糖的发生。

② 如果低血糖的情况比较严重，可考虑使用有糖透析液，但是用后一定要注意加强透析机的消毒，以防细菌滋生。

③ 透析过程中如出现低血糖，应及时告知家属或医护人员，以便医护人员及时给予相应的处理。

（三）处理

当病人发生低血糖后，医护人员会立即通过静脉滴注或推注的方式为患者快速补充糖分，从而使透析中患者的低血糖症状尽量得到快速缓解，但是低血糖严重时可能会引起昏迷、抽搐等症状，甚至是不同程度的意识障碍，对于患者来说还是很危险的，所以，血液透析患者应了解低血糖发生的原因和症状，做好自我管理，及时与医生沟通，尽量避免低血糖事件的发生。

二十一、血液透析患者常对哪些常用的医疗用品过敏？

答： 1. 消毒剂过敏

酒精、碘伏和氯己定是透析治疗时较常用的皮肤消毒剂。消毒剂引起的过敏主要为皮肤过敏反应，表现为皮肤局部红、肿、瘙痒，甚至疼痛、起水泡等，还有个别患者可出现低血压、休克等全身症状。如果患者之前有酒精、碘伏或其他消毒剂过敏史，应及早告知医护人员，以便为患者提供其他消毒剂，以免引起不适。

2. 敷料或胶布过敏

敷料和胶布常用于透析过程中或透析后的血管通路固定，对敷料或胶布过敏的现象在血液透析患者中常见，原因可能是敷料或胶布上的胶水含有的化学成分对皮肤产生一定的刺激，引起皮肤瘙痒、皮疹、破溃等现象。有些透析中心会备有不含致敏成分的胶布，如患者有胶布过敏的问题，可及早与医护人员沟通，使用低敏胶布。低敏胶布可能存在黏性不强的问题，广泛使用或可增加血管通路固定不牢的风险，如皮肤无特殊情况，不建议普遍采用。

3. 透析材料过敏

可能与透析器或管路的材质或制造过程中的残余物有关。处理同"透析器反应"。

二十二、血液透析患者发生高钙血症的原因、临床表现及如何应对？

答： 高钙血症（hypercalcemia）是血液透析患者常见的电解质紊乱之一，成人血清钙高于 2.75mmol/L 即为高钙血症。轻度高钙血症（血清钙 2.75～3mmol/L），临床可能无症状或有非特异症状，如便秘、乏力和抑郁等；长期中度高钙血症（3～3.5mmol/L）的患者可能耐受良好，但血清钙急剧升高至该浓度可能出现明显症状，包括烦渴、脱水、厌食、恶心、肌无力及意识改变；而重度高钙血症患者（血钙＞3.5mmol/L）的这些症状常常加重，需要积极治疗，否则将危及生命。原发性甲状旁腺功能亢进症和恶性肿瘤是高钙血症最常见的原因，占所有病例的 90% 以上。

（一）临床表现

① 胃肠道症状　高血钙可引起厌食、恶心、呕吐、腹胀、便秘等。便秘可能与平滑肌张力降低和（或）自主神经功能异常有关。钙可刺激胃泌素和胃酸分泌，故高钙血症者易发生消化性溃疡。钙异位沉积于胰腺管及钙激活胰腺内的胰蛋白酶原，刺激胰酶大量分泌，故可引发急性胰腺炎。

② 神经肌肉系统　轻者倦怠、情绪低落、乏力、淡漠、记忆力减退、注意力不集中；重者有头痛，嗜睡，幻觉，肌无力，腱反射减弱，语言障碍，听力、视力和定向力障碍或丧失，木僵，行为异常等精神神经症状。高钙危象时可出现谵妄、惊厥、昏迷。神经精神症状的发生主要是高钙对脑细胞的毒性，可干扰脑细胞电生理活动。

③ 骨骼系统症状　骨骼受累的主要表现为早期广泛的骨关节疼痛，伴明显压痛，绝大多数有骨密度降低。长期高钙血症易发生病理性骨折、骨骼畸形，如胸廓塌陷变窄、四肢弯曲及椎体压缩变形等。过高的甲状旁腺激素（PTH）水平会引起纤维囊性骨炎、远端指骨骨膜下骨质吸收等。

④ 心血管系统　急性高钙血症可直接缩短心肌动作电位，引起各种心律失常，心电图可见 QT 间期缩短、ST-T 改变。长期高钙血症，可导致钙沉积于心脏瓣膜、冠状动脉及心肌纤维，以及血压升高和心肌病，增加心血管危险。

⑤ 泌尿系统症状　患者常有烦渴、多饮和多尿，但长期血液透析患者，由于尿量很少，因此多尿症状常不明显。由于摄入不足、严重呕吐等因素可致脱水。此外，长期高钙血症可导致肾钙盐沉着而发生泌尿系结石、肾钙化，从而加速肾功能的恶化。

（二）治疗

高钙血症的治疗原则是控制原发病，立即停止使用导致高钙血症的药物。对高钙血症的治疗取决于血钙水平和临床症状。通常对轻度高血钙、无临床症状的患者应及时查明原因，一般不需立即治疗；对有症状、体征的中度高血钙患者，需立即进行治疗。在血钙＞3.5mmol/L时，无论临床症状轻与重，均需立即采取有效措施纠正高钙血症。血液透析中使用低钙或无钙透析液进行血液透析，可迅速降低血钙水平。但是治疗高钙血症最根本的方法是去除病因。高钙血症纠正后，要针对病因进行治疗，并防止高钙血症再次发生。甲状旁腺功能亢进的患者确诊后，需行手术治疗。肿瘤相关性高钙应根据肿瘤的具体情况选择手术、放疗、化疗等。内分泌疾病等相关的高钙血症，在行相应治疗后可自行缓解。

二十三、血液透析患者发生低钙血症的原因、临床表现及如何预防与应对？

答： 血液透析患者由于体内有毒物质的潴留、活性维生素D的相对或绝对不足、小肠黏膜功能受损引起钙吸收减少、透析中使用枸橼酸三钠抗凝等原因，易导致低钙血症。血钙水平＜2.1mmol/L即为低钙血症；血钙低于0.88mmol/L时为低钙危象，可发生严重的惊厥、癫痫发作、严重的哮喘，上述症状加重可引起心功能不全、心搏骤停而死亡。

（一）临床表现

低钙血症患者可出现神经系统、心血管系统、骨骼系统等多脏器功能的改变。①神经系统：患者可出现感觉异常、抽搐、气喘、腹痛、腹泻、腹绞痛、尿意感、头痛、心绞痛等，此外患者还可出现疲倦、焦虑、抑郁、躁动、失眠、记忆力减退等。②由于血管痉挛，供血不足，引起白内障，皮肤角化，牙齿发育不良，指、趾甲变脆，毛发脱落。③骨骼改变：出现软骨病、纤维性骨炎、纤维囊性骨炎。④消化系统：胃酸减少、消化不良，可有恶心呕吐、腹痛、腹泻、便秘、吞咽困难。⑤心血管系统：心率增速或心律不齐，QT间期延长、ST-T段延长、T波低平及倒置，房室传导阻滞、心衰、心脏骤停。⑥转移性钙化：基底节钙化发生震颤麻痹，小脑钙化发生共济失调，肌腱、关节周围软组织钙化，发生关节痛、关节僵直。

（二）治疗

（1）慢性低钙血症的治疗　若透析前患者为低钙血症，则应提高透析液中钙含量，以防酸中毒纠正过程中钙离子浓度的进一步下降。若透析液中钙浓度过低可引起血钙下降，PTH分泌增多，继发性甲状旁腺功能亢进和高磷血症。治疗以补充钙剂和活性维生素 D_3、降低血磷为主，给予活性维生素 D_3 可促进磷的吸收。随着肠道对钙、磷吸收的增加，应定期检测血钙和血磷。

（2）低钙危象的治疗　在低钙危象时，应立即治疗，以纠正低血钙。①可立即以10%氯化钙或10%葡萄糖酸钙10～20mL静脉滴注，必要时在1～2小时内重复注射1次。②可立即使用钙浓度为1.75～2.0mmol/L的透析液进行血液透析治疗。③补钙效果不好，应考虑是否有低镁血症，若有低镁血症则须补之。④若抽搐严重，可用镇静剂。

血液透析患者应关注自己的血钙水平，若发生低钙血症，应与医生沟通，根据医护人员的建议，调整饮食和用药，以免延误病情。

二十四、血液透析患者发生癫痫的原因、临床表现及如何预防与应对？

 答:

（一）临床表现

患者突然意识丧失、头后仰、两眼上翻、四肢抽搐、口吐白沫、牙关紧闭、瞳孔散大、小便失禁，持续时间30秒至数分钟，醒后对发作过程不能回忆。

（二）原因

① 与血液透析的关系　有些患者从肾脏衰竭到行血液透析治疗，往往经历了较长时间，脑细胞已有一定程度的病变，虽经透析但体内毒素水平仍高，一些患者的脑细胞病变可能进行性加重；在透析时存在一定血流动力学的改变，可有血液浓缩，再者患者贫血明显，可引起脑细胞缺血及缺氧致脑细胞功能改变；另外，血液透析使脑细胞的某些代谢发生改变，如使神经元抑制性物质活性降低，而使神经元兴奋性物质活性增加等。

② 可能与脑出血、脑梗死、蛛网膜下腔出血、脑血管畸形等有关　患者血压高、贫血、凝血机制障碍、尿毒症脑组织损害、血透时血流动力学改变等，可能易发生脑血管疾病，特别是腔隙性脑梗死。如透析时超滤量大引起血液浓缩，以及促红细胞生成素应用使血液黏滞度增高，脑梗死的发生风险增大。

③ 药物源性癫痫　能引起癫痫发作的药物比较多，如常用的抗生素青霉素、抗结核药物异烟肼、强心剂地高辛、一些抗心律失常药、激素甲基强的松龙、降糖药、兴奋剂、镇静剂、造影剂及接种疫苗等均可引起癫痫发作。

④ 颅内肿瘤　也是癫痫发作的主要原因之一，好发于大脑皮质尤其是额叶、颞叶，少突胶质细胞瘤90%有癫痫发作。

⑤ 感染　尿毒症患者免疫功能低下，抵抗力差，较容易发生感染。结核性、化脓性、病毒性颅内感染均可引起癫痫发作。

（三）处理

① 保持呼吸道通畅。把病人头偏向一侧，及时清除呼吸道分泌物，防止窒息及吸入性肺炎，用牙垫或裹好纱布的压舌板放于上下白齿之间，防止舌咬伤及舌后坠造成呼吸道梗阻。

② 对透析中并发癫痫的患者要及时妥善固定好动静脉内瘘穿刺针，防止穿刺针穿透血管或滑脱而引起血肿等意外发生。若是留置深静脉导管透析的患者应防止因抽搐导致的导管脱管，减慢透析时的血流量，确保透析血液管路的通畅，以防凝血。对于发作时间长的患者应立即回血，暂停透析。

③ 病人抽搐时勿用力按压抽搐肢体，防止骨折、脱白或损伤。发作时专人守护，防止坠床。

④ 护士立即根据医嘱正确使用抗癫痫药物。控制发作时一般首选安定给予缓慢静脉注射。

⑤ 改善脑缺氧：应给予高浓度吸氧。

⑥ 不要试图用掐人中穴、扎合谷穴的方法将患者唤醒。因为抽搐是大脑皮质高度兴奋的表现，而抽搐后昏睡则是大脑皮质高度的抑制，是大脑恢复正常所必需的自我保护过程，

用人为压制的方法不能减轻大脑皮质的兴奋，反而可能导致恢复期出现新的刺激，破坏患者的自我保护性抑制，使神经系统进一步受到伤害。

⑦ 在意识恢复过程中，患者可能出现精神症状，防止自伤或坠床。

⑧ 按医生指导正确、按时服用抗癫痫药物，规律透析。

二十五、血液透析患者发生透析相关性淀粉样变的原因、临床表现及如何预防与应对？

答：透析相关性淀粉样变是长期血液透析患者常见而严重的并发症，与 β_2-微球蛋白这种中分子毒素在体内的潴留有关。肾功能衰竭患者无法通过肾脏排除体内多余的 β_2-微球蛋白，由于分子量较大，血液透析对其清除能力也有限，因此导致了该毒素在体内的蓄积，从而促使淀粉样纤维形成和沉积。主要表现为关节和关节周围组织的淀粉样物质沉积，导致骨和关节的致残性病变，临床表现为腕管综合征、破坏性关节病、囊性骨损害，以及内脏淀粉样物质沉积等严重致残性并发症，严重影响患者生存质量。有研究表明，透析相关性淀粉样变随透析年限和患者开始透析年龄增长而上升。透析时间为 2 年、2～4 年、4～7 年、7～13 年、>13 年，其发生率分别为 21％、33％、50％、90％、100％；而开始透析年龄为 20 岁、40 岁、60 岁、80 岁的患者分别在血透后 12.3 年、8.8 年、5.2 年、1.6 年有 50％发生透析相关性淀粉样变。

由于 β_2-微球蛋白与关节组织（软骨、关节囊、滑膜）有高度亲和力，故透析相关性淀粉样变主要的症状和体征表现为骨骼、关节的病变，如腕管综合征、破坏性脊柱关节病、囊性骨损害。另外，关节外的淀粉样变可表现为缺血性结肠炎、淀粉样肿瘤、心力衰竭等。

1. 腕管综合征

早期特征性的表现，在透析治疗后的 3～5 年出现，并随着透析时间延长发生率增高。主要由淀粉样沉积于腕部横韧带或手指屈肌滑膜产生腱鞘炎，压迫正中神经所致。早期常表现为双侧手部正中神经分布区域的感觉异常，如压迫未能及时解除，将发展为掌部关节病变伴运动障碍。

2. 破坏性脊柱关节病变

最常发生于颈椎水平，可以无症状，也可表现为轻度脊髓疼痛。病变特征为多发的、迅速发展的椎间隙变窄，伴有邻近椎板的侵蚀性损害，但无骨赘形成。病变往往在 2 年内快速发展。少数椎突后弓受累者可发生脊椎移位，造成脊髓脊神经根病甚至脊髓压迫等神经系统并发症。黄韧带或硬膜外间隙的淀粉样沉积可以在无明显脊柱关节病的情况下导致神经根或脊髓压迫症状。其他周围大关节的破坏性关节病变也往往呈多发性，以关节间隙变窄为特征，伴或不伴关节附近的软骨下骨囊性损害。

3. 囊性骨损害

淀粉样骨损害的特征为多发的、对称性软骨下溶骨性改变，多发生于滑膜关节附近，并常累及邻近关节囊和韧带。髋、腕和肩关节是最常见的受累部位。膝关节附近的囊性病变常累及胫骨髁和髌骨，肩锁关节附近的侵蚀性病变也较常见。发生于股骨颈的淀粉样沉积可导致病理性骨折。

4. 全身性淀粉样变

尽管透析相关性淀粉样变的主要靶器官是肌肉、骨骼组织，但组织学检查亦证实其可沉积于内脏器官，如胃肠道、肝脏、脾脏、心脏、前列腺及内分泌腺等。但这些关节外淀粉样沉积者，程度相对较轻，通常是症状不明显，临床重要性相对不大，但极少数病例也可因此引起肠梗阻、心衰等严重并发症。

透析相关性淀粉样变具有不可逆性，且无特效药物治疗，终止其发展的最有效方法是肾移植。对血液透析患者来说，应每 3 个月监测 1 次血中的 β_2-微球蛋白水平，有条件者可选用生物相容性好的高通量透析器治疗，定期行血液透析滤过治疗，如有不适及时告诉医生，做到早发现、早诊断、早治疗。

二十六、什么是不宁腿综合征？血液透析患者发生不宁腿综合征的原因、临床表现及如何预防与应对？

答： 不宁腿综合征是一种神经感觉运动障碍性疾病，表现为迫切需要进行肢体活动，伴难以描述的不适感，休息或夜间加重，并可在活动后暂时缓解，常会导致睡眠紊乱。研究表明，12％～25％的血液透析患者伴有不宁腿综合征。

1. 临床表现

大部分患者在不宁腿综合征初次发作时未能有效识别，并且不知道不宁腿综合征的疾病特点和临床症状的严重程度。患者主要表现为不能控制地想要活动腿部，绝大部分患者在不宁腿综合征发作时十分痛苦，以独自忍耐为主，甚至因此无法正常睡眠，部分患者甚至因此患上严重抑郁，需要长期服用镇静安眠类药物。

2. 原因

不宁腿综合征发病原因还不十分清楚，可分为原发性和继发性两大类。原发性不宁腿综合征属于中枢神经系统疾病，病因不明，目前的研究认为可能与某些基因有关。继发性不宁腿综合征可出现在缺铁性贫血、孕妇或产妇、肾脏疾病后期、风湿性疾病、糖尿病、帕金森病、周围神经疾病、营养缺乏症、代谢性疾病、多发性硬化、遗传性共济失调等疾病之后。血液透析发生不宁腿综合征可能与高磷血症、高血压、糖尿病、高蛋白饮食等因素有关。

3. 预防和处理

大多数患者的不宁腿综合征属于轻、中度，当重度或腿部不适严重影响入睡和睡眠时，医生会使用药物治疗。但因病因不明，治疗多是对症性的，仅可缓解症状，大多数疗效不错，但根治困难。

治疗目标是减轻或消除不宁腿综合征症状，包括减少夜间腿动次数、减轻腿动幅度、缩短夜间清醒时间、改善日间功能、提高睡眠质量和生活质量。

血液透析患者可以通过行高通量透析、血液透析滤过等治疗方式降低体内毒素水平，静脉注射左卡尼汀、甲钴胺等营养神经；此外，可以通过理疗、针灸、按摩等方式减轻不宁腿综合征的症状。

对继发性不宁腿综合征患者，首先是要治疗原发疾病，随着病因消除，症状可能也会随之消失。此外，日常保养对缓解症状也很有帮助。例如，避免接触刺激性物质，如尼古丁、咖啡因等；适当运动、伸展双腿、睡前洗热水澡、腿部按摩、使用冰袋（腿部有灼热感者）或电热毯（腿部发凉怕冷者）有助于减轻症状，改善睡眠；养成良好睡眠习惯，每天在固定时间上床睡觉和起床，避免白天过度睡眠，等等。

二十七、什么是睡眠障碍？长期睡眠障碍有哪些危害？如何应对？

答： 睡眠障碍是指入睡困难和难以保持正常的睡眠状态。维持性血液透析患者普遍存在睡眠障碍，有研究显示睡眠障碍发生率高达83.1%。睡眠质量直接影响血液透析患者的生活质量及生存率。

长期的睡眠问题会给身体带来很多不良的变化，具体表现为记忆力减退、容易遗忘、注意力不集中和精神焦虑等，还有失眠患者会出现白天头晕、食欲差、消化不良，甚至出现头痛、肢体或面部麻木、呼吸困难、心慌、血压波动、多汗和女性月经不调等症状。

睡眠障碍是透析患者常见的症状之一。据报道，41%～57%的血液透析患者有一种或多种睡眠障碍表现，如入睡困难、夜间容易惊醒、早醒、睡眠呼吸暂停等。

（一）原因

1. 疾病本身因素

严重的躯体疾病是失眠的主要原因，包括尿素氮、肌酐等代谢产物在体内蓄积，导致尿素性皮炎或钙盐在皮肤及神经末梢沉积引起皮肤瘙痒；钙磷代谢紊乱、甲状旁腺激素异常等多因素所致的骨痛；水电解质紊乱、水钠潴留等引起胸闷、头痛等不适；水及毒素进入肠腔，刺激胃肠黏膜，影响消化功能，致使腹胀、恶心等。这些身体的不适症状严重影响了患者的睡眠质量。

2. 透析治疗方面因素

（1）透析并发症　低钙、周围神经病变等可诱发夜间肌肉痉挛和不宁腿综合征，不宁腿综合征引起失眠的概率是正常患者的24.45倍，导致睡眠总质量下降。夜间肌肉痉挛，特别容易发生于脱水较多的老年患者，以下肢小腿多发，严重影响患者的睡眠质量。

（2）透析年限　随着透析时间的延长，各器官不仅因年龄而老化，更因长期受毒素的损害而造成机能下降，直接影响患者的睡眠质量。

（3）透析质量　体内毒素水平如中、大分子物质清除不够可能是导致睡眠障碍的重要原因。高通量透析器对中、大分子毒素清除率更高，可减少中、大分子毒素的蓄积，有益于提高睡眠质量。

3. 心理行为因素

（1）心理问题　主要由社会适应能力下降、人际关系敏感、生活及家庭压力引起，这些因素可导致透析患者情绪焦虑、抑郁、恐惧、紧张，进而导致睡眠障碍。

（2）个人生活习惯　过量饮酒和吸烟是睡眠障碍的独立危险因素；患者白天活动少或者白天睡眠过多也是睡眠障碍的原因之一。

（二）防治措施

1. 养成良好的生活习惯和制定严格的作息时间

保持良好、积极向上的心态，早睡早起、合理的膳食以及调和脾胃，是良好睡眠的前提。戒烟戒酒，不熬夜，保证睡眠充足，避免睡前饮用咖啡或浓茶，晚餐宜早不宜过饱。每天进行适度的运动，能改善疲惫感、身体倦怠、难以入睡等情况。睡前避免观看刺激性新闻、影视，不宜讨论问题，可听听轻音乐，放松心情；透析过程中可看看报纸、书籍，避免白天大量睡眠造成晚上无觉可睡。建立良好的睡眠环境，保证室内温度、湿度适宜，睡前关闭门窗，减少噪音，每晚尽量在同一时间段睡觉，养成良好的睡眠习惯。

2. 规律透析

不要轻易"旷课"和缩减单次透析时间，保证透析治疗的充分性，积极纠正代谢性酸中毒、电解质紊乱、贫血、营养不良等情况，有条件的患者可采取高通量血液透析以及采用血液透析滤过、血液灌流的方式进行透析。

3. 选择合适的药物治疗

在医生的指导下进行药物治疗，选用催眠药物时，需要充分了解睡眠的生理功能、失眠的程度以及个体要求。治疗不是使睡眠依赖药物，而是要用药物重建正常的睡眠。

4. 中医中药治疗

采用耳穴贴压，穴取神门、心、交感、皮质下，可显著改善睡眠；中药足浴也能有效改善老年失眠患者的睡眠质量。

（三）科普小讲堂

治疗失眠的药物有哪些？

1. 服药须知

遵从医嘱，按时按量，不能盲目乱吃药；按需服用，小剂量间断服用，以免产生药物依赖。药物可缩短入睡时间，提高睡眠效率和睡眠质量。长时间的失眠将会导致记忆缺损和下降，所以服用安眠药也并不一定只有坏处，合适地服用安眠药也会给患者带来益处。但失眠只是一个症状，服用安眠药只是对症治疗，如长时间服用，会形成耐受性和依赖性。

2. 常用安眠药物

安眠药根据药物半衰期分为三种，分别是短效药、中效药、长效药。治疗失眠的西药有四大类，即巴比妥类、苯二氮䓬类、非苯二氮䓬类、其他药物。下面分别对四大类药物进行介绍。

① 巴比妥类　小剂量可缓解焦虑，中等剂量可催眠。此类药物容易产生耐受和依赖，不良反应多。目前很少用于失眠症的治疗。

② 苯二氮䓬类　目前使用最广泛的安眠药，这类药物可以缩短入睡时间，减少觉醒，增加总睡眠时间，是安全性、耐受性比较好的安眠药，主要代表药物有阿普唑仑、安定、氯硝安定。

③ 非苯二氮䓬类　这类药物代表有佐匹克隆、唑吡坦。这类药物具有起效快、半衰期短、第二天早晨没有宿醉症状、药物依赖和停药反跳少等优点，是目前推荐治疗失眠的一线药物。

④ 其他药物　如褪黑激素，抗焦虑、抑郁药，对失眠症也有一定的疗效。对于存在植物神经功能紊乱的患者也可以给予谷维素治疗。

二十八、血液透析患者发生慢性便秘的原因，有哪些危害及如何应对？

答： 慢性便秘（chronic constipation，CC）是血液透析患者常见的消化道并发症之一，其发病率高达 61.17％，会增加脑出血、抑郁等并发症的发生，影响患者生存、生活质量。慢性便秘主要表现为便意减少或缺乏便意，想排便而排不出（空排），排便困难费时（超过 10 分钟），每日排便量少（＜35g），排便次数每周少于 3 次。

（一）原因

1. 疾病的影响

消化道症状突出：尿毒症患者最常见厌食、纳差、上腹饱胀、恶心、呕吐、便秘等消化道症状。患者在开始维持性血液透析以后，其病情重、病症更加复杂，透析过程中消化道症状尤为突出。

2. 药物的影响

透析患者常服用的某些药物，如含钙的磷结合剂、铁剂、钙通道阻滞剂、利尿剂，以及其他可能较长期服用的药物，如抗抑郁药、抗组胺剂、抗酸药（包括铝、镁）、非甾体消炎药等，均可能导致便秘。

3. 饮食不当

透析患者因为必须控制透析间期体重的增长，低钾饮食的要求，尤其少尿或无尿患者更为严格地限制水分及水果、蔬菜等食物的摄入，致使肠道内水分、纤维素不足，肠蠕动减弱，易发便秘。

4. 透析影响

水分摄入不足：多数患者出现少尿或无尿，在透析间期需要严格控制入水量、饮水量等，造成水分摄入不足。血液透析过程中，在 4 小时的透析时间内要清除 2～3 天蓄积的毒素和体内过多的水，会造成肠液减少，大便干结，特别当体重接近或低于干体重时，过度超滤不仅可致尿量减少，也可引起或加重便秘。

5. 生活习惯的改变

每周 2～3 次的透析治疗会干扰部分患者的作息规律及排便习惯，透析中出现便意时，由于环境所限，大多采用抑制便意的方法，未能及时排便，久而久之就会导致便秘发生或加重。

6. 休息与运动

日常活动量少，长时间坐位及卧床休息等生活方式，老年人以及存在糖尿病等基础疾病的透析患者更易出现便秘情况。

透析患者日常生活需要控制干体重，不能大量饮水，而便秘又需要大量饮水来润滑肠道、软化粪便。这样就让透析出现便秘的患者很矛盾。

（二）危害

1. 慢性便秘常伴随有腹痛、腹胀、恶心、呕吐、疲倦和头痛等症状，若持续进展，也可导致一系列并发症，如肛裂、直肠脱垂、粪便嵌顿、肠梗阻等。

2. 长期便秘会增加高钾血症的发生率，影响透析中干体重的准确计量和超滤量的正确设定。

3. 粪便长时间潴留在肠道内，粪便中分解的毒素吸收入血液循环还会加重尿毒症症状，用力排便还可诱发心绞痛、心肌梗死、心力衰竭、心律失常、脑出血等严重心脑血管事件，甚至危及生命。

4. 慢性便秘使用刺激性泻药还会导致便秘的恶性循环，增加消化道肿瘤的发病率。

（三）防治措施

1. 放松心态，调整作息

根据透析安排调整排便时间，养成规律的排便习惯，每天坚持蹲坐 10～20 分钟，试行每日在同一时间排便，最好在早饭后 15～20 分钟进行。

2. 合理设定超滤量

控制透析间期体重增长，避免超滤过度，如有便秘情况应及时和医师沟通。

3. 增加富含膳食纤维食物的摄入

膳食中可以补充适量的含麸谷物，减少辛辣油腻食物的摄入。膳食纤维主要存在于植物性食物（水果、蔬菜）中，含量较高的有韭菜、菠菜、芹菜等。

4. 适当增加运动量

日常减少坐卧时间，可进行一些力所能及的体育锻炼，如散步、做操、打太极拳等。活动耐力较差的患者，可借助适当的出行辅助工具或在他人陪同下活动，促进胃肠道蠕动，改善消化功能。

5. 避免滥用泻药

经常服用泻药可导致依赖，加重胃肠功能紊乱，对排便习惯造成毁灭性的影响。建议选择一些温和的润肠药物，如乳果糖或益生菌（如乳酸菌饮料、酸奶类等），可以平衡肠道菌群，帮助消化排便。

6. 腹部按摩操

卧床时间较长的患者，可在家属帮助下做腹部按摩操。具体方法：仰卧位，双腿屈曲，患者自己双手重叠（左手在下，右手在上）置于右下腹，用大鱼际肌和掌根着力沿右下、右上、左上、左下顺时针方向推展按摩腹部，要有一定力度，以下压深度 1～2cm 为宜，幅度由小变大，直至引起肠蠕动。每日 1 次，每次 15～20 分钟，可在便前 20 分钟或餐后 2 小时左右进行。

7. 保持心情舒畅

压力过大会减慢结肠蠕动，造成便秘。避免紧张、抑郁情绪，放下压力，保持轻松快乐、心情舒畅，大便就会通畅。

（四）中医药疗法

1. 药物治疗

中药治疗便秘最有效的方法是辨证施治，就是根据便秘的不同情况处方下药。中医把便秘分为四类，分别是热秘、气秘、虚秘和冷秘。具体辨证用药如下。

（1）热秘，主要表现是大便干硬，口干口臭，腹胀或痛，小便短赤，可用三黄片、黄连上清片进行治疗。

（2）气秘，主要表现是大便秘结，脘腹胀满，嗳气频作，饮食减少，可用枳实导滞丸、木香槟榔丸进行治疗。

（3）虚秘，又分成两种情况，一是气虚便秘，表现是虽有便意，排出困难，便出后大便并不干硬，同时伴有四肢乏力、神疲懒言、食欲不振等症状，可用芪蓉润肠口服液、黄芪颗粒来治疗；二是血虚便秘，主要表现是大便秘结，面色无华，头晕目眩，唇色淡，可用麻仁润肠丸来治疗。

（4）冷秘，老人常见，表现是大便艰涩，排出困难，伴有小便清长、四肢不温、腰膝酸软等症状，可用便秘通口服液、苁蓉通便口服液来治疗。

2. 针灸疗法　包括穴位针刺、埋针疗法等。

（1）热结便秘

诊断要点：大便干结，坚涩难下；面红身热，腹胀腹痛，口干口臭，小便短赤；舌红苔黄或黄燥，脉滑数或滑实。

处方：大肠俞、内庭、大横、曲池。

（2）气滞便秘

诊断要点：大便秘结，欲便不能，便质正常；胁腹胀满，甚则腹痛，嗳气频作，纳食减少；苔薄腻，脉弦。

处方：太冲、阳陵泉。

（3）气虚便秘

诊断要点：大便并不干硬，虽有便意，但排便费力，挣则汗出短气，甚喘促，便后疲乏；面色㿠白，倦怠懒言；舌淡或淡嫩，苔薄，脉虚。

处方：肺俞、脾俞、足三里。

（4）血虚便秘

诊断要点：大便秘结而干；面白无华，头晕目眩，心悸，唇舌淡；舌质淡嫩，脉细涩或细弱。

处方：脾俞、足三里、膈俞。

（5）阴虚便秘

诊断要点：大便燥结，解出困难，状如羊屎；形体消瘦，五心烦热，口干颧红；舌红少苔，脉细数。

处方：太溪、照海。

（6）阳虚便秘

诊断要点：大便艰涩，排出困难；小便清长，夜尿频，腹中冷痛或腰脊酸冷，畏寒肢冷，面色㿠白；舌淡苔白或润，脉沉迟。

处方：肾俞、命门、大横、（灸）神阙。

便秘的病因病机有四方面：第一肠胃积热，第二气机郁滞，第三气血津液亏虚，第四阴寒凝滞。根据病因病机选择适宜的穴位，采取一定的手法进行针灸治疗，可以起到通腑泄热、顺气导滞、益气养血、滋阴润肠及温阳开结等作用。例如，采用泻法针刺天枢穴可以疏泄阳明腑气而通积导滞；针刺大肠俞穴，采用泻法、平补平泻法可以调理大肠气机而润燥通便；针刺合谷穴、曲池穴以清泄大肠实热；采用补法针刺照海穴以滋阴生津等。

3. 其他疗法

（1）耳穴贴压

直肠下段、大肠、便秘点、皮质下、交感。

（2）穴位贴敷

例如，用大黄或芒硝穴位敷贴可以缓解便秘症状。针对轻度的便秘可以贴神阙穴；对于中度的便秘可以贴神阙穴加关元穴；对于长期便秘以及重度便秘的人群，可以把便秘贴贴在神阙穴、关元穴、中脘穴等处。

（3）药浴

中药煎煮后，将药液倒入浴缸，水温调至 40～50℃，泡澡，可以缓解便秘症状。

（五）科普小讲堂

常用通便药物的选择：

1. 目前通便药物大致可分为润滑性通便剂、粪便软化剂、纤维补充剂、团块形成性通便剂、刺激性泻药、渗透性泻药 6 类。

2. 通常可选用粪便软化剂，尤其对于卧床或久坐、大便硬结的患者，常用的药物是多库酯钠。

3. 润滑性缓泻剂（液体石蜡），可改变粪便的硬度，阻止肠黏膜吸收水分，但长期使用会妨碍脂溶性维生素的吸收，宜偶尔睡前服用。

4. 刺激性泻剂（番泻叶、大黄等）含有的蒽醌苷类在肠道内被细菌最终分解为蒽酮，会导致电解质紊乱和结肠黑变病，滥用可产生依赖性和耐药性，引起泻剂性便秘。

5. 渗透性泻药常见的有山梨醇（开塞露）、乳果糖（杜密克）和盐类通便剂等，可使肠内渗透压增高，肠腔内水量增加，便于粪便排出。但必须监测电解质，不可长期使用。

第 8 章

血液透析运动管理

一、运动可以分为哪几类？

答：运动按照运动时肌肉收缩的能量来自有氧代谢还是无氧代谢，可分为有氧运动和无氧运动。

1. 有氧运动

又称需氧运动，指的是轻度至中强度的运动，在运动的过程中人体需要氧气提供能量以保持肌肉不断收缩。有氧运动包括快走、慢跑、游泳、骑车、打羽毛球等。

2. 无氧运动

指的是大强度、短时间的等张运动，是肌肉在"缺氧"的状态下高速剧烈的运动。无氧运动大部分是负荷强度高、瞬间性强的运动，所以持续时间短，而且疲劳消除的时间也慢。无氧运动包括举重、短跑、跳远、俯卧撑、快速仰卧起坐等。

二、透析患者运动时如何选择合适的衣服和鞋类？

答：透析患者应该选择合适的衣物和鞋类进行运动。衣服应尽量选择低领、宽松、便于穿脱、有拉链或扣子的开衫，这是因为在透析过程中需要穿刺内瘘或使用导管，以及测量血压，如果衣服太紧或太厚，将影响穿刺、开管和测量血压。透析患者也需要选择舒适的防滑鞋，以免发生跌倒。糖尿病患者容易发生足部并发症，应选择平底、透气、材质较软的鞋子，如发生足部不适，应尽快到内分泌科或肾内科就诊，及时治疗。

三、血液透析患者如何在运动过程中合理选择，确保运动的安全性？

答：2019 年《我国成人慢性肾脏病患者运动康复的专家共识》推荐慢性肾脏病患者每周保持中等强度的运动，每天 3～5 次，每次 30～60 分钟。

有比较严重心脏疾病的透析患者、血压不稳定的透析患者应谨慎选择运动方式，建议选择有氧运动，例如散步等。糖尿病透析患者应该谨慎选择运动方式，因为运动时会增加肌肉对葡萄糖的吸收，导致血糖水平降低，运动的强度和运动时间会直接影响血糖水平，因此建议患者在运动前后进行血糖监测，以防在运动期间血糖急剧下降导致低血糖或其他严重并发症发生。还有一些患者，例如静息状态下呼吸急促并有明显水肿的患者，体温高于 38℃或有其他急性感染的患者更建议选择先卧床休息。身体整体状态较好、自我感觉舒适的透析患者适合做一些有氧运动、抗阻运动和灵活性运动，例如柔软体操、散步、伸展运动、太极拳、八段锦等。具体的运动强度、运动量以及运动方式还需要参考患者的病情和生活习惯制定。

四、运动锻炼的作用

答：

1. 增强心肺功能

心肺功能的强弱，是人体耐受力的基础，心脏功能不好的人经常走两步都会喘气，甚至只能卧床不能走动。我们可以通过有氧运动锻炼心肺功能，透析患者可以根据自己的身体状况，在医生的指导下加强有氧锻炼，能有效预防心脑血管疾病。

2. 加强核心肌群的力量

核心肌群是指位于腹部前后环绕着身躯，负责保护脊椎稳定的重要肌肉群，主要包括腹直肌、腹斜肌、下背肌和竖脊肌等肌肉群。所有的运动，包括日常的行走、站立都需要核心肌群的稳定作用，加强核心肌群力量，可以预防跌倒的发生。透析病人可选择相对安全的方式进行锻炼，在自己耐受及没有不适的前提下进行卷腹、飞燕式和平板支撑等动作。

3. 促进关节健康

古语"筋长一寸，寿延十年"，借助拉伸动作训练，综合对关节、肌肉进行活动和拉伸，有助于减少关节、肌肉的粘连性，促进关节健康。拉伸训练对身体最大的好处就是提高手脚灵活性。

4. 提高内瘘功能

大部分透析病人被要求进行内瘘锻炼，该锻炼就是一种局部肌肉锻炼。内瘘锻炼能够保证血液循环，还能维持手指的灵活性能，如若条件允许，应当连同上臂一起锻炼，确保回心血流所经过的血管都得到充分锻炼。当内瘘血流减弱、内瘘功能下降时，在对侧手臂建立内瘘前进行局部肌肉锻炼，提前扩张血管，可增加内瘘手术成功率，减少并发症。

五、血液透析患者实施运动疗法的原则？

答： 国内相关指南推荐：有条件的透析中心，应建议并鼓励患者积极参与定期规律的运动锻炼，在康复医师的指导下对规律透析的患者，每 6 个月评定 1 次，以 FITT（frequency：频率；intensity：强度；time：时间；type：方式）原则制定个体化运动处方。

1. 运动频率

每周 3～5 次，每次运动时间为 30～60 分钟。

2. 运动强度

中低强度的运动为宜，即心率以不超过最大心率的 60%～100% 或主观疲劳感觉评分 12～16 分，即自感稍累，但又不精疲力竭的状态。

3. 运动时间

（1）非透析期　饭后 2 小时，至少睡前 1 小时，早晨与傍晚为佳。

（2）透析期运动　透析治疗过程的前 2 小时或治疗过程中。

4. 运动方式

可为以下一种或多种方式联合。

（1）灵活性运动　如颈关节、上下肢关节、髋关节等。

（2）有氧运动　非透析期，如行走、慢跑、游泳、保健操、太极拳等；透析过程中，如脚踏车等。

（3）抗阻力运动　透析期与非透析期均可进行非内瘘侧上肢或双上肢举哑铃、弹力带训练、进行性脚踝负重、阻力带训练、膝盖伸展运动、髋关节屈曲、踝伸展运动、递增式的仰卧抬腿等抗阻力运动。

六、血液透析患者运动现状及阻碍

1.血液透析患者运动现状

血液透析患者体力活动水平较常人显著下降，为同龄健康人群的50%甚至更低，且持续降低，平均每月降低约3.4%，其活动形式也多以轻体力活动为主。长此以往，患者肌肉功能逐渐减退，尤其是下肢运动功能下降明显，使得活动进一步受限，出现恶性循环。有研究表明，相比久坐的健康人群，血液透析患者的活动量更少，而且约51%的血液透析患者运动频率＜1次/周，38%的患者每周参与轻度运动锻炼＜15分钟。有调查显示，超过30%的血液透析患者在过去一周内，每次不间断的步行时间均少于10分钟，极少数人从事剧烈的体育活动。

2.阻碍血液透析患者活动的因素

（1）心理因素 有些患者怕在运动过程中发生高血压、低血糖、跌倒、碰撞出血等意外，因此不敢参加运动锻炼。

（2）疾病因素 肾衰竭本身也会导致患者出现疲倦、乏力等不适感，有研究显示，大于80%的血液透析患者存在中、重度的疲乏感，即使给予充足的休息也难以缓解。疲乏感会让患者失去运动的兴趣。

（3）透析相关影响因素 有些患者透析中发生低血压或低血糖，会出现头晕、心悸等不适症状，透析后需要休息才能缓解；有些患者每次透析后都有不同程度的疲劳感，导致其无法坚持运动锻炼；有些患者由于颈静脉或股静脉插了深静脉导管，导致身体活动受限，不能随心所欲地活动。

（4）并发症 有些血液透析患者不仅有肾脏衰竭这一种病，可能还合并其他比较严重的疾病，如心脏病、肺气肿、肿瘤等；有些血液透析患者的肾脏病并发症恶化也会导致活动受限，如长期甲状旁腺功能亢进导致的自发性骨折、严重的贫血等。

（5）患者依从性差 有些患者依从性差，缺乏自律性，无法根据医护人员的指导进行有计划的运动，这可能与缺乏持续、有效的监督有关。

（6）其他因素 目前仍缺少系统的血液透析患者运动实践指南等。

七、血液透析患者日常运动方式

（一）散步

1.运动量

每周5次以上，每次半小时，约3000米。包括：①普通散步：每分钟60～90步；②快速散步：每分钟90～120步；③背向散步：两手背放于肾俞穴处，缓步倒退；④摩腹散步：配合柔和的腹部按摩。

2.注意事项

①手臂摆动不要过大；②最好在饭后进行。

（二）游泳

1. 运动量

每次持续最好不超过 100 米，每天最好不超过 1000 米。

2. 注意事项

不应在饭后一小时内进行；做好充分的准备活动，以避免发生肌肉痉挛和感冒；游泳后洗澡；最好滴一些眼药水。

（三）球类

1. 运动量

主要以乒乓球、羽毛球（不打比赛的）等为主，每次运动 20～40 分钟。不提倡排球、篮球等较剧烈的运动。

2. 注意事项

不应在饭后 1 小时内进行；充分准备，以避免发生关节损伤；不打比赛，纯娱乐即可。

（四）踢毽子

踢毽子时，以下肢肌肉的协调运动为主，主要通过抬腿、跳跃、屈体、转身等运动，使腰、腿、腹等部位的肌肉得到很好的锻炼。踢毽子时，由于身体各部位在不断运动，能够促进血液循环和新陈代谢，增加机体的协调性、柔韧性和灵活性。

1. 运动量

每次运动 30 分钟左右，可以一个人运动，也可以多个人一起运动。

2. 注意事项

充分准备，以免拉伤肌肉；饭后 1～2 小时或者餐前无饥饿感时进行；腿脚不灵便的老年人慎做此类运动。

（五）有氧踏车运动

1. 运动方式

采用卧式固定自行车装置进行透析中有氧踏车运动（见图 8-1），每周 3 次，每次 45 分钟，持续 12 周。

2. 运动分为 3 阶段

（1）热身阶段

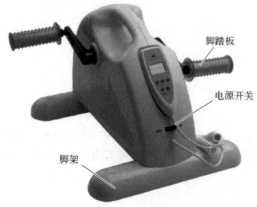

脚踏板

电源开关

脚架

图 8-1　有氧踏车

① 运动前医护人员会对患者的身体健康情况进行评估，再根据患者的实际情况制定个性化的运动模式。

② 应用智能运动车，运动模式有 3 种：被动、主动、抗阻。

③ 首先进行被动热身运动，运动前需测量患者的脉搏、血压与心率等。采取舒适的平卧位，在床尾固定智能运动车，然后进行大约 5 分钟的热身运动。

（2）有氧运动阶段

进行 20 分钟的主动或抗阻运动，渐进式地增加阻力负荷，持续做脚踏车运动。

（3）放松阶段

渐进式地减慢速度、阻力，在运动车的最小功耗下放松腿部，时间大约为5分钟。

（六）颜氏健身操

① 转动头部。顺时针10次，逆时针10次。

② 转动手臂。向前25次，向后25次，甩手25次。

③ 抓手扩胸100次。

④ 后仰。整个上半身后仰25次。

⑤ 转动腰部。向左25次，向右25次。

⑥ 俯腰25次。

⑦ 踮起脚跟25次。

⑧ 踢腿。左腿25次，右腿25次。

（七）预防疼痛关节操

① 颈部　双手交叉抱后脑，头往后仰，然后慢慢向前作点头状，前后往返10分钟。

② 肩关节　两手握拳平置于胸前，掌心朝下，外展伸直转至掌心向上，往返10分钟。

③ 膝关节　取坐位，双足着地，用双手示指、中指分别按摩内、外膝眼10分钟，手法要轻重适宜。

（八）有助于睡眠的运动

平身端坐，以意导气，引气下行；息息归根，意守丹田；默念安静，切勿间断。坚持一分钟。

盘腿静坐，双手交叉于腹部，手心向内，意守丹田（见图8-2）；然后取"安乐眠"睡势，即右侧卧位，右手掌垫于右侧耳部，右腿略伸直，左腿放在右腿上，以舒适为宜，然后左手掌放在左腿上，意守下丹田，缓缓入睡。

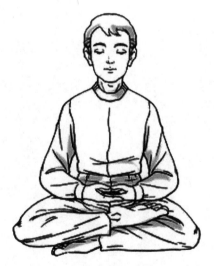

图8-2　静坐图

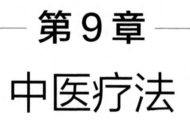

第 9 章

中医疗法

一、中医的九种体质的辨证调理

答： 中医对体质的论述最早见于《黄帝内经》，将慢性肾脏病不同临床表现归为"肾衰""虚劳"等，发病部位主要涉及脾、肾、心、肺、肝、三焦等，病因病机以虚实夹杂、本虚标实为主。中医体质可分为9种基本单一证型：平和质、气虚质、阳虚质、阴虚质、痰湿质、湿热质、血瘀质、气郁质和特禀质。不同体质类型的特点各不相同。

1. 平和质

平和质是最稳定、最健康的体质。此类体质的人先天身体健康，后天保养得当，因此表现为面色红润、体态匀称、目光有神、口齿清晰、健壮有力、极少生病。性格积极乐观、豁达开朗，对环境的适应力较强。

2. 气虚质

体内元气不足，可导致体力和精神力均不佳，常表现为舌淡苔白，脉虚弱；四肢乏力、腰膝酸软、头晕心悸、易出汗；搬运重物或重体力劳动后大汗淋漓、浑身酸痛无力，需很长时间才能缓解。体态常过于消瘦或肥胖，不耐风寒，换季多感冒。平时可多吃具有益气健脾作用的食物，如黄豆、白扁豆、鸡肉、泥鳅、桂圆、蜂蜜等。一些有耗气作用的食物应尽量避免，如槟榔、空心菜、生萝卜等。运动方面，宜以柔缓运动，如散步、打太极拳、八段锦等为主，不宜进行过于剧烈的运动。

3. 阳虚质

体内阳气不足，可导致畏寒怕冷、手脚冰凉、易脱发、不喜欢冬天；小便清长、大便稀溏、夜间多尿、头晕耳鸣、腰膝酸软；舌淡，脉沉迟；精神萎靡，抵抗力差。这类体质的人可多吃甘温益气的食物，如牛羊狗肉、葱、姜、蒜、花椒、鲫鱼、韭菜、辣椒、胡椒等。少食生冷寒凉食物，如螃蟹、田螺、豆腐、苦瓜、香蕉、梨、西瓜、冰淇淋、冰镇饮料等。做一些舒缓柔和的运动，如慢跑、散步、打太极拳。多与人交谈，多听一些激扬、高亢、豪迈的音乐，以调节自身情绪，提高兴奋度。

4. 阴虚质

与阳虚质相反，因体内阴气不足，可导致喜冷厌热、好吃冷饮；舌红苔少，脉细数；身体消瘦，手足发热，皮肤干燥缺水，小便黄，大便干燥易便秘；头晕眼花，盗汗失眠；性格暴躁易怒。这类体质的人平时可多吃甘凉滋润的食物，如瘦猪肉、鸭肉、龟、鳖、百合等。少食羊肉、狗肉、韭菜、辣椒、葱、蒜、葵花籽等性温燥烈的食物。

5. 痰湿质

体态肥胖，身体浮肿，尤其是腹部脂肪多，喜好甜食；油光满面，易生痘痘痤疮；精神疲倦、懒惰嗜睡，头发易出油；口中黏腻、大便稀溏夹有黏液；舌淡红，苔白厚腻，脉濡滑。常伴有高血压、高血脂、高血糖，且易患内分泌疾病。这类体质的人饮食方面要注意少食肥肉及甜、黏、油腻的食物，酒类也不宜多饮，切勿过饱。痰湿型体质的人多形体肥胖，身重困倦，平时应坚持体育锻炼，通过运动出汗可把体内的一部分湿气排出体外，散步、慢跑、球类、游泳以及各种舞蹈、瑜伽均可选择，运动量应逐渐加强。

6. 湿热质

体态中等，面色发黄，T区出油严重，甚至有酒糟鼻；经常感觉口苦口干，胸闷气短，身重困倦，小便短黄，大便黏腻；舌红，苔黄腻，脉象多见滑数；皮肤瘙痒，易患各种皮肤疾病；会莫名其妙地感觉很热，出汗后吹风扇也很难缓解。常见于居住在潮湿环境中，喜欢饮酒、吃烧烤、食用辛辣食物的人群。这类体质的人饮食宜清淡，多吃甘寒、甘平的食物，如绿豆、空心菜、芹菜、黄瓜、冬瓜、藕、西瓜等。少食辛温助热的食物，如韭菜、大枣、羊肉、辣椒、生姜等，戒除烟酒。避免熬夜、过于劳累。盛夏暑湿较重的季节，要减少户外活动。适合做大强度、大运动量的锻炼，如中长跑、游泳、爬山、各种球类等。

7. 血瘀质

肤色暗淡、色素沉着；神情呆板，双目无神，健忘，皮肤干燥，牙龈出血，体表表现明显，血液淤积的地方容易出现暗紫色、青紫色甚至丘疹；舌质多紫暗或偏暗，有瘀斑，舌底络脉（舌下静脉）曲张或怒张，脉涩或弦。典型的表现是女性月经有血块。这类体质的人可选择多食山楂、红糖、黑木耳、黑豆、白萝卜、胡萝卜、金橘、橙、柚、桃、李子、醋、玫瑰花、绿茶等，这些食物有活血、散结、行气、疏肝解郁的作用。另外，坚持每日喝少量的红酒也可以起到活血化瘀，从而软化血管的作用。保证足够的睡眠，但不可过于安逸。运动是最简单、有效的活血方式，可以改善血液的高凝状态。

8. 气郁质

常常心情低落，爱生闷气，毫无理由地感到抑郁、悲伤，因长期郁闷不得解、心情不畅，导致气机郁滞，血液循环受损，身体健康受到危害。表现为身体偏瘦、面色发黄、神经衰弱、敏感多疑，少数有肝病或肿瘤。

9. 特禀质

主要是患有遗传病或先天性疾病的人群，如过敏体质、红绿色盲、唐氏综合征、先天畸形等。

慢性肾脏病中医辨证往往表现为由两种及两种以上的证型构成的复合证型，指南建议从辨识单一证型入手，通过单一证型的多元组合，可便捷辨识慢性肾脏病的复杂证型。

二、中医对肾的理解

答： 中医对肾的理解有别于西医，西医认为肾脏是成对的扁豆状器官，长 10～12cm，宽 5～6cm，厚 3～4cm，重 120～150g，是一个解剖学的概念，肾属于泌尿系统的一个器官。

中医认为五脏（心、肝、脾、肺、肾）是胸腹腔内之组织充实致密，并能贮存、分泌或制造精气的脏器，肾位于腰部脊柱两侧，左右各一。《素问·脉要精微论》说："腰者，肾之府。"中医认为肾是一个功能性的概念。

肾主藏精，主水，主纳气。由于肾藏先天之精，主生殖，为人体生命之本原，是人体的根基；肾气的虚实变化，主宰人一生的生长发育，故称肾为"先天之本"。肾精化肾气，肾气分阴阳，肾阴与肾阳能促进、协调全身脏腑之阴阳，故又称肾为"五脏阴阳之本"。肾藏精，主蛰，故又称为封藏之本。

在中医的角度，肾不单单是一个器官，更像是一套系统，肾在水液代谢中起主要作用，能把喝进去的水输送到各个脏腑组织，也可以把各个脏腑组织代谢后的浊液排出体外。

肾主纳气，中医认为肺吸入的"气"须下归于肾，呼吸才能通畅。

在五行学说中，肾在体合骨，生髓，通脑，其华在发，在窍为耳及二阴，在志为恐，在液为唾。足少阴肾经与足太阳膀胱经相互属络于肾与膀胱，相为表里。肾在五行属水，为阴中之阴，与自然界冬气相通应。

三、血液透析患者的体质特点

答： 多项研究表明，尿毒症患者的中医体质以阳虚质、血瘀质、痰湿质为多见，可能夹杂其他体质。

透析患者主要症状按出现频数由高到低排列前十位的分别是口干咽燥，皮肤瘙痒，畏寒肢冷，倦怠乏力，腰酸膝软，不寐多梦，面色晦暗，手足抽搐，大便干结，口中黏腻。血液透析患者普遍肾元不足、肾气亏虚，加之患者透析前多有蛋白尿病史，精微下注，饮食中蛋白摄入不足，造成营阴不足。而透析治疗又需超滤脱水以使体重维持在干体重，在这"祛邪"过程中，体内代谢的废物和多余的水分虽可以得到清除，部分临床症状也可暂时缓解，但其水液的清除是在较短时间内完成，体内的蛋白质、氨基酸、水溶性维生素和部分微量元素也随之流失，特别是血细胞、血红蛋白的损伤较为明显，故造成阴液亏耗之候，患者常有口干咽燥、皮肤瘙痒、乏力、大便干结等阴虚之象。

四、血液透析患者常见中医辨证分型有哪些？

答： 1. 肝肾阴虚证

是指肝肾两脏阴液亏虚，阴不制阳，虚热内扰所致的证候。多由久病及肾，或情志内伤，或房劳太过，或温热病后期，损伤肝肾之阴等引起。常见症状为头晕目眩，耳鸣健忘，失眠多梦，腰膝酸软，胁肋胀痛，口燥咽干，五心烦热，颧红盗汗，男子遗精，女子经少，舌红少苔，脉细数等。此类患者可以采取简单自我护理措施：①外敷药物：使用枸杞子、吴茱萸等捣烂敷胁下或涌泉穴。②推拿按摩：用指腹轻摩胁下10分钟，用大小鱼际揉按肾俞穴、肝俞穴，来回30～50次，然后在背部轻揉。

2. 脾肾阳虚证

是指脾肾阳气亏虚，虚寒内生，以久泻久痢、水肿、腰腹冷痛等为主要表现的虚寒证候。脾肾阳虚常见于肥胖、鼓胀等疾病。脾肾阳虚证的病因病机多由脾、肾久病耗气伤阳，或久泻久痢，或水邪久踞，导致肾阳虚衰不能温养脾阳，或脾阳久虚不能充养肾阳，终因脾肾阳气俱伤而成。脾为后天之本，肾为先天之本。脾主运化水谷精微，须借助肾阳的温煦，肾脏精气亦有赖于水谷精微的不断补充与化生。脾与肾，后天与先天，相互滋生、相互影响。

3. 阴阳两虚证

是指阴阳俱虚所出现的一系列虚弱症状的概称。本证多因久病不复，阴阳俱损，或阳损及阴，或阴损及阳所致。阴阳两虚证常见于许多疾病的后期，并多以脏腑的病变为基础，故阴阳两虚证往往表现为某些脏腑的阴虚、阳虚证候。治疗上需注意阴阳同补，标本兼顾。

4. 脾肾气虚证

是指脾肾气虚，推动无力，不能运化水湿，终致痰湿凝聚，阻于尿路所表现出来的尿频、滴沥不畅、神疲乏力、舌淡、苔白、脉细无力一类病证。在日常生活中，患者首先注意不要憋尿，保持大便通畅。其次，要慎起居，避风寒，忌饮酒及少食辛辣刺激性食物。

5.气阴两虚证

是指以神疲乏力、口干少饮、舌质红或淡、脉细弱为主要临床特征的一类病证。在日常生活中，要保持心情愉快，保养精气，劳逸结合，养成良好的生活、饮食习惯，并戒烟戒酒。此外，还需食用一些易于消化并且有营养的食物，禁食辛辣腌炸、海膻发物，适当参加锻炼。

透析病程在6个月内的患者以脾肾阳虚证为最多，透析病程7~24个月的患者以肝肾阴虚证为最多，透析病程超过25个月的患者以阴阳两虚证为多。终末期肾病患者在进入血液透析的初期，临床症状虽然得到改观，但是体内尿毒症毒素积聚及水钠潴留的病理状态尚未完全缓解，湿浊之邪留滞体内，阻碍中焦运化，所以中医证型仍以脾肾阳虚为主；随着透析龄的逐渐增加，血液透析的充分性有所提高，贫血、低蛋白血症等症状逐渐得到改善，但营阴亏耗，故易出现肝肾阴虚证候；而长期维持性血液透析患者正气受损过度，伴随着透析并发症的出现，又呈现出阴阳两虚证型为主的分布趋势。慢性肾小球肾炎中医证候以肝肾阴虚及阴阳两虚为主，糖尿病肾病以脾肾阳虚为主，高血压肾病以脾肾气虚为主。

五、血液透析患者如何通过中医疗法养生？

答： 中医是我国几千年以来传下来的医学瑰宝，虽然对透析患者来说，目前不管用何种中医疗法都无法替代透析或者肾移植的作用，但是科学合理地运用中医疗法，能够预防一些疾病或透析并发症，避免血液透析患者身体情况的进一步恶化。因此，患者在有条件的情况下，了解一些基础的中医养生知识，选择性地接受一些中医疗法，将有助于缓解某些疾病的症状，提高生活质量。《黄帝内经》是我国现存的最早的中医学理论著作，奠定了人体生理、病理、诊断以及治疗的认识基础，该书内容较易理解，有兴趣的患者可以选择阅读和学习。后面我们将介绍一些常见的、适合血液透析患者的中医疗法或养生方法。

六、艾灸穴位篇

答：《本草从新》曰："艾叶苦辛，生温熟热，纯阳之性，能回垂绝之元阳，通十二经，走三阴，理气血，逐寒湿……以之灸火，能透诸经而除百病"。清代吴亦鼎云："灸者，温暖经络，宣通气血，使逆者得顺，滞者得行"。艾灸疗法是运用艾绒燃烧，以火之热及药物作用，通过经络传导，达到温通气血的治疗目的。艾灸疗法既可补阳又可调阴，有畅通经络、温散寒湿等作用，是生活中常见的中医操作。特别是对正气不足、免疫功能低下者，有温补正气、提高机体免疫功能的作用。很多人应用了保健灸法后感到精力充沛、思维敏捷，达到了防病保健的功效。对于透析患者而言，艾灸能改善患者们的营养状态，防止便秘，预防低血压。

艾条是由艾叶制作而成，一般可在药店或网上购买，艾条灸实施相对简单，对技术要求低，透析患者可尝试在家中施灸。

（一）艾条灸的实施步骤

1.选择正确的艾条

因为每个人的体质和身体状况都不同，因此要找到适合自己的艾条，如果不清楚自己适合哪种艾条，可以选择纯艾条进行艾灸，效果会更好。此外，也可以根据自己的需要选择长艾条或短艾条。

2. 选定穴位

在家里做艾灸时要确定治疗的方向，确定需要艾灸的穴位位置，病人可以通过学习或购买穴位图来确定穴位。一般情况下，艾灸主要是针对足三里穴、三阴交穴、涌泉穴等保健大穴进行。

3. 艾灸的操作步骤

在确定穴位的位置之后，可以进行艾灸。艾灸的方法有直接灸、间接灸、悬灸等。值得注意的是，对操作人员注意力要求较高，稍不注意就会有皮肤烫伤的危险。所以建议自己在家做艾灸时最好使用艾灸工具，这样才能达到艾灸的治疗效果，同时又不会对皮肤造成伤害。

家中艾灸的操作难度并不大，但家中艾灸的时间不宜过多，一般一周三次即可。在家中自己做艾灸，除了一定要注意安全，避免被艾条烫伤外，也要避免艾条乱放引发火灾的可能性。对于刚开始进行艾灸的朋友，可以先到医院、中医馆体验一下艾灸的操作过程和疗效，然后自己做练习，这样比较简单。

（二）艾条灸的注意事项

1. 实施艾灸前准备好灭火物品，以及烫伤膏；避开易燃易爆物品，并在通风处实施操作。

2. 施灸时，要注意安全，防止艾绒脱落，烧损皮肤或衣物。

3. 凡实证、热证和阴虚阳旺、阴虚发热体质之人一般不用灸法。正如《伤寒论》中指出："微数之脉，慎不可灸。……火气虽微，内攻有力，焦骨伤筋，血难复也。"说明灸法用之不当也可产生不良后果。

4. 颜面五官和有大血管的部位不宜施瘢痕灸法。

5. 孕妇的腹部和腰骶部不宜施灸。

6. 施灸后，若局部皮肤出现微红灼热，属于正常现象，无须处理。若施灸过量、时间过长，局部出现小水疱，只要注意不擦破，可任其自然吸收。水疱较大，可用消毒后的毫针刺破水疱，放出疱液，然后再涂以碘伏，并以纱布包敷，预防感染即可。若出现感染，则宜找医生处理。

（三）如何寻找合适的穴位？

穴位是人体脏腑经络气血输注于体表的特殊部位，艾灸不同穴位能起到不同作用。例如需要防病保健的透析患者，本书推荐手三里和足三里（见图9-1），采用温和灸：点燃艾条，悬于穴位上方2～3cm，每穴灸5～10分钟。

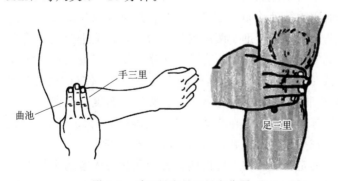

图 9-1　手三里和足三里穴位图

如若患者们有便秘或者低血压的问题，本书推荐关元、足三里、三阴交（见图 9-2），采用温和灸：点燃艾条，悬于穴位上方 2～3cm，每穴灸 5～10 分钟。

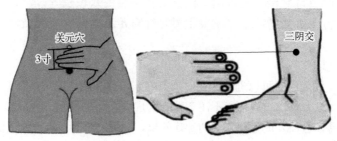

图 9-2　关元穴、三阴交穴位图

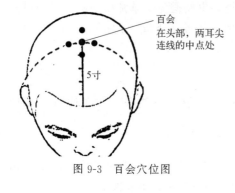

图 9-3　百会穴位图

当透析患者睡眠不佳时，可尝试艾灸百会穴（头顶正中线与两耳尖连线交叉处）（见图 9-3）。中医认为，脑为元神之府，与人体睡眠状况密切相关，刺激百会穴能对元神之府产生调节作用，可疏风散寒、升阳固脱、安神健脑、镇惊熄风、清热开窍。先回旋灸 2 分钟，预热局部皮肤。再应用戴帽式艾灸盒固定于百会穴处，插入点着的艾条，施行温和灸，1 次/日，20 分钟/次，连续治疗 7 天。艾灸之后在百会穴位置先用拇指轻柔按压 5 分钟，再用掌跟轻柔按压 5 分钟，每次按摩需要在艾灸之后，1 次/天，10 分钟/次，连续治疗 7 天。

七、艾灸内瘘篇

答： 众所周知，内瘘被称为血液透析患者的生命线，内瘘的质量及寿命直接影响患者的预后和生命质量。但是一周三次、每次两针的穿刺，难免会造成内瘘血肿、血栓的形成等意外情况；除此之外，高龄、糖尿病、肥胖、水肿、缺乏运动的患者由于血管条件差，也会增加穿刺的难度，影响内瘘使用的寿命。最新研究显示，术后一年和两年的初级通畅（无须干预，直接使用内瘘）率分别为 60% 和 51%，次级通畅（干预后才能使用内瘘）率分别为 71% 和 64%。

中医认为，透析中反复穿刺损伤血管，容易出现皮下瘀血，瘀血闭阻，气血运行不畅，不通则痛，同时气血影响精液输布，且瘀血蕴久化热可导致局部红肿。

在内瘘成熟前艾灸内瘘，有助于刺激内瘘血管修复，促进内瘘血液循环加快，从而促进内瘘的成熟；在内瘘使用后艾灸内瘘，有助于刺激经络、畅通气机、活血化瘀。

当内瘘手术完成后，内瘘还没成熟时，我们可以尝试在内瘘侧肢体距离瘘口向心端 10cm 范围内，距离皮肤 2～3cm，以患者自觉温暖舒适为度，行温和灸，可以减少内瘘侧肢体麻木、发冷、疼痛等缺血情况。在非透析日艾灸内瘘，每周 3 次，每次 30 分钟，可以增加内瘘穿刺成功率，减少瘀血及血肿，从而减轻患者痛苦。

另外，手三阴经的走行位置在手臂内侧，常常和我们内瘘的走行重合。有研究显示，艾灸手三阴经可能有助于提高上肢内瘘的成熟率和长期通畅率。我们可以采用循经艾灸，即沿经络方向，反复单向艾灸。

八、耳穴篇

答： 睡眠，是人类最基本的生理需求之一。人的一生中，睡眠占了近1/3的时间，睡眠的质量好坏与人体健康与否有密切关系。中医认为，血液透析患者失眠与心、脾、肝、胆、肾等脏腑的气血失和、阴阳失调有关，其病机变化不离虚劳虚烦、阴阳失交。

（一）耳穴压贴法的由来和作用

《灵枢·口问》曰："耳者，宗脉之所聚也"。元代《卫生宝鉴》谓："五脏六腑十二经脉有络于耳者"。《灵枢·邪气脏腑病形》中指出："十二经脉，三百六十五络，其血气皆上于面而走空窍，其别气走于耳而为听"。耳穴是人体四肢百骸、五官九窍相沟通的部位，与人体的生理病理密切相关。现代研究表明，耳作为一个局部器官，含有丰富的神经、血管、淋巴，因此耳内的阳性反应点（耳穴）可以反映和治疗人体的某些疾病，经过刺激耳穴能够引起大脑网状系统的正常有序化的激活，减弱或抑制了原有的病理兴奋灶，使大脑皮层细胞的兴奋和抑制趋于平衡，使病理性的睡眠状态向正常的生理性睡眠状态转化，起到改善睡眠的作用。因此，刺激相应部位的耳穴，具有通经活络、调节阴阳、调和脏腑功能，能起到镇静安神的作用。王不留行籽本身具有活血祛瘀、通经活络之功效。王不留行籽按压耳穴产生缓慢持续的良性刺激，具有疏通经络、调节脏腑功能，使机体达到阴平阳秘的动态平衡状态，从而达到改善睡眠状况的目的。

（二）血液透析患者耳穴压贴法的常用穴位

1. 主穴

神门、心、交感、皮质下。

2. 配穴

（1）肝郁化火型　肝、耳尖（表现为头热脸红、耳鸣、情志不遂、心烦意乱、睡眠质量下降甚至失眠、暴躁易怒、胁痛口苦、眼干、眼涩、视物模糊、头目胀痛、眼睛分泌物增多、口苦咽干、面无血色、舌质淡、脉弦细等）。

（2）痰热内扰型　脾、内分泌（表现为不寐，急躁易怒，严重者彻夜不寐，胸闷胁痛，口渴喜饮，不思饮食，口苦咽干，目赤耳鸣，小便黄赤，或头晕目眩，头疼欲裂，大便秘结。舌质红，苔黄，或苔黄燥，弦数）。

（3）阴虚火旺型　肾、膀胱（表现为五心烦热、颧红、失眠盗汗、口燥咽干、眩晕、耳鸣、舌红少苔、脉细数等）。

（4）心脾两虚型　脾、小肠（表现为心悸怔忡、失眠多梦、健忘、食少、腹胀、大便稀溏、倦怠乏力、或见崩漏、便血、皮下出血、舌淡、脉细弱等）。

（5）心胆气虚型　胆、枕（表现为不寐多梦，易于惊醒，胆怯恐惧，遇事易惊，心悸气短，倦怠，小便清长，或虚烦不寐，形体消瘦，面色㿠白，易疲劳，或不寐心悸，虚烦不安，头目眩晕，口干咽燥。舌质淡，苔薄白，或舌红，脉弦细或弦弱）。

（6）阴虚火旺型　肝、肾、内分泌（表现为心烦失眠、口燥咽干、盗汗遗精、性欲亢进、两颧潮红、小便短黄、大便干结，或咯血、衄血，或舌体、口腔溃疡，舌红少津，脉细数等）。

（三）耳穴压贴的操作方法

先用探棒按压所取穴位，寻找最敏感点，按压片刻，使用压痕作为压豆时的标记。将耳廓常规消毒，以王不留行籽（见图9-4）粘于剪好的0.5cm×0.5cm的医用氧化锌胶布中点，贴压在所取耳穴上，对准压痕贴敷好，并用适当的指力每穴按压1～2分钟，使之产生酸麻胀痛热感，嘱每日自行按压4～5次，刺激强度以患者感觉酸胀、麻木、灼热，能耐受为度，每天睡觉前30分钟必须按压1次。每次选贴一侧耳穴，两耳交替贴压，隔2日换1次。

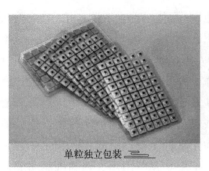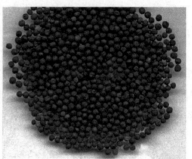

单粒独立包装

图9-4 王不留行籽

（四）耳穴压贴的注意事项

注意防止胶布潮湿和污染，以免引起皮肤炎症；如果耳廓有皮肤损伤或冻疮则不宜贴压，以防感染；个别患者对胶布过敏，可改用防止过敏的纸胶布贴压。

九、中药技术与内瘘

答： 动静脉内瘘是血液透析患者的生命线，动静脉内瘘功能的好坏直接关系到透析治疗是否能顺利完成并达到预期效果。内瘘的保养工作对患者来说是一项持续而艰巨的任务，内瘘的保养主要是依靠患者居家自我护理。下面我们将推荐几种简单、有效的中医技术帮助患者居家进行自我护理，以达到促进内瘘成熟、减少内瘘相关并发症的效果。

（一）红花酒湿敷内瘘

红花酒能很好地维护内瘘。红花为菊科植物红花的干燥花，味辛，性温；归心，肝经；具活血通经、散瘀止痛的功效。

《本草汇言》曰："红花，破血、行血、和血、调血之药"。现代医学研究发现红花具有抗肝纤维化、抗血小板聚集等作用，还具有活血化瘀、抑制血小板功能、改善血运循环障碍、防止血栓形成等功效。有研究发现红花提取物在体内外均能明显地抑制血小板的聚集作用。而白酒主要成分是乙醇，具有消炎、活血化瘀功效。两者协同有活血祛瘀、消肿止痛的功效，并具有杀菌能力，有助于有效成分的吸收，增加血液循环，有效预防血栓的形成。

红花酒对因输液外渗导致的局部皮肤肿胀、硬结、疼痛疗效确切，且配制简便，是一种安全有效的方法。红花酒外敷通过其活络止痛的功效，减轻组织的炎性渗出，对促进组织的修复有良好疗效。

红花酒配制方法：四川的红花50g加入50°以上的市售普通白酒500mL中密封浸泡2周后备用。

患者每次透析结束24小时后，可使用红花酒常温下湿敷。取数块清洁纱布覆盖动静脉内瘘，包裹区域需避开穿刺针口，倒红花酒将纱布湿透，用保鲜膜包裹动静脉内瘘进行湿敷，包裹区域为10cm×5cm，每次20～30分钟，2～3次/天。

（二）木瓜酒湿热敷内瘘

1. 木瓜酒的制作方法

取用未成熟的青木瓜洗干净后去皮及瓜籽、瓤，切成薄片后按1：1的比例加入50°以上的白酒，即500g木瓜加入500mL白酒，用密封玻璃容器浸泡15～20天备用。

2. 湿热敷方法

患者每次透析结束24小时后可进行木瓜酒热湿敷护理，每天2次，每次敷30分钟。具体方法为：先将50～55℃温水200mL装入热水袋，检查无漏液，装入布套内平放，铺上保鲜薄膜，将浸透木瓜酒的小毛巾拧至不滴，水平铺在保鲜薄膜上焐暖，然后敷在患者内瘘部位，再将保鲜薄膜包裹前臂，外加热水袋保温。

3. 作用机制

木瓜酒具有活血化瘀以及抗凝作用，可预防血管腔内血栓形成，减少血管狭窄和堵塞的发生率；同时该药酒有显著的修复功能，使受损的内瘘血管及时得到修复，从而减少血管硬结及血管瘤的发生。使用暖水袋的目的为：保暖、解痉、镇痛；热湿敷目的为：促进局部血液循环、消炎、消肿、解痉和止痛。

4. 注意事项

使用时注意防止烫伤，暖水袋温度保持50～60℃，外加布套或者毛巾；暖水袋装水量要限制在200mL左右，因为自体动静脉内瘘不能负重，以免影响内瘘的血液循环。使用过程中如有红肿、痒等不良反应及时告知医护人员。

（三）中药沐手

中药沐手主要采用的是中药熏洗技术，中药熏洗是临床常用的中医外治法，中药熏蒸主要通过热力熨烫和药力渗透作用于造瘘部位，针对动静脉内瘘的中药沐手方具有活血通络、消肿散瘀之功效，在促进动静脉内瘘成熟、增加内瘘血管弹性、促进血管内径扩大、促进内瘘血管修复、预防血栓形成等方面有显著的作用。

1. 常见中药沐手方、使用方法及方解

（1）沐手方一

① 成分　当归、川芎、桂枝、赤芍、姜黄各30g，川红花、熟附子各15g。

② 使用方法　将颗粒剂加入42～45℃的5000mL温水中，将内瘘侧手臂浸泡入药液中进行泡洗，30分钟/次，2次/天。4周为一个疗程。患者在泡洗过程中观察手部反应，若有发红、灼热、皮疹等症状，应立即停用，及时就医。

③ 方解　此方中大多为开泄腠理、辛香走窜、温经散寒之物，其中当归活血通络；川芎活血行气、祛风止痛；桂枝、熟附子温经散寒；赤芍、川红花散瘀止痛、清热凉血；姜黄行气破瘀。加之中药熏洗可增强药物渗透力，共奏行气活血、疏通经络之效，减轻局部组织

压力，缓解血管、皮肤的紧张、痉挛情况，最终达到疏通血管、促进内瘘早期成熟的目的。当归、川红花、川芎、熟附子等药材具有明显的提高细胞免疫和体液免疫的功能，可有效促进细胞的生长、发育以及成熟。

（2）沐手方二

① 成分　当归、川芎、桂枝、赤芍、姜黄各30g，川红花、熟附子各15g。

② 使用方法　使用与前臂长度相当的容器，将上述处方药物加水1500mL，煎煮至500mL，然后兑入温水至5000～10000mL，保持药液温度42～45℃。将术肢浸泡入药液中泡洗30分钟。4周为一个疗程。泡洗过程中，观察手部的反应，若感到不适，应立即停用并告知医生。泡洗完毕，清洁皮肤。

③ 方解　同沐手方一。

（3）沐手方三

① 成分　当归、桂枝、赤芍、红花各25g，连翘12g，红藤20g，鱼腥草30g。

② 使用方法　上述药材煎成200mL药液，用流动水清洗内瘘周围皮肤后，使用药液浸泡，并蘸取药液按摩内瘘周围皮肤，每次30分钟，每天1～2次。4周为一个疗程。

③ 方解　该方剂中，当归能活血止痛、补血调经；桂枝能温经通阳、发汗解表；赤芍能活血化瘀、清热凉血；红花能活血化瘀、通经；连翘能消肿散结、清热解毒；红藤可清热解毒、活血止痛；鱼腥草可清热解毒、消痈排脓。诸药合用共奏活血化瘀、消肿散结之效。配合温水浸泡的温热效应，能促进局部药物吸收，加速内瘘及周围皮肤的血液循环，以消除局部肿胀，解除内瘘功能障碍。

（4）沐手方四

① 成分　当归40g，三七10g，红花20g，毛冬青50g，丹参40g，忍冬藤60g。

② 使用方法　文火煎煮汤剂，取汁5000mL，待温度60～80℃时，将动静脉内瘘术肢（吻合口近心端4cm以上部位）放置药浴盆上方，以治疗巾覆盖手臂及药浴盆，使中药蒸气热熏动静脉内瘘局部，时间约10～15分钟；待温度适宜后（温度38～40℃）将动静脉内瘘侧上肢置于药液中浸洗，配合握力球等功能锻炼，时间约10～15分钟。熏洗过程中防止烫伤，注意观察患者对操作的耐受情况。每日2次，7天为1个疗程。

③ 方解　当归、三七、红花、丹参活血祛瘀，毛冬青、忍冬藤凉血消肿。中药熏洗方中所选药物可活血通络、消肿散瘀，减轻局部组织的紧张压力，同时有利于缓解皮肤、血管、肌肉、肌腱及韧带的紧张、痉挛，从而达到消炎、止痉、疏通血管，促使动静脉内瘘成熟的作用。

（5）沐手方五

① 成分　黄芪50g，桂枝30g，当归尾20g，桑枝20g，地龙20g。

② 使用方法　加水1000mL将中药浸泡30分钟后煎至500mL，熏蒸温度以50～70℃为宜，熏蒸15分钟后再加入热水2000mL洗浴，洗浴温度以37～40℃为宜，洗浴时间15分钟。治疗时注意观察自身耐受情况，防止烫伤。熏洗每天1次，4周为一个疗程。

③ 方解　黄芪具有补气升阳、利水消肿的作用；桂枝具有温通经络的作用，现代药理研究还认为桂枝具有扩血管、抗凝及抑制血小板聚集的作用；当归具有补血活血的作用，以及降低血小板聚集及抗血栓形成的作用；桑枝具有清热祛湿、通经活络的功效；地龙具有祛风通络的功效，以及降低血液的黏度、抑制血栓形成的作用。

2. 中药沐手的注意事项

（1）时间　对于动静脉内瘘成形术后、内瘘还未使用的患者来说，术后 2 周待拆完线、手术伤口愈合良好后再行沐手较好；对于已经使用内瘘进行透析的患者，则需要透析后 24 小时、穿刺点伤口愈合后再行沐手。

（2）温度　沐手的药液温度一般保持在 42～45℃为宜。为避免烫伤，尽量备温度计以准确测量水温。

（3）观察　泡洗前检查手部的皮肤有无破损、感染等，测量泡洗汤药的温度，避免烫伤；对一些乏力、头晕者，应在旁守护，做好安全措施。天气寒冷时，注意保暖。熏洗完后抹干泡洗部位，注意观察皮肤及生命体征情况，若出现皮肤瘙痒等不适时，即刻告知医生，及时处理。

（4）保存　沐手药液 24 小时内可以重复使用，有条件者可以 4℃冷藏保存。当再次使用时，需先煮沸再晾凉，以达到消毒的作用。

十、穴位贴敷

答： 穴位贴敷是以中医经络学说为依据，把药物加工成细末保存，使用时加入溶剂调成糊状，然后贴敷至相应穴位，用来治疗疾病的一种穴位疗法。对于透析患者来说，穴位贴敷疗法避免消化道症状，同时药物不需经肾脏排出，减轻肾脏负担。穴位贴敷作用直接，适应证广，对于透析患者的失眠、便秘等不适具有明显的改善作用。

（一）大黄贴于神阙穴治疗便秘

有便秘烦恼的透析患者，可以尝试使用大黄敷脐。对于绝大部分透析患者来说，随着肾功能的下降，小便量减少，肠道成为排出身体毒素的重要通道，便秘期间会导致大便量减少、体重上升、无法排出毒素，间接增加了透析并发症的风险。大黄具有清热泻火、清利湿热的功效，是泻下的主药。神阙穴（见图 9-5）位于脐中央，可以润肠通便，该部位皮肤薄，有丰富的血管网，该部位外敷药物能较好吸收。大黄粉调成糊状贴敷于神阙穴，通过腧穴及经络的作用，达到治疗目的，是一种中医外治疗法。

穴位贴敷给药是目前国际上重点开发的给药途径，其与皮肤给药吸收机理一致，皮肤角质层有贮存作用，使血药浓度曲线平缓，无消化道的首过效应，从而提高了药物的生物利用度。

具体做法：在药材铺购买适量大黄打粉，也可以购买大黄胶囊拆开直接取用。取大黄粉

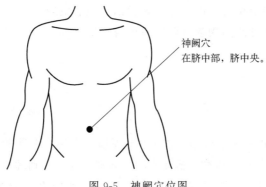

神阙穴
在脐中部，脐中央。

图 9-5　神阙穴位图

5g加95％乙醇2mL调制成糊状。患者平卧，用75％乙醇清洁脐部，将配制好的药物外敷肚脐，利用敷贴（可在药房购买）固定，每天外敷6～8小时。敷药期间观察有无过敏，有无皮肤发红发痒。如若皮肤破损，则慎用。

（二）吴茱萸贴于涌泉穴改善不宁腿综合征

不宁腿综合征是透析患者常见的神经系统感觉障碍，发生率较高。不宁腿综合征主要病机为肝肾阴虚、气血不足，属中医"血痹""痉病""腿挛急"等范畴。透析病人为慢性病患者，长期患病，阴虚不纳阳，故夜间发生或加重。吴茱萸为辛热之品，有升阴降阳之功，具有散寒止痛、疏肝解郁、温肾健脾之效。其气味俱烈，可使局部血管扩张，皮肤充血，血流量增加，有利于药物的吸收，不论皮肤吸收还是对穴位的刺激作用均比较明显。吴茱萸含有的吴茱萸次碱还有缓解机体疼痛的作用。涌泉穴，两足底中三分之一处，肾经井穴，肾经之气犹如源泉之水，来源于足下，涌出灌溉周身四肢各处，起到滋阴降火、开窍宁神、引热下行、交通心肾等作用。

具体做法：单味中药吴茱萸3g，粉碎研末，适量陈醋调匀如膏状，用含有吴茱萸膏的医用敷贴贴于双侧涌泉穴，每晚1次，每次贴敷6～8小时，4周为一个疗程。

（三）中药穴位敷贴改善睡眠障碍

1. 制作方法

中药敷贴药物制作方法：珍珠母10g，生龙骨10g，夜交藤10g，酸枣仁10g，红花5g，大黄5g，三七粉5g。将以上药物研碎成粉末，加凡士林拌匀制膏，制成大小约1.5cm×1.5cm、厚0.5cm的药饼。

2. 使用方法

中药敷贴取穴：神门、安眠、照海、申脉穴、三阴交。将药饼对准穴位压紧，用胶带固定，每晚睡前应用，如有皮肤瘙痒及局部皮疹、水疱等则停止使用，如无上述症状则晨起取下。

3. 方解

本方中珍珠母、生龙骨定惊安神，酸枣仁、夜交藤养心安神，大黄解毒祛浊，三七、红花活血化瘀。全方共奏养心安神、活血祛浊之功。取穴精准，神门为心经原穴，有宁心安神之效；安眠穴镇静安神；照海、申脉为八脉交会穴，交通阴跷脉、阳跷脉于十二经脉，《灵枢·寒热病》有"阳气盛则瞋目，阴气盛则瞑目"的说法。阳跷盛，则不易入睡。针刺照海与申脉，调和阴阳，不寐自愈。三阴交为肝、脾、肾经交会之穴，可健脾补肾养肝，滋肝脾肾之阴，使浮阳入阴，阴阳相交。以上穴位皆为治疗失眠的重要穴位。腧穴是脏腑经络之气汇聚之所，中药穴位敷贴可使药物透过肌肤腠理直达经络，传入脏腑，从而调节脏腑气血阴阳，治愈失眠。

十一、按摩

答： 按摩是以中医的脏腑、经络学说为理论基础，并结合西医的解剖和病理诊断，用手法作用于人体体表的特定部位，以调节机体生理、病理状况，达到理疗目的的方法，从性质上来说，它是一种物理的治疗方法。按按摩的治疗目的，可分为保健按摩、运动按摩和医疗按摩。

中医认为机体是一个有机的整体，而足部是人体完整的缩影，人体各组织器官在足部都有相应的反射区，且足部末梢循环丰富，在血液循环中的作用相当于"第二心脏"。

（一）足部按摩改善睡眠的方法

根据"内病外治，上病下取"的治疗原则，采取按摩足部反射区穴位，疏通经络，调整阴阳，可有效提高睡眠质量。同时，现代医学也证实足穴按摩可刺激机体复合胺的释放，复合胺能放松人体，促进睡眠；通过足穴刺激可以激活脑干网状系统，启动人体的调节机制，扩张血管，加速血液循环，促进代谢产物的清除，改善组织缺氧状态，增加组织细胞活动，调整代谢。另外，足部按摩还能使肌肉放松，消除疲劳，提高机体舒适度，镇静安眠。足部穴位按摩不仅是一种很好的物理治疗方法，而且在心理治疗方面，也能收到良好的效果，当施术者将患者的双脚放在自己的腿上，全神贯注地按摩十几分钟，会让患者有一种很亲切很温暖的感觉，使其确确实实感受到有人在关心他、帮助他，同时给患者提供了一个休息放松的机会。随着疗效的不断增加，消除了患者焦虑、悲观等病理心态，增加了患者乐观情绪以及和疾病斗争的信心，改善了睡眠质量。

对于睡眠质量不高的透析患者，可于每晚临睡前1小时进行足部按摩。按摩前足部涂按摩油膏，先全足按摩，然后重点加强足底对应大脑、小脑、脑干、额窦、腹腔神经丛反射区的穴位及双足失眠点按摩20～25分钟，心脏、胃肠、肝、肾上腺反射区按摩10～15分钟，肾、输尿管、膀胱反射区按摩5～10分钟，结束时再做1次全足按摩。穴位按摩手法以拇指指腹、示指第1指间关节顶端或者拇指第1指间关节顶端，轻压穴位，环形揉搓，先轻后重。进餐和淋浴后1小时内不宜按摩。

（二）穴位按摩改善疲乏的方法

疲乏是一种主观上的虚弱、精力不足、疲倦的感受，是血液透析患者最常见的症状之一，严重影响患者的生活质量，却往往易被医护人员忽视。如果透析患者伴有疲乏的症状，也可以尝试足底按摩。

中医认为，疲乏主要是肝肾阴虚以及血瘀的表现。根据中医整体的观念，肝肾同源，脾、肾为先后天互养，维持性血液透析病人病变常累及肝、肾、脾，足三里、三阴交、太溪、涌泉4个穴位（见图9-6），具有调理脾胃、补中益气、通经活络、疏风化湿、扶正祛邪之功能。足三里穴是中医里面强壮保健的要穴；三阴交是足太阴脾经的主要穴位，同时也是足太阴、足少阴、足厥阴经交会穴，三阴交穴有脾经提供的湿热之气，有肝经提供的水湿风气，有肾经提供的寒冷之气，三条阴经气血交会于此，是健脾、补肝、益肾的要穴；涌泉穴和太溪穴均是足少阴肾经的重要穴位，可以对肾、肾经及全身起到由下到上的整体性调节和整体性治疗的作用。

推拿按摩这4个穴位，一是可以通过刺激经络，直接激发、增强机体的抗病能力；二是可以通过疏通经络，调和气血，有利于人体正气发挥其固有的作用；三是可以通过调整肾脏功能，平衡阴阳，使机体处于最佳的功能状态，以此对抗邪气。

具体方法：首先找出下肢的足三里、三阴交、太溪、涌泉4个穴位，用手指拇指端或中指端，依次按压这4个穴位，每个穴位按压3分钟，按压时要求手法持久、有力、均匀、柔和。推拿过程中病人产生酸、麻、胀或热的感觉，说明推拿有效。如果病人推拿过程中有任何不能耐受的状况，立即停止推拿，推拿结束进行3分钟的双下肢放松按摩，1次推拿过程共15分钟。

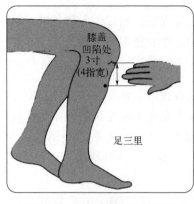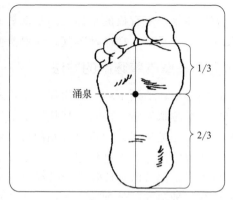
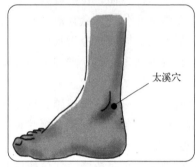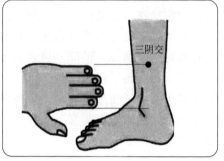

图 9-6　腿部按摩穴位图

（三）足部按摩预防糖尿病足的方法

操作方法：操作人员需要剪短指甲，将指甲边缘磨平，再洗净双手。患者使用温水洗脚，然后仰卧。操作者蘸取适量乳霜或按摩油，由足心到脚趾慢慢地按摩，并保证按摩力度适当，不可以过度用力。从下到上的按摩，直到患者的小腿，操作者还需询问患者的感受，以足部发热与微感疼痛为佳，如果患者面露痛苦的表情或是疼痛感较强烈，需将按摩力度减轻。每天按摩双足 15 分钟，每天 2 次，4 周为 1 个疗程。

十二、沐足/身

答： 脚向来被认为是人体穴位汇集之处，脚舒服了，人体经络自然就通畅，觉得精气十足。对于睡眠质量欠佳的透析患者，沐足不失为一个好办法。

中药足浴疗法是以中医理论为基础，以整体观念和辨证论治为原则，在浸泡足部的过程中，借助药力和水的热力作用，通过皮肤毛孔吸收，随经络传递，使机体气血运行通畅；血脉通畅后，药物随热而行，乘热吸收，随经脉循环，直达病所。特制中药方剂中有合欢皮、酸枣仁、朱砂、龙骨等安神中药，还有舒经通络的木瓜和补气的黄芪，最后加上促透剂冰片，使药效有效发挥，提高了睡眠质量。

具体方法：每晚临睡前 1 小时，采用统一配制的中药浸泡双足，每次 20 分钟，连续 2 周。特制中药方剂为：合欢皮 10g，酸枣仁 10g，朱砂 5g，龙骨 10g，以上属于安神中药，加上木瓜 5g（舒经通络）、黄芪 5g（补气）、冰片 2g（促透剂）。先把除冰片以外的其他中药用冷水 300mL 浸泡 30 分钟后再煎煮，水沸后再煎煮 15～20 分钟，置于专用桶内，加入冰片，同时兑入温水约 3500mL，待水温达到 40℃ 左右时，将双足浸泡其中 20 分钟，一般药液需浸没至踝关节处。

除上述中药泡脚方之外，还可以在医生的指导下选用其他中药材以提高疗效，如丹参、当归等活血药，连翘、金银花、板蓝根、菊花等清热解毒药。生姜味辛性温，有散寒的作用，可以改善手脚冰凉的情况。醋酸具有促进新陈代谢的作用，加入几勺白醋可以滋润皮肤、消除疲劳、改善睡眠质量。艾叶有温经散寒的功效，也常用于泡脚。

泡脚的工具宜选择木盆，木盆里的温水不会冷却太快。泡脚水温以 40℃ 左右为宜，每次泡脚半小时左右，以微微出汗为宜。泡脚后尽早入睡，不仅可以提高睡眠质量，还可以达到补肾的效果。

如果透析患者身体局部或全身出现不同程度的瘙痒，虽然可通过自身得到一定程度的缓解，不直接危及生命，但有时难以忍受的瘙痒感，极大地干扰了患者的正常生活，严重影响睡眠质量，影响情绪，使人心烦意乱。这时也可以采用中药洗浴治疗。尿毒症血液透析者皮肤瘙痒，中医学认为瘙痒是由风邪所引起，属于虚证。由于缺血导致皮肤失养，而自制的中药水具有养血祛风、润燥止痒的功效，能清洁滋润皮肤，促进汗液分泌达到止痒的目的。

具体方法：先煎煮中药，包括：苦参、土茯苓、蛇床子、白鲜皮、大黄、生百部、浮萍、牡丹皮、麻黄。中药煎好去除残渣后取药汁加入 42～45℃ 的温水 3500mL 中，为患者进行全身洗浴，擦拭身体，每次 20 分钟左右，以全身潮红、出汗为主，一周 3～4 次，2 个月为一个疗程。沐浴后擦干身体，并换好清洁、干燥的衣服后再出浴室，避免冷风或空调直吹。

十三、穴位注射

答：穴位注射，是将药水注入穴位以防治疾病的一种治疗方法。它可将针刺刺激和药物的性能及对穴位的渗透作用相结合，发挥综合效应，故对某些疾病有特殊的疗效。

1. 穴位注射的禁忌证

（1）营养不良且伴有脾肾气虚证　主症：气短懒言，食少纳呆，倦怠乏力，腰酸膝软；次症：脘腹胀满，大便不实，口淡不渴，舌淡有齿痕，脉沉细。

（2）脾肾阳虚证　主症：畏寒肢冷，倦怠乏力，气短懒言，食少纳呆，腰酸膝软；次症：腰部冷痛，脘腹胀满，大便清稀，夜尿清长，舌淡有齿痕，脉沉弱等。

2. 穴位注射具体操作方法

患者取舒适体位，局部皮肤常规消毒，用快速进针法将注射针准确刺入腧穴或阳性反应点，上下提插，"得气"后回抽，如无回血，再将药物缓慢推入。

穴位注射是针灸治疗的一种特殊方法，注重得气及补泻手法。"得气"又称"针感"，是指将针刺入腧穴后，施以捻转或提插，使针刺部位获得经气感应。当针刺腧穴得气后，患者的针刺部位可有酸、胀、麻等感觉，有时会出现凉、热、痒、蚁行感等感觉，或呈现沿着特定的方向或部位传导或扩散的现象。但若针刺后未得气，患者则无明显特殊感觉和反应。得气是实施针刺产生治疗作用的关键。"补法"是指沿经络走向进针，针进入皮下后，在穴位浅层得气后，再向深层边进针边缓慢推药。"泻法"是指沿经络走向进针，在进入穴位深层得气后，较快地推注药液并同时出针。

3. 药物选择

中成药和西药都可以使用，一般根据患者的不同病症进行选择。实证者可选择以泻实为主的药物，如鱼腥草注射液、白花蛇舌草注射液、板蓝根注射液等；虚证者选择以补虚为主的药物，如黄芪注射液等药物。慢性支气管肺炎患者可选择卡介苗多糖核酸注射液；慢性盆腔炎患者可选择香丹注射液；病毒性心肌炎、胃肠功能紊乱、血液透析患者可选择黄芪注射液；糖尿病神经病变患者可选择甲钴胺注射液。只有通过合理的辨证和补泻操作，才能取得较常规穴位注射更理想的治疗效果。

4. 选择腧穴

穴位注射时尽量选择肌肉相对丰满、易于进针的穴位，避开危险的穴位。一般呼吸系统疾病常选择尺泽、孔最、曲池、合谷等；心血管系统疾病常选择内关、神门、足三里等；消化系统疾病可选择足三里、中脘、胃俞、肝俞等；泌尿系统疾病可选择足三里、肾俞、阴陵泉等。足三里穴主治急慢性胃肠炎、十二指肠溃疡、胃下垂、痢疾、阑尾炎、肠梗阻、肝炎、高血压、高脂血症、冠心病、心绞痛、风湿热、支气管炎、支气管哮喘、肾炎、肾绞痛、膀胱炎、阳痿、遗精、功能性子宫出血、盆腔炎、休克、失眠等，本穴为保健要穴，是穴位注射最常用的穴位。

穴位注射是在中医针灸学理论指导下，结合针刺手法、药物及穴位三者的共同作用，通过药物对穴位较长时间的刺激，穴位对机体的调整，药物本身对机体的治疗来达到治疗疾病的目的，其操作比较简单，治疗时间短，对各个系统疾病均有治疗作用，已在长期临床实践中得到证实。

十四、饮食不凉

答： 在夏季，人们为了消热避暑会大量食用冷饮冷食，如冰镇啤酒、冰镇饮料、冰镇西瓜、冰激凌等，这样看似平常的做法实则会导致寒凉之气进入人体，损伤阳气。

过量地食用凉茶、绿茶和寒凉的水果（西瓜、雪梨、柿子、奇异果、香蕉、柚子、火龙果、桑椹、哈密瓜、香瓜、甜瓜、椰子等），也会不知不觉地损伤肾阳。食物的寒凉性质和温热性质不是人为规定的，而是从食物作用于机体所发生的反应，并经过反复验证后归纳出来的，是对食物作用的一种概括，而这种概括是与人体所获疾病的寒热性质相对而言的。如发热、口渴、小便短赤等属于热性表现的病人，在食用西瓜、黄瓜、香蕉等食物后，病人的热性表现得以减轻或消除，从而表明这种食物属于寒凉性质。

1. 梨

宜：梨有生津止渴、化痰清火、润肺去燥的功能，适宜肺热咳嗽、咽干喉痛、大便燥结、高血压以及肝炎、肝硬化患者。

忌：梨性寒凉，脾胃虚寒、消化不良及产后血虚的人不宜食用。

2. 香蕉

宜：性甘寒，味微涩，具有清热止渴、清胃凉血、润肠通便、降压利尿的功效。对于口渴、便秘等阴虚肠燥、血热气滞者是十分健康的食物。

忌：香蕉不适宜脾胃虚寒、阳气不足的人食用，否则会使虚火更旺。

3. 苹果

宜：性平，味甘酸，具有补心养气、生津止渴、健脾胃的作用。苹果营养十分丰富，含有的鞣酸、有机酸，有收敛作用；果胶、纤维有吸收细菌、毒素作用，因此能止泻；含有的纤维能使排泄便利，有机酸有刺激肠道的作用，可以通大便；含有的钾元素能与体内过剩的钠元素结合，对高血压患者有益。

忌：脾胃虚寒者不宜多吃苹果。

4. 猕猴桃

宜：具有解热、止渴等功效。含丰富的糖类、维生素 C 等营养成分，尤其维生素 C 的含量远远高于梨和苹果。

忌：脾胃虚寒者不宜多吃。

5. 西瓜

宜：夏季消暑珍品，凉甜可口。西瓜具有清热消烦、止渴解暑、宽中下气、疗喉痹、利小便、治血痢、解酒毒的功效。

忌：西瓜不能一次摄入过多，否则会引起消化不良或腹泻。

十五、健脾祛湿

答： 脾主运化，喜燥恶湿，若为湿所困，则运化失常，表现为大便稀溏、腹满腹胀、不思饮食、嗳腐吞酸等。其病机为湿邪困脾，故要健脾祛湿。常用疗法有：食疗、药疗、外洗等。

部分人需要通过食疗祛除体内的湿邪。对于湿热邪气，如舌红苔黄腻，头脑不清醒，口黏、口苦，口渴不欲饮，大便黏滞不爽等症状，可以吃绿豆粥，或吃西瓜；湿气重的人则需要注意不要简单祛湿，还应注意同时调理脾胃；对于湿邪严重的，如有舌淡苔白腻、头蒙如裹、口不渴、脘痞、腹胀、四肢困倦重浊、大便溏泄等症状，可以用葛奕汤，不但能祛除湿热和湿邪而且可健脾胃。

脾虚湿困时，应健脾祛湿，把多余的水分排出体外（利尿），或者减少、清除引起身体免疫反应的物质，而温补脾胃是解除湿困的最好途径。温补脾胃可食用健脾的食物，如鲫鱼、胡萝卜、苹果、淮山药、莲子、芡实、猪肚、鸭子等；祛湿食物有赤小豆、薏苡仁、莴笋、扁豆、冬瓜等，或者平时坚持喝祛湿饮品。湿往往与"寒"一起来，要注意保暖，不要受凉，也不要吃太寒凉的食物。

1. 薏米冬瓜汤（见图 9-7）

材料：薏苡仁 50g，冬瓜 150g。

准备：薏苡仁提前用清水浸泡 2～3 小时。冬瓜去皮，切厚片备用。

做法：先把薏苡仁放入锅中，加适量水，大火烧开后停火，焖 30～50 分钟，然后开小火，煮熟至开花。然后放入冬瓜，转大火烧开转中火煮 2 分钟即可。如果味道太淡，可以加点盐、葱花等调一下味道。

2. 沐身/足方法

用生姜 100g、陈皮 20g、薄荷 30g 煮水洗澡。作用：可以暖脾胃、祛湿、解困。如觉得烦琐，可以用此水泡脚。

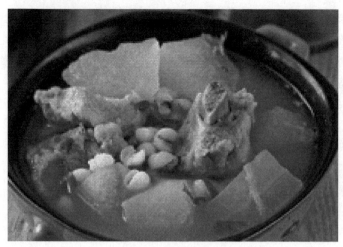

图 9-7　薏米冬瓜汤

十六、生津止渴

答： 从中医的角度来讲，津液是人体正常生命活动的基础，也是人体正常生理活动的一种产物，它主要包括泪液、唾液、胃液还有肠液，它的形成、输布、代谢等和肺、脾、肾三脏都有直接的关系。

津液的来源主要是饮食水谷，然后通过胃肠的消化吸收、脾的运化、肺的宣发肃降，肾的汽化蒸腾，周而复始，环流不息。

津液的主要作用是滋养和濡润，同时津液也和肺、脾、肾三脏有直接的关系。若津液代谢异常，如津液的生成不足、津液的分布不均，则会导致咽喉不适情况出现，如咽干、痰多、咽痛、咽部的异物感等症状。

橄榄入口虽苦，但经咀嚼后，越发的甘甜，且满口生津，是防燥润喉的佳品。且橄榄在医学上用为清肺利咽药，像慢严舒柠含片就含这味药，主治咽喉肿痛。其食味甘甜，可与萝卜煎服润喉效果更佳。橄榄经蒸馏后的液体称橄榄露，可用于治疗咽痛、咳嗽、烦躁等症。

乌梅含有柠檬酸、苹果酸、琥珀酸，具有生津止渴的作用。

苹果其味甘凉，具有补脾气、养胃阴、生津解渴等功效；在保护心血管方面也有很大的作用；水分和营养素含量较高，多食用可改善呼吸系统及肺的功能。工作紧张之余闻闻苹果的清香，还能提神醒脑、缓解紧张的情绪。生吃能保护苹果的水溶性维生素，煮熟再吃能够降血糖、降血脂、抑制自由基而抗氧化、抗炎杀菌，做成苹果醋能开胃助消化。

十七、中医食疗

答： 韭菜，味辛，性温。正月葱，二月韭，春天或晚秋是吃韭菜最好的时节，能养肝升阳。韭菜含有大量的粗纤维，能促进胃肠蠕动。但伴有口舌生疮、咽干喉痛及手心发热、盗汗等阴虚内热症状的患者则不宜服用。家中可做韭菜炒虾仁或韭菜炒鸡蛋（见图9-8）。

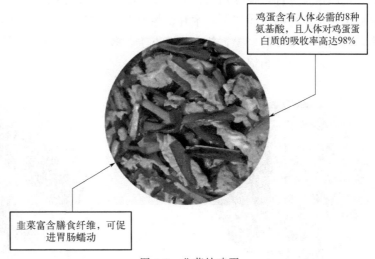

鸡蛋含有人体必需的8种氨基酸，且人体对鸡蛋蛋白质的吸收率高达98%

韭菜富含膳食纤维，可促进胃肠蠕动

图 9-8　韭菜炒鸡蛋

羊肉，是冬季进补的佳品。性温，味甘，能补气养血、温中暖胃，其肉质细嫩，温补之力较强，对于外感热病未愈或素体有热的患者不宜多食。

可做羊肉生姜当归汤，可温阳补肝、养血生精，适用于阳气不足，血虚寒冷之症。对于阳虚体质患者可以清炖羊肉，做法：用羊肉、青萝卜、香菜、葱，加水烧至肉烂，撇油，可暖身补肾（见图9-9）。

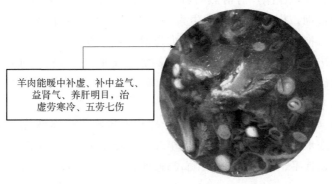

羊肉能暖中补虚、补中益气、益肾气、养肝明目，治虚劳寒冷、五劳七伤

图 9-9　羊肉汤

乌骨鸡又名竹丝鸡、乌鸡，性平，味甘，补肾益气、补气养血、退虚热，对体虚血亏、肝肾不足、脾胃不健者效果更佳。

可做辣炒乌鸡，备乌鸡、青椒、红椒、洋葱，少许姜；乌鸡块，焯水捞出，然后再热锅放油爆炒。还可以做土豆烧乌鸡（见图9-10），做法：乌鸡放入姜片、料酒焯水，锅热油，放入姜、蒜、干辣椒、花椒爆香，下入鸡块炒干水分，加入啤酒、冰糖，加入土豆、辣椒翻炒。

海参，性平，味甘、咸，补肾益精、养血润燥、止血。主治精血亏损，虚弱劳累，肠风下血，同时还能提高记忆力，防止动脉硬化。但烹饪时切忌放醋；脾虚不运、外邪未退应禁食。

海参蒸蛋做法：水发海参（见图9-11）洗净切丁，碗中倒入一点水，将鸡蛋打入，海参丁放入，盐少许，胡椒粉少许，搅拌均匀；大火水开蒸10～15分钟。

海参小豆腐做法：水发海参洗净切丁，木耳、胡萝卜、芦笋切丁，葱、姜切末；开水下海参丁焯熟捞出，热锅热油煸香葱、姜，放入胡萝卜丁、海参丁和木耳丁，倒入豆腐丁，加盐、鸡精，放入芦笋丁，勾薄芡出锅。

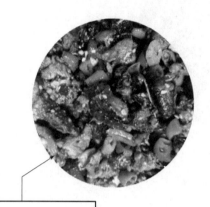
乌鸡含有18种氨基酸，包括8种人体必需氨基酸，其中有10种比普通肉鸡的含量高，类萝卜素和维生素C也均高于普通肉鸡

图9-10　土豆烧乌鸡

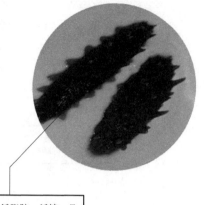
海参高蛋白、低脂肪、低糖，且富含各种人体必需的氨基酸、维生素、必需脂肪酸以及常量和微量元素

图9-11　海参

枸杞叶，味苦、甘，性凉，有清热明目、补肾益精的功效。对于肾虚腿痛，目赤疼痛，热毒疮肿有很好的帮助。枸杞叶富含维生素 A、维生素 C、维生素 B_1、维生素 B_2 和氨基酸，都有益于眼睛。枸杞叶与乳制品相克，大便滑泻者忌食。

枸杞叶煎蛋做法：枸杞叶放入水中洗干净，水开放油、盐、枸杞叶，焯软变色捞出来过凉水，将枸杞叶切碎放入盘中，依次加入鸡蛋、料酒、盐、生抽，搅拌均匀，热油大火煎至金黄，翻面再煎至金黄，出锅。

枸杞叶瘦肉汤（见图9-12）做法：枸杞叶洗干净摘叶，瘦肉清洗浸泡，瘦肉切片加盐和生粉腌制，大火冷水加瘦肉，沸腾后加枸杞叶、酱油、香油、胡椒粉，出锅。

黑芝麻，味甘，性平，能补益肝肾、润肠通便，对头晕耳鸣、肌肤干燥有帮助，但要注意脾弱便溏忌食。

芝麻糊的做法：①将黑芝麻用纱布包起来，洗净并沥干水分，用小火在锅中炒香，将熟的黑芝麻打成粉状，备用。②将糯米粉放入锅中，用小火炒至颜色变黄，备用。③将熟芝麻和糯米粉搅拌均匀，加入适量的水和糖，然后加热煮沸即可（注意在加热过程中需要搅拌）。

黑芝麻兔肉能够补血润燥、补中益气，做法：黑芝麻炒香出锅，兔肉焯水，水沸后放入葱、姜、花椒、盐、兔肉、酱油（或卤水），慢火炖煮 1.5 小时，兔肉捞出切块，边搅拌边加香油、芝麻。

牛奶性温，味甘，补虚损、益肺胃。牛奶中含多种营养成分，其中活性钙含量比大部分食物都多，乳糖可以促进肠对钙的吸收，有助于骨骼钙化。但牛奶磷含量较高和水分较多，高磷透析病人不适宜食用，喝牛奶时要减少对应的水分摄入，避免水多。

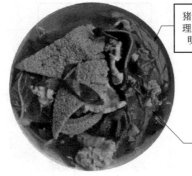

猪肝含有丰富的营养物质，是最理想的补血佳品之一，具有补肝明目、养血、营养保健等作用

枸杞叶含有黄酮类化合物、萜类化合物、微量元素、维生素E、维生素C、生物碱等营养活性成分，具有很强的药理作用，尤其在抗氧化、抗疲劳、降血脂和抗癌等方面都有一定的疗效

图 9-12　枸杞叶猪肝汤

牛奶可做牛奶粥代替主食，做法：将大米煮至半熟，去水加牛奶，小火煮成粥，适当加白糖调味，可补虚损、健脾胃、润五脏，帮助改善气血不足，营养不良。

羊肉奶羹，能够温中补虚，帮助改善病后肢冷疲倦，做法：羊肉洗净切块加姜片，加入沸水，炖煮 4 小时，捞出羊肉和姜片，放山药于汤中煮烂，倒入牛奶烧开。高磷患者慎食。

虾（对虾）性温，味甘、咸，有壮阳补肾之效。但不建议生吃，慎防摄入肝吸虫卵，另外有皮肤疾病、高磷的透析患者不要吃。

烤对虾能够补肾壮阳、养血固精，对肾虚下寒、脾胃虚弱有改善。做法：将对虾取虾仁，热锅热油炒红，放适量糖、酒、盐煨烤，将收汁时加少量辣椒油。

韭菜炒虾仁能够通血脉、补肾壮阳，做法：将虾取虾仁，热油热锅，爆香姜片，然后放入鲜虾炒熟上碟备用；韭菜略炒，再将虾倒入翻炒即可。

水鱼（鳖），性平，味甘，能滋阴补肾、清退虚热，对虚劳羸瘦者有帮助，适合体虚者食用。冬季的水鱼更为肥美，大则老，小则腥，故应选择中等大小为好，滋味属上乘。

姜葱甲鱼汤能够补虚益肾、滋阴凉血，适合体虚瘦弱者调补之用，做法：水鱼处理好，切 6 大块，热锅热油，放姜、葱和水鱼，翻炒 3～4 分钟，水鱼灰白色时放适量酒、盐，加清水 1.5L，大火煨煮 30 分钟。

冬虫草炖水鱼（见图 9-13）能够改善腰膝酸软、遗精阳痿，做法：水鱼处理切块，加冬虫夏草、红枣、米酒、姜葱蒜、鸡汤一同炖煮，出锅前用鸡精调味。

冬虫夏草，性平，味甘，有益肾壮阳、补肺平喘、止血化痰的作用，对肾虚导致久咳虚喘、虚汗易出有改善作用，是人体调节阴阳平衡的补品，阴虚火旺者慎食。

虫草蒸老鸭，可补虚益精、滋阴助阳，外感未清者不宜服用，做法：老鸭处理干净，热锅热水，整只放入，去浮沫，捞起把虫草放入鸭中，用线扎口；大锅放清水、黄酒、生姜、葱白、适量盐煮沸，隔水蒸鸭 2 小时。

虫草花胶炖乳鸽，能够补益气血、填精补肾，适合气短懒言、病后体虚者，做法：处理乳鸽，花胶浸发切丝；将乳鸽、花胶、虫草、生姜放入炖盅，加水盖好，隔水小火炖煮 3 小时，出锅前加盐调味。

鸽肉，性平，味咸，能补肾健脾、益气养阴，对肾精亏虚、脾胃气虚者有改善作用。鸽肉可煮，可炒，可炸，最好是蒸或煲，大多数人都可食用，但也不可多食。

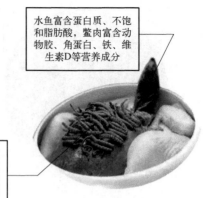

水鱼富含蛋白质、不饱和脂肪酸，鳖肉富含动物胶、角蛋白、铁、维生素D等营养成分

冬虫夏草，为麦角菌科虫草属真菌冬虫夏草菌*Cordyceps sinensis*(BerK.)Sacc.寄生在蝙蝠蛾科昆虫幼虫上的子座及幼虫的尸体的复合体。具有补肾益肺、止血化痰功效

图 9-13　冬虫草炖水鱼

苁蓉杜仲蒸鸽，可滋补肝肾、补益气血，对腰膝酸软、神疲乏力、须发早白者有帮助，做法：先处理白鸽，精盐炒杜仲，然后将杜仲和肉苁蓉放入鸽腹内，用盐和绍酒涂抹鸽身，加葱，大火蒸 1 小时。

白鸽粥，可增强体质、益气补血、生津止渴。做法：先处理白鸽、排骨，加入姜片去腥，加蚝油、白酒、酱油、花生油，腌制 20 分钟，热锅热油爆炒鸽肉和排骨至熟，加入生米文火煲粥，粥熟后撒上葱花。

枸杞性平，味甘，能补肝肾、明目，对肝肾阴虚所致头晕目眩、内障目昏者有帮助。枸杞菊花茶，能清肝火、抗衰老。秋季枸杞加雪梨、川贝可制作滋润食物；冬季枸杞加羊肉、肉苁蓉可制作祛寒升阳药膳。

枸杞西芹炒西兰花，能补肾益精、养肝明目。做法：枸杞洗净，西芹去叶切段，西兰花切小朵；热锅热油加葱、姜爆香，下西兰花、西芹、绍酒，炒变色，加入枸杞炒熟，加入适量盐。

猪肾又称猪腰，性平，味咸，可补肾阳益精血，对肾有虚热、遗精盗汗、耳鸣耳聋者有改善作用。处理猪肾时，尤其要注意去除中间白色筋膜，可减少臊味。

枸杞子猪腰粥，能滋阴补肾、固精强腰，对肾虚劳损、腰膝酸软、头晕、耳鸣者有改善作用。做法：猪腰去筋膜，切碎，冷水加米，枸杞、猪腰碎一同熬成粥。

黄花菜炒猪腰，能够温补肾阳、平肝补血。做法：猪腰除筋膜洗净，切成腰花；黄花菜洗干净，切成段；热锅热油，放姜、葱、蒜炒香，放入猪腰；猪腰炒变色后加入黄花菜，放盐和糖调味，最后加湿淀粉勾芡。

黑木耳，味甘，性平，有补益气血、润肺止咳、止血降压、抗癌的作用。食用时首选干木耳，可避免摄入新鲜木耳里面的卟啉，避免引起不适；同时木耳有活血抗凝的作用，孕妇不宜多吃，虚寒溏泄者慎食。干木耳含钾高，透析患者慎食。

洋葱拌木耳，洋葱富含前列腺素，与黑木耳相配壮阳效果更佳。做法：木耳洗净泡发，洋葱、青红椒洗净切丝；热锅热油，放辣椒、蒜爆香，放入搅拌均匀的木耳和洋葱、辣椒翻炒，加盐、生抽、醋调味。

黑木耳炒芹菜，具有补肝肾、降血压的功效。做法：黑木耳洗净泡发，芹菜去叶切段，热锅热油下姜、葱、蒜爆香，放入处理好的芹菜、木耳，加盐调味，可适当加入少量杜仲粉，功效更佳。

芡实味甘、涩，性平，有补脾止泻、固肾涩精的功效，含有丰富碳水化合物，脂肪含量少易被人体吸收。生芡实以补肾为主，炒芡实以健脾开胃为主。但不要一次食之过多，大小便不利者、食滞不化者忌食。

芡实核桃莲子粥能补肾固精、滋养补虚。做法：大米洗净浸泡半小时，莲子去芯，核桃仁、芡实洗净，大火把水烧开，放入泡好的大米，再加核桃仁、芡实和莲子，将米煮至烂粥，下冰糖调味即可。

肉桂，性大热，味辛、甘，可引火归元、散寒止痛，能改善畏寒肢冷、食少神疲、腰膝冷痛，其主要成分能促进唾液和胃液分泌。但肉桂辛热燥烈，易耗气伤阴动火，故不宜多用或久用，阴虚火旺者忌用，孕妇慎用。肉桂不可与赤石脂同用，有可能引起中毒反应。

肉桂做法多种多样，例如肉桂奶茶，将水煮沸，放入茶包或红茶叶，关火泡茶；取出茶叶或茶包，加牛奶、肉桂粉，适量加入红糖调味，搅拌均匀即可饮用。透析病人注意控制摄入水分，糖尿病患者尽量不加糖。

苹果肉桂粉烤面包，在面包片上抹一层黄油，再刷一层蛋奶液，苹果切薄片，平铺在面包片上，均匀撒上肉桂粉，烤箱180℃，烤9～12分钟，喜欢甜的可以在出炉后均匀撒上糖粉。

肉桂薏米粥，可以温通经络、健脾渗湿、除痹止泻。做法：将肉桂（碎）5g，薏苡仁30g，大米200g，洗净后，放入沸水中，文火煮1小时左右，加适量盐调味。

十八、运动

答：

（一）叩齿吞津

叩齿吞津是传统中医重要养生术之一。古人认为齿健则身健，身健则长寿。据文献记载，一千四百多年前，梁武帝时期的医家陶弘景，年过八旬，牙齿完好，身体健壮，他的主要健身方法就是叩齿法，他认为"齿为筋骨之余"，叩齿则筋骨健壮，精神爽快。乾隆是清朝在位最久、寿命最长的皇帝，他的长寿秘诀之一也为"齿宜常叩"。古谚语曰："晨起，叩齿三百响，齿坚固"。人随着年龄的增长，身体各器官由成熟逐渐走向老化，其功能渐渐衰退，牙齿也不例外。对中老年人来说，牙齿的健康与否至关重要，切不可掉以轻心。在这里向中老年朋友们介绍一些牙齿保健的方法。

1. 叩齿

早晨醒来后，先不说话，心静神宁，摒弃杂念，全身放松，口唇微闭，心神合一，闭目，然后使上下牙齿有节奏地互相叩击，铿锵有声，此为完成一次叩齿，次数不限。刚开始锻炼，可轻叩20次左右，随着锻炼的不断进展，可逐渐增加叩齿的次数和力度，一般为36次为佳。力度可根据牙齿的健康程度量力而行。

2. 吞津

从传统中医养生之道来看，叩齿结束，要辅以"赤龙搅天地"，即叩齿后，用舌头在口腔内贴着上下牙床、牙面搅动，用力要柔和自然，先上后下，先内后外，搅动36次，可按摩齿龈，改善局部血液循环，加速牙龈部的营养血供。当感觉有津液（唾液）产生时，不要咽下，继续搅动，等唾液渐渐增多后，以舌抵上腭部以聚集唾液，鼓腮用唾液含漱（鼓漱）数次，最后分三次徐徐咽下（咽津）。以上为一次完整的"叩齿吞津保健法"，以10次为佳。

一天当中，早、中、晚各叩齿 10 次，多做更佳。其中早晨叩齿最重要，因为人经过一夜休息，牙齿会有些松动，此时叩齿既巩固牙龈和牙周组织，又兴奋了牙神经、血管和牙髓细胞，对牙齿健康大有好处。

（二）立式八段锦

八段锦起源于北宋，已有八百多年的历史，因整套动作分为八段，每段一个动作，故名为"八段锦"。八段锦（见图 9-14）简单易学，节省时间，无须器械，不受场地局限，作用却极其显著，男女老少皆可长期练习。

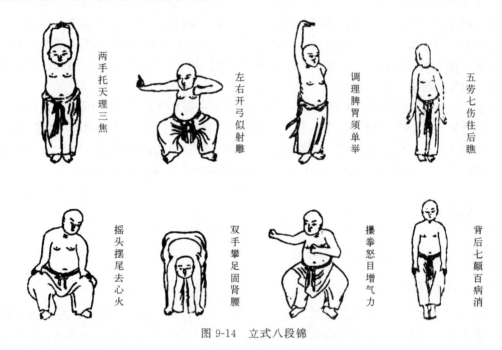

图 9-14　立式八段锦

血液透析患者每周练习 3 次立式八段锦，每次 20～30 分钟，坚持三个月以上，可以明显增强体质，改善疲劳、睡眠和不良情绪，此外，还可以起到降低血压的功效。具体运动方法如下。

1. 第一段：双手托天理三焦

（1）方法

① 两脚平行开立，与肩同宽。两臂徐徐分别自左右身侧向上高举过头，十指交叉，翻转掌心极力向上托，使两臂充分伸展，不可紧张，恰似伸懒腰状。同时缓缓抬头上观，要有擎天立地的神态，此时缓缓吸气。

② 翻转掌心朝下，在身前正落至胸高时，随落随翻转掌心再朝上，微低头，眼随手运，同时配以缓缓呼气。

（2）作用

此式以调理三焦为主。通常认为上焦为胸腔主纳，中焦为腹腔主化，下焦为盆腔主泄。上焦主呼吸，中焦主消化，下焦主排泄。元气通过三焦激发五脏六腑，无处不至，它是人体活动的原动力。因而对三焦的调理，能起到防治各内脏有关诸病的作用。特别是对肠胃虚弱的人效果尤佳。上举吸气时，胸腔位置提高，增大膈肌运动。上举吸气，使横膈下降，由于抬脚跟站立，自然使小腹内收，从而形成逆呼吸，使腹腔内脏得到充分自我按摩；呼气时上肢下落，膈肌向上松弛，腹肌亦同时松弛，此时腹压较一般深呼吸要低得多，这就改善了腹腔和盆腔内脏的血液循环。平时，人两手总是处于半握拳或握拳状态，而双手交叉上托，使手的肌肉、骨骼、韧带等亦能得以调理。此式除充分伸展肢体和调理三焦外，对腰背痛、背肌僵硬、颈椎病、眼疾、便秘、痔疮、腿部脉管炎、扁平足等也有一定的防治作用。此式还是消食通便、固精补肾、强壮筋骨、解除疲劳等的极佳方法，用以治疗和预防脉管炎时，要取高抬脚跟的做法。

2. 第二段：左右开弓似射雕

（1）方法

① 两脚平行开立，略宽于肩，呈马步站式。上体正直，两臂平屈于胸前，左臂在上，右臂在下。

② 右手握拳，左手示指与拇指呈八字形撑开，左手缓缓向左平推，左臂展直，同时右臂屈肘向右拉回，右拳停于右肋前，拳心朝上，如拉弓状。眼看左手。

③④动作与①②动作同，唯左右相反。如此左右各开弓4～8次。

（2）作用

改善胸椎、颈部的血液循环。同时对上、中焦内的各脏器尤对心肺给予节律性的按摩，因而增强了心肺功能；通过扩胸伸臂，使胸肋部和肩臂部的骨骼、肌肉得到锻炼和增强，有助于保持正确姿势，矫正两肩内收、圆背等不良姿势。此外，对脑震荡引起的后遗症有一定的治疗作用。

3. 第三段：调理脾胃须单举

（1）方法

① 左手自身前成竖掌向上高举，继而翻掌上撑，指尖向右，同时右掌心向下按，指尖朝前。

② 左手俯掌在身前下落，同时引气血下行，全身随之放松，恢复自然站立。

③④动作与①②动作同，唯左右相反。如此左右手交替上举各4～8次。

（2）作用

这一动作主要作用于中焦，肢体伸展宜柔宜缓。由于两手交替一手上举一手下按，上下对拔拉长，使两侧内脏和肌肉受到协调性的牵引，特别是使肝、胆、脾、胃等脏器受到牵拉，从而促进了胃肠蠕动，增强了消化功能，长期坚持练习，对上述脏器疾病有防治作用。熟练后亦可配合呼吸，上举吸气，下落呼气。

4. 第四段：五劳七伤往后瞧

（1）方法

① 两脚平行开立，与肩同宽。两臂自然下垂或叉腰。头颈带动脊柱缓缓向左拧转，眼看后方，同时配合吸气。

② 头颈带动脊柱徐徐向右转，恢复前平视。同时配合呼气，全身放松。

③④动作与①②动作同，唯左右相反。如此左右后瞧各4～8次。

（2）作用

五劳是指心、肝、脾、肺、肾，因劳逸不当，活动失调而引起的五脏受损。七伤指喜、怒、思、忧、悲、恐、惊等情绪对内脏的伤害。由于精神活动持久地过度强烈紧张，造成神经机能紊乱，气血失调，从而导致脏腑功能受损。该式动作实际上是一项全身性的运动，尤其是腰、头颈、眼球等的运动。头颈的反复转动加强了颈部肌肉的伸缩能力，改善了头颈部的血液循环，有助于解除中枢神经系统的疲劳，增强和改善其功能。此式对防治颈椎病、高血压、眼病和增强眼肌有良好的效果。练习时要精神愉快，面带笑容，乐自心田生，笑自心内，只有这样配合动作，才能起到对五劳七伤的防治。另外，此式不宜只做头颈部的拧转，要全脊柱甚至两大腿也参与拧转，只有这样才能促进五脏的健壮，对改善静脉血的回流有更大的效果。

5. 第五段：摇头摆尾去心火

（1）方法

① 马步站立，两手叉腰，缓缓呼气后拧腰向左，屈身下俯，将余气缓缓呼出。动作不停，头自左下方经体前至右下方，像小勺舀水似的引颈前伸，自右侧慢慢将头抬起，同时配以吸气；拧腰向左，身体恢复马步桩，缓缓深长呼气。同时全身放松，呼气末尾，两手同时做节律性掐腰动作数次。

②动作与①动作同，唯左右相反。如此①②动作交替进行各做 4～8 次。

（2）作用

此式动作强调平静、放松。俗谓："静以制躁"。"心火"为虚火上炎，烦躁不安的症状，此虚火宜在呼气时以两手拇指做掐腰动作，引气血下降。同时进行的俯身旋转动作，亦有降伏"心火"的作用。动作要保持逍遥自在，并延长呼气时间，消除交感神经的兴奋，以去"心火"。同时对腰颈关节、韧带和肌肉等亦起到一定的作用，并有助于任、督、冲三脉的运行。

6. 第六段：双手攀足固肾腰

（1）方法

① 两脚平行开立，与肩同宽，两掌分按脐旁。

② 两掌沿带脉分向后腰。

③ 上体缓缓前倾，两膝保持挺直，同时两掌沿尾骨向下按摩至脚跟，再沿脚外侧按摩至脚内侧。

④ 上体展直，同时两手沿两大腿内侧按摩至脐两旁。如此反复俯仰 4～8 次。

（2）作用

该段动作加强了腰腹部及各个内脏器官的活动，如肾、肾上腺、腹主动脉、下腔静脉等。肾是调节体液平衡的重要脏器，并与全身代谢机能有密切关系。腰又是腹腔神经节"腹脑"所在地。由于腰的节律性运动（前后俯仰），也改善了脑的血液循环，增强了神经系统的调节功能及各个组织脏器的生理功能。长期坚持锻炼，有疏通带脉及任、督二脉的作用，能强腰、壮肾、醒脑、明目，并使腰腹肌得到锻炼和加强。年老体弱者，俯身动作应逐渐加大，有较重的高血压和动脉硬化患者，俯身时头不宜过低。

7. 第七段：攒拳怒目增气力

（1）方法

① 预备姿势：两脚开立，呈马步桩，两手握拳分置腰间，拳心朝上，两眼睁大。

② 左拳向前方缓缓击出，呈立拳或俯拳皆可。击拳时宜微微拧腰向右，左肩随之前送展拳变掌臂外旋握拳抓回，呈仰拳置于腰间。

③与②左右相反、动作相同。如此左右交替各击出 4~8 次。

（2）方法

此式动作要求两拳握紧，两脚拇趾用力抓地，舒胸直颈，聚精会神，瞪眼怒目。此式主要运动四肢、腰和眼肌。其作用是舒畅全身气机，增强肺气。同时使大脑皮层和自主神经兴奋，有利于气血运行。并有增强全身筋骨和肌肉的作用。

8. 第八段：背后七颠百病消

（1）方法

① 预备姿势：两脚平行开立，与肩同宽，或两脚相并。

② 两臂自身侧上举过头，脚跟提起，同时配合吸气。两臂自身前下落，脚跟亦随之下落，并配合呼气。全身放松。如此起落 4~8 次。

（2）作用

此式通过肢体导引，吸气时两臂自身侧上举过头，呼气时下落，同时放松全身，并将"浊气"自头向涌泉引之，排出体外，古人谓之"去浊留清"。"浊气"是指所有紧张、污浊病气。由于脚跟有节律地弹性运动，从而使椎骨之间及各个关节韧带得以锻炼，对各段椎骨的疾病和扁平足有防治作用。同时有利于脊髓液的循环和脊髓神经功能的增强，进而加强全身神经的调节作用。

（三）坐式八段锦

坐式八段锦，又称"文八段锦"，具有我国传统医学意义上的平衡阴阳、疏通经络、滑利关节、活血化瘀、强筋壮骨、增强体质的功效。在运动医学方面，坐式八段锦综合了有氧、抗阻、柔韧等运动形式，适合年老体弱者进行日常锻炼。血液透析患者常练习坐式八段锦（见图 9-15），有助于提高透析患者的日常生活能力，并改善失眠、高血压、腰痛、衰弱等病症。

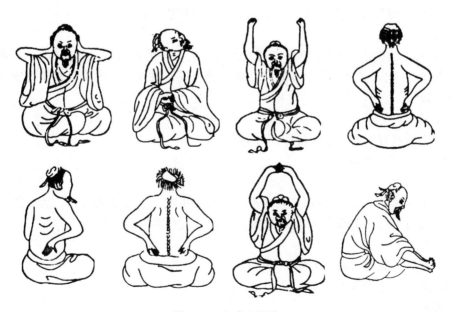

图 9-15 坐式八段锦

1. 第一段：闭目冥心坐，握固静思神，叩齿三十六，两手抱昆仑，左右鸣天鼓，二十四度闻

（1）方法

① 采用盘膝坐式，正头竖颈，两目平视，松肩虚腋，腰脊正直，两手轻握，置于小腹前的大腿根部。要求静坐 3～5 分钟。

② 上下牙齿相叩作响 36 次，有固齿的功能。"昆仑"即指头部，以两手十指相叉，抱住后脑（此时两手掌心紧掩耳门）。呼吸 9 次，气息微微不使有声（与叩齿同时做）。

③ 上式毕，呼吸 9 次。放下所叉之手，两手掌掩在两耳处，示指叠于中指之上随即用力滑下，弹在后脑上，状如击鼓（即"鸣天鼓"），左右指同时弹击 24 次。

（2）作用

舒缓头面部的肌肉，能宁心安神、健脑。

2. 第二段：撼摇天柱

（1）方法

低头扭颈向左右侧视，肩也随之左右摇摆，各 24 次。肩膀也要随之转动，连做 24 次。再把两手心掉转，左手放在右手上，转动 24 次。

（2）作用

天柱穴位是颈项处斜方肌的外侧凹处，在后发际旁开 1.3 寸。通过牵拉天柱穴能改善肩颈部肌肉痉挛。

3. 第三段：赤龙搅水浑，漱津三十六，神水满口匀，一口分三咽，龙行虎自奔

（1）方法

以舌在口中上下左右搅动，使生津液，然后在口中鼓漱 36 次，分作三次咽下，要汩汩有声。把津咽下，然后方能行火。神水：津液；赤龙：舌。

（2）作用

口腔保健，养阴。意念津液满溢，可润养肌肤及脏腑。

4. 第四段：闭气搓手热，背摩后精门，尽此一口气，想火烧脐轮

（1）方法

①吸气一口，停闭不呼出，两手互搓至发热，急分开摩擦背后"精门"，一面摩擦一面呼气，反复练 24 次，做完后收手握固。②吸气后闭气，想火下烧丹田，感觉丹田发热，接着进行下一段。

（2）作用

常搓肾堂能温肾固本、固精益肾、强腰壮肾。

5. 第五段：单关轳辘转

（1）方法

左右单关轳辘各 36 次。所谓单关轳辘，就是指用左手叉在左腰肾间，然后俯首，以左手像摇轳轳般自后向前做圆转运动 36 次的方法，然后右手依法行之。

（2）作用

放松舒缓肩颈肌肉，舒缓关节痛。

6. 第六段：双关轳辘转

（1）方法

以双手叉于左右两腰肾间，俯首，左右两肩同时随手圆转，连做 36 次。休息片刻，然

后放开所盘的双脚，向前平伸。

（2）作用

通过肩部、腰部活动，疏通人体督脉。丹田在脐下 3 寸关元穴处，丹田意念，就是把注意力集中到脐下关元穴，这样可以入静，也更有助于腹式呼吸。对于丹田热不可刻意追求，注意力过分集中，大脑也会因紧张而产生疲劳。

7. 第七段：两脚放舒伸，叉手双虚托

（1）方法

紧盘双腿端坐，先以两手掌相搓，用口呵掌心 5 次，两手指交叉反掌向上托。托时要用力，好似向上托举重物一般，托后缓缓放下，收于额前，连续上托 9 次。

（2）作用

运动肩周、腰、手，古时认为向上托空可接天气，起到灌顶的作用。

8. 第八段：低头攀足频

（1）方法

两手向前伸，握住双足，用力扳，同时身体向前倾，头向下低，12 次，做完后仍收腿盘膝而坐，收手握固。此式抻筋拔骨、壮腰健肾。

（2）作用

能使手脚协调，运起丹田之气，运行全身，更能濡养周身。

9. 收势

以候神水至，再漱再吞津，如此三度毕，神水九次吞，咽下汩汩响，百脉自调匀

（1）方法

舌抵上腭，闭目静坐，待津液满口时，再鼓漱 36 次，作 6 次咽下。前次一度（即第三段锦），此次两度，即"如此三度毕，神水九次吞"。

（2）作用

"河车搬运讫，发火遍烧身；邪魔不敢近，梦寐不能昏；寒暑不能入，灾病不能迍；子前午后作，造化合乾坤；循环次第转，八卦是良因。"

（四）太极拳

太极拳是一种中国传统的健身运动，为深受大多群众喜欢的有氧运动项目之一。太极拳采取缓慢行动，柔和的动作，让人冥想，放松，深呼吸。太极拳有益于加强身体平衡，减少跌倒发生率，增加肢体强度和柔韧度。太极拳动作轻松柔和，安全系数高，是一种低成本、低技术的运动，在室内室外都容易实施。适合不同年龄、性别和体质的人进行锻炼，尤其是对体弱和患有慢性病的人。作为低强度的有氧运动，大多数维持性血液透析患者可耐受，可以作为血液透析患者一种运动方式。有研究表明，太极拳运动可改善血液透析患者高血压状况，可作为协助降压的治疗方案；同时太极拳运动可降低心率，改善血液透析患者下肢肌肉，预防下肢肌肉萎缩；此外，血液透析患者常练太极拳还有缓解疲乏、增强体能的作用。

传统太极拳门派众多，常见的太极拳流派有杨氏、陈氏、孙氏、武氏、和氏、吴氏等派别，各派既有传承关系，相互借鉴，也各有自己的特点，呈百花齐放之态。本书只介绍太极拳的基本功技法，读者可以根据自己的身体状况和兴趣爱好选择不同派别的太极拳，跟随相对专业的太极拳教练进行学习和锻炼。

1. 太极拳的基本功技法

（1）手型

① 拳　五指卷屈，自然握拢，不要过紧，用力自然、舒展。

② 掌　五指自然伸直微分，虎口撑圆，掌心内凹。

③ 勾　五指第一指节自然捏拢，屈腕。

（2）手法

① 掤　屈臂成弧形，横于体前，肘关节下垂，掌心向内，高于肩平，力达前臂外侧。

② 捋　两臂稍屈，掌心斜相对，两掌由前向后划弧摆至腹前。

③ 挤　一臂屈于胸前，另一手贴近屈臂手腕内侧，手心向前，两臂同时向前推出，两臂撑圆，高不过肩，力达前臂。

④ 按　两臂由屈而伸，两手由后向前弧形推按，沉腕舒指，掌心向前，高不过肩，力达两掌。

⑤ 打拳　拳从腰间内旋向前打出，力达拳面。拳眼向上为立拳，拳心向下为平拳。

⑥ 栽拳　拳从上向前下打出，拳面斜向下，力达拳面。

⑦ 贯拳　拳从侧下方向斜上方弧形横打，臂微屈，拳心斜向下，力达拳面。

⑧ 撇拳　拳从上向前翻臂打出，拳心斜向上，高与头平，力达拳背。

⑨ 分掌　两手由合抱向前后或左右分开，两臂微屈。

⑩ 搂手　一掌由腹前经膝向外横搂，掌心向下。

⑪ 推掌　掌从肩上或胸前向前推出，肘部放松微屈，掌心向前，指尖向上。

⑫ 穿掌　掌沿另一手臂或大腿内侧伸出，指尖朝前。

⑬ 云手　两掌在体前，依次由里向外向上交叉划立圈，低不过裆，高不过头。

⑭ 架掌　屈臂上举，掌架于额前上方，掌心斜向外。

⑮ 撑掌　两掌上下或左右分撑，对称用力。

⑯ 压掌　拇指向内，掌心向下，横掌按压。

⑰ 托掌　掌心向上，由下向上托举。

⑱ 挑掌　由指尖向前过渡到指尖向上，侧立掌由下向上挑起，高与眉齐。

（3）步型

① 弓步　两脚前后分开，前腿屈膝，大腿斜向地面，脚尖向前，膝与脚尖上下相对，后腿自然伸直，脚尖斜向前，全脚着地。

② 虚步　后腿屈膝半蹲，脚尖斜向前，全脚着地，前腿稍屈，用前脚掌或脚跟着地。

③ 仆步　一腿屈膝全蹲，全脚着地，脚尖外展；另一腿向体侧自然伸直，脚尖内扣，全脚着地。

④ 半马步　前脚直向前微内扣，后脚横向外，两脚相距约三脚长，全脚着地。两腿屈蹲，大腿高于水平，重心偏于后腿。

⑤ 歇步　两腿交叉屈蹲，前后相叠，前脚全脚着地，脚尖外展，后脚跟提起。

⑥ 丁步　两腿半蹲并拢，一脚全脚着地支撑，另一脚以前脚掌着地点于支撑腿脚内侧。

（4）步法

① 上步　后脚经过前脚（支撑脚）内侧向前上步。

② 退步　前脚经过后脚（支撑脚）内侧后退一步。

③ 跟步　后脚向前跟进半步，不越过前脚。

④ 侧行步　两脚平行连续侧向移动。

⑤ 摆步　脚尖外摆上步落脚，与后脚呈外八字形。

⑥ 扣步　脚尖内扣上步落脚，与后脚呈内八字形。

⑦ 碾脚　以脚跟或脚掌为轴转动。

（5）腿法

① 分脚　支撑腿微屈站稳，另一腿屈膝提起，然后小腿上摆，腿伸直，脚面绷平，高过腰部。

② 蹬脚　支撑脚微屈站稳。另一腿屈膝提起，小腿上摆，脚尖回勾，用脚后跟蹬出，脚高过腰部。

（6）身型

① 头　微有向上顶悬意念，不可歪斜摇摆，表情端正，眼平视，嘴轻闭，舌抵上颚。

② 颈　自然竖直，转动灵活，不可僵硬。

③ 肩　平正松沉，不可上耸、前扣或后仰。

④ 肘　自然弯曲垂沉，防止扬肘、直臂。

⑤ 腕　下沉"塌腕"，劲力贯注，不可松软。

⑥ 胸　舒松微含，不可外挺或故意内缩。

⑦ 背　舒展伸拔，不可弓驼。

⑧ 腰　向下松沉，旋转灵活，不可前弓或后挺。

⑨ 脊　中正竖直，保持身形端正自然。

⑩ 臀　向内微敛，不可外突。

⑪ 胯　松正含缩，劲力贯注下肢，不可歪扭或前挺。

⑫ 腿　稳健扎实，弯曲合度，旋转轻灵，移动平稳，膝部松活自然，脚掌虚实分清。

（7）身法

身体保持中正安舒，旋转松活，不偏不倚，自然平稳；动作以腰为轴，带动四肢，上下相随，虚实分明，不可僵滞浮软，忽起忽落；姿势要舒展大方，完整贯穿。

（8）眼法

要思想集中，意念引导。定势时，眼平视前方或注视两手；换势时，眼与手法、步法、身法协调配合。势动眼随，神态自然。

2. 太极拳的养生功能

（1）提高呼吸系统功能

练习太极拳可以改善肺组织的弹性，使得胸廓的活动度增大，同时还可以增强肺的通气功能。太极拳以腹式呼吸为主，呼吸深长而均匀，在反复做出动作的过程中，会时常用到腹肌和膈肌，因此可以增强肺的通气功能。另外，又可以通过腹压有规律地改变，使体内的血液循环加快，加强肺泡的换气功能，这些都有助于保持肺的活力。

（2）强身健体

习练太极拳的过程中，需要抬高腿部的支撑重点，这可以有效地预防肩部和腰部关节的瘀血情况。若中老年人坚持习练太极拳，可以起到延缓衰老、强筋壮骨的作用。在锻炼的过程中，适当地放松肌肉也能有效地提升肌肉的韧性。

（3）增强心脏功能

习练太极拳可以帮助人体改善全身血液循环，增加肺活量，从而有效地预防心脏病。在习练太极拳的过程中，注意动作要保持舒缓，这样可以增加回心血量，同时还不会加快心率，对于心脏的健康具有一定的帮助作用。

（4）增强胃肠道功能

练拳时各关节、肌肉、骨骼会相互牵引、绞缠、挤压和舒张，内脏又因腹式呼吸（或腹式胸式呼吸）而产生自我按摩的作用；加上横膈膜的上下升降幅度增大，因此对肠的蠕动有正面的刺激作用；而练拳时的舌抵上颚、唇齿轻闭，能增加唾液的分泌，提高了消化功能。

（5）陶冶性情

太极拳的动作要求柔和，轻盈连贯，又要求在打出招式的过程中"动中有静、静中有动"，因此平时性急的或者性慢的人，在练习的过程中就会受到无形的影响，达到陶冶性情的效果。因为太极拳一方面讲究灵敏，能提高人的灵敏度；另一方面又讲究沉静，能抑制浮躁。

（五）五禽戏

五禽戏是中国传统健身功法之一，是一种动静兼备、刚柔并济、内外兼练的仿生功法，因其健身功效广受推崇。五禽戏的一系列动作，有清利头目、补益心肺、壮腰健肾、疏肝健脾、滑利关节的功效，从而达到祛病延年的目的。男女老幼皆可练习。

传统的华佗五禽戏共有 54 个动作，国家体育总局新编的五禽戏将每戏的动作简化为 2 个，每个动作只需要左右对称地各做一次，并配合气息调理，适合业余时间较少的上班族和中医传统体育基本功较弱的人练习。

练习五禽戏时，要做到全身放松，意守丹田，呼吸均匀，形神合一。练熊戏时要体现出熊浑厚沉稳的神态，还要体现出笨重之中的轻灵动象，并将其剽悍之性表现出来；练虎戏时要表现出威武勇猛的神态，柔中有刚，刚中有柔；练猿戏时要仿效猿敏捷灵活之性；练鹿戏时要体现其静谧恬然之态；练鸟戏时要表现其展翅凌云之势，方可融形神为一体（见图 9-16）。

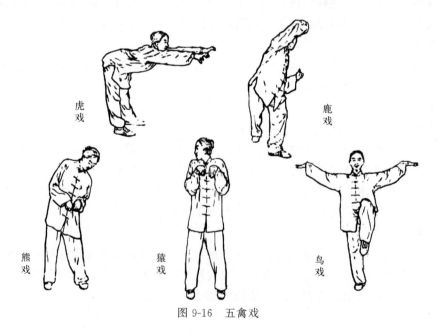

图 9-16　五禽戏

1. 熊戏

身体自然站立，两脚平行分开与肩同宽，双臂自然下垂，两眼平视前方。先右腿屈膝，身体微向右转，同时右肩向前下晃动，右臂亦随之下沉，左肩则向外舒展，左臂微屈上提。然后左腿屈膝，其余动作与上左右相反。如此反复晃动，次数不限。

2. 虎戏

脚跟靠拢呈立正姿势，两臂自然下垂，两眼平视前方。

（1）左式

① 两腿屈膝下蹲，重心移至右腿，左脚虚步，脚掌点地、靠于右脚内踝处，同时两掌握拳提至腰两侧，拳心向上，眼看左前方。

② 左脚向左前方斜进一步，右脚随之跟进半步，重心坐于右腿，左脚掌虚步点地，同时两拳沿胸部上抬，拳心向后，抬至口前两拳相对翻转变掌向前按出，高与胸齐，掌心向前，两掌虎口相对，眼看左手。

（2）右式

① 左脚向前迈出半步，右脚随之跟至左脚内踝处，重心坐于左腿，右脚掌虚步点地，两腿屈膝，同时两掌变拳撤至腰两侧，拳心向上，眼看右前方。

② 与左式②同，唯左右相反。如此反复左右虎扑，次数不限。

3. 猿戏

脚跟靠拢呈立正姿势，两臂自然下垂，两眼平视前方。

（1）左式

① 两腿屈膝，左脚向前轻灵迈出，同时左手沿胸前至口平处向前如取物样探出，将达终点时，手掌撮拢呈勾手，手腕自然下垂。

② 右脚向前轻灵迈出，左脚随至右脚内踝处，脚掌虚步点地，同时右手沿胸前至口平处时向前如取物样探出，将达终点时，手掌撮拢呈勾手，左手同时收至左肋下。

③ 左脚向后退步，右脚随之退至左脚内踝处，脚掌虚步点地，同时左手沿胸前至口平处向前如取物样探出，最终呈勾手，右手同时收回至右肋下。

（2）右式动作与左式相同，唯左右相反。

4. 鹿戏

身体自然直立，两臂自然下垂，两眼平视前方。

（1）左式

① 右腿屈膝，身体后坐，左腿前伸，左膝微屈，左脚虚踏；左手前伸，左臂微屈，左手掌心向右，右手置于左肘内侧，右手掌心向左。

② 两臂在身前同时逆时针方向旋转，左手绕环较右手大些，同时要注意腰胯、尾骶部亦逆时针方向旋转，久而久之，过渡到以腰胯、尾骶部的旋转带动两臂的旋转。

（2）右式动作与左式相同，唯方向左右相反，绕环旋转方向亦有顺逆不同。

5. 鸟戏

两脚平行站立，两臂自然下垂，两眼平视前方。

（1）左式

① 左脚向前迈进一步，右脚随之跟进半步，脚尖虚点地，同时两臂慢慢从身前抬起，掌心向上，与肩平时两臂向左右侧方举起，随之深吸气。

② 右脚前进与左脚相并，两臂自侧方下落，掌心向下，同时下蹲，两臂在膝下相交，

掌心向上，随之深呼气。

（2）右式同左式，唯左右相反。

（六）经络拍打健肾操

经络是运行气血、联系脏腑和体表及全身各部的通道，是人体功能的调控系统。人体的十二经络沿上下肢的内外侧循行。经络拍打健肾操可通过刺激肾部腧穴和四肢内外侧经络，起到温肾摄精、疏通经络、行气活血、平衡阴阳、调节脏腑功能的作用，适合慢性肾脏病患者的日常保健。

1. 第一节：双掌摩腰法

自然站立，双脚稍微分开，双手掌心相对，互相摩擦5秒钟；将双手掌部贴于背部的肾俞穴（位于腰部第二腰椎棘突下左右旁开2指宽处），将全身精力集中于肾俞处，双掌上下来回摩擦10～20次，使该处皮肤有温热之感。可重复2～4次。

2. 第二节：十二经拍打法

自然站立，分开两脚，与肩同宽。向前外侧45°伸出左手，掌心向上，右手以空拳置于左侧肩部，以适当力度沿着左手臂一直拍打至手指处；再将左手掌心向下，右手沿着左手臂拍打回左肩部。之后以同样的方法拍打右手臂。然后，双手自然下垂，以空掌置于腰骶部，腰部逐渐弯曲，双掌沿双下肢外侧一直拍打至踝关节处，再逐渐伸直腰部，双掌沿内侧拍打至大腿内侧。可重复2～4次。

3. 第三节：甩手拍打法

自然站立，双臂下垂，右手向前、左手向后轻轻甩开，右手顺势拍打肚脐下方的关元穴，左手拍打背部的肾俞穴。之后右手甩向后，左手甩向前，顺势拍打上述部位，如此反复拍打50～100次。

（七）瑜伽

瑜伽起源于印度，是一种能够实现身体、心灵与精神和谐统一的运动形式。有规律的瑜伽练习有助于消除不良情绪，提高身体机能。瑜伽中某些体位动作不仅可以促进新陈代谢，加速有害物质的排出，还能有效按摩和保养我们的肾脏。瑜伽姿势中把身体用力向前或者向后拉伸的方法，能刺激肝、肾、胃肠道等，起到调理肝肾和脾胃的作用。

练习瑜伽的患者需注意：正餐两小时后方可练习瑜伽；练习后一小时方可正餐；穿着宽松，摘去饰物，赤脚练习；鼻子呼吸，缓慢悠长，不要屏息；缓慢进行，做到极限，循序渐进，持之以恒。

第 10 章

经典临床案例

一、动静脉内瘘狭窄案例

（一）案例描述

患者杨女士，66岁，于2014年11月诊断为慢性肾脏病5期，需行长期血液透析治疗，遂行左上肢动静脉造瘘术，为"桡动脉-头静脉"端侧吻合术式。2015年1月，患者内瘘血管经B超检查显示，内瘘内径＞5mm，内瘘距皮深度＜5mm，内瘘内血流量＞600mL/min，已达到使用标准，因此在医生的建议下，护士为患者实施了第一次内瘘穿刺（又称"新开瘘"）。作为一名新开瘘患者，杨女士内心有一丝紧张和不安，护士看出了杨女士的紧张，耐心地为她讲解新开瘘患者如何配合穿刺工作，并轻柔地为其进行穿刺操作，杨女士感觉穿刺的时候皮肤有一点点痛，但是还可以忍受，透析时就没有疼痛的感觉了，紧张的心情也慢慢舒缓下来。在下机后，护士边帮助杨女士按压内瘘穿刺点，边为她讲解如何正确按压内瘘，如何避免内瘘发生出血、感染和堵塞，经过三次的一对一面对面指导后，杨女士学会了内瘘相关知识，也消除了自己内心的紧张和不安。在长期的透析治疗生活里，杨女士习惯了每日早、中、晚自查内瘘震颤情况。

在2016年1月的某个早晨，杨女士自查内瘘时感觉内瘘震颤明显减弱，她顿时紧张起来，于是马上赶到医院血透室就诊，医生用手按在内瘘上摸了一会儿（触诊），又用听诊器听了一会儿（听诊），建议杨女士去做内瘘B超。B超结果提示内瘘狭窄。于是2016年2月杨女士做了原位动静脉内瘘重建术，即在原来动静脉内瘘血管的基础上避开原来狭窄的位置，重新剪切、缝合形成新的动静脉内瘘，优点是大幅缩短了内瘘成熟的时间，甚至术后几小时内就可以穿刺进行透析治疗。

（二）原因分析

为了避免下次再出现内瘘狭窄，血透室的医生和护士对杨女士的穿刺情况、透析时血流参数、饮食、生活习惯、血化验指标、日常用药等进行了调查，最后发现引起杨女士内瘘发生狭窄的原因可能与以下几个因素有关。

1. 自身血管条件较差

杨女士为老年糖尿病患者，同时具有高龄和糖尿病两个可导致内瘘失功概率增加的因素，这类患者普遍存在血管内膜增生、硬化和微炎症状态等问题。

2. 内瘘锻炼不足

患者在长期透析生活中，慢慢放松了警惕，以为能够正常透析了就不再需要规律地、持续地进行内瘘锻炼了，所以逐渐地减少了居家内瘘锻炼的时间和次数，导致内瘘缺乏锻炼的情况出现。

3. 内瘘穿刺点按压时间过久

拔针后一般要求患者按压内瘘15～20分钟，按压力度以不出血又有内瘘震颤为宜，杨女士的内瘘平日是用弹力绑带辅助按压的，有时会忘记把绑带及时拆下来，从而导致绑带捆绑内瘘时间过长，甚至超过一个小时，内瘘血流因此减慢，形成血栓。

4. 穿刺失败导致血管内膜增生

随着杨女士内瘘情况的不断恶化，护士为杨女士进行内瘘穿刺的难度也越来越大，有时会出现高年资经验丰富的护士也无法一次性穿刺成功的情况，从而增加了血管内膜的损伤以及血栓形成的风险，进一步加重了血管的狭窄程度。

5. 不注意控制饮水量

杨女士虽然知道控制水摄入的重要性，但是有时无法控制自己几十年来形成的饮食习惯，比如爱饮茶、爱喝汤等，导致多次透析的超滤量都在其干体重的 5% 以上，从而造成透析过程中出现低血压，发生低血压时内瘘血流减慢，血液浓缩，最终形成血栓和狭窄。

（三）护理对策

因此，针对以上调查结果，杨女士和血透护士都采取了一系列措施。

1. 提高内瘘一次性穿刺成功率

针对患者内瘘的特殊情况，护士采用了扣眼穿刺和绳梯穿刺相结合的方法进行穿刺。钝针穿刺适用于内瘘血管短，充盈不佳等穿刺困难患者，绳梯穿刺适用大部分的患者，但是对内瘘血管长度要求高，具有限制性。杨女士内瘘血管可穿刺范围小，最开始在 B 超帮助下选择相对最表浅的血管进行扣眼穿刺，经过一段时间的内瘘锻炼，待内瘘血管情况好转，如血流量增加、血管内径增大后，改为静脉绳梯、动脉扣眼穿刺，最终过渡为动静脉均为绳梯穿刺。通过这种方法提高了内瘘穿刺成功率，也相应地减少了内瘘血管的损伤。

2. 增长知识，克服焦虑

杨女士在护士鼓励下积极参加病友会和健康讲座，通过护士的宣教了解更多的内瘘维护知识，将内瘘的自我维护知识从透析治疗贯穿到日常生活中，每周在候诊厅，杨女士都在护士鼓励下积极地与乐观的患者交流，结合中医音乐疗法舒缓情绪，杨女士的焦虑情绪明显得到舒缓。

3. 积极沟通，共同参与护理方案

护士依据杨女士的个体特征，为杨女士制订了最佳的内瘘穿刺计划，并根据实际情况不断完善修订，每次在更改方案前，杨女士都在护士引导下了解此穿刺法与其他穿刺方法的区别和好处，选择最优的方案并积极配合。

4. 功能锻炼

杨女士在护士指导下积极参与功能锻炼，包括：

① 握球锻炼　每天用术侧手捏握橡皮健身球 5～6 次，每次 10～20 分钟，透析后当天不需要锻炼。

② 加压握球锻炼　用手或止血带或血压压脉带在肘部上方轻轻加压，至静脉充盈扩张，然后行握球锻炼，每 15～20 分钟松开加压带 1 次，每天可重复 3 次

③ 哑铃负重摆臂锻炼　术侧手抓握 1.5～2.5kg 哑铃，整个上肢有节奏地做前后摆动运动，每周 3 次，每次 20 分钟。

④ 中药沐手　开沐手方给患者带回家，每天进行 30 分钟的中药沐手，促进动静脉内瘘扩张，患者在医院透析时，运用菲热康谱仪进行红外线照射。

同时，杨女士听从了医护人员的建议，在饮食上减少了汤水的摄入，对内瘘的维护更加细致，在碰到内瘘相关的问题时也积极主动地与医护人员沟通，因此有效降低了内瘘狭窄发生的风险。

二、高钾血症案例

（一）案例描述

患者万女士，38岁，行规律血液透析治疗3年余。在刚开始进入透析的时候，医护人员就对万女士进行过健康宣教，其中有一项很重要的内容就是"预防高钾血症"。万女士一直以来还是比较注意饮食和按时透析的，所以没有发生过高钾血症。因春节假期聚会，减少了一次透析治疗，结果第二天晚上万女士自觉心慌、胸闷、四肢无力，卧床休息后未缓解，于是在家人陪同下到医院急诊科就诊。医生了解到她是尿毒症透析病人，随即进行抽血化验，结果显示血钾（K^+）高达6.79mmol/L，于是医生马上给万女士安排了急诊透析治疗。经过几个小时的血液透析治疗，万女士的血钾水平下降到了正常范围内（4.5～5.5mmol/L），万女士自觉症状缓解。

（二）原因分析

万女士自行减少一次透析治疗导致体内的钾离子排不出去，无疑是造成高钾血症的最直接原因，但是，饮食方面的因素也不可忽视。因此，为了避免万女士再出现高钾血症，血透室的医生和护士对她春节期间的饮食情况进行了调查，最后发现万女士血钾升高可能与以下几个因素有关。

1. 食用过多干果

万女士在透析间期食用了100g左右的干果，包括花生、核桃和杏仁，这些干果的含钾量很高，每百克干果的含钾量在500mg以上。

2. 食用过多水果

万女士在透析间期食用了500g左右的水果，包括橘子、橙子、香蕉等，此类水果的含钾量也高，每百克的含钾量在150mg以上。

3. 食用过多肉类

万女士在透析间期食用了300g左右的猪肉和牛肉，这些肉类每百克的含钾量在300mg以上。

4. 食用了含钾极高的蔬菜

万女士在透析间期吃了两次火锅，餐中食入了较多的香菇、土豆、木耳、豆腐皮等含钾量极高的食物。

5. 食用了低钠盐

低钠盐含钾量高（高达30%），万女士家属将低钠盐用于日常烹饪，万女士长期食用低钠盐也增加了自身高钾血症的风险。

（三）护理对策

因此，针对以上调查结果，血透室的医护人员加强了对万女士的健康宣教，包括：

1. 高血钾宣教

医护人员再次对万女士进行了高钾血症方面的健康宣教，告诉她血钾的正常范围是3.5～5.5mmol/L，血钾过高会导致心率减慢甚至心搏骤停，严重威胁患者生命健康。护士还教会了万女士如何给自己数脉搏，当发现脉率低于60次/分钟并感到胸闷、四肢无力时，严重怀疑高钾血症，必须马上到医院就医。

2. 饮食指导

护士给万女士发放了饮食小册子，同时对万女士及其家属进行宣教，告知含钾高食物种类，尽量避免或减少食用含钾高的食物；指导万女士在烹饪过程中降低食物中含钾量的技巧；通过了解万女士的饮食习惯发现，万女士食欲较好、食量较大，护士建议患者养成写饮食日记的习惯，并每个月将连续3天的饮食记录拿给医护人员看，以便医护人员给予针对性的饮食指导；定期询问患者和家属对高钾食物的掌握情况和低钾饮食的执行情况。

3. 规律透析

出院后患者及家属觉得来回跑医院比较麻烦，有几次约好的血透时间均推迟，医护人员告知患者及家属规律透析的重要性；医生根据万女士的化验指标调整透析处方和参数设置。

万女士听从了医护人员的建议，在饮食上减少了高钾食物的摄入，坚持了规律透析治疗，提高了对高钾血症的认识和关注，因此有效降低了高钾血症发生的风险。

三、透析间期体重增加过多引发心力衰竭案例

（一）案例描述

患者李先生，50岁，干体重65.5kg，因慢性肾功能衰竭行规律血液透析治疗2年余。维持性血液透析治疗处方：每周透析2次，每次4小时；血流量200～250mL/min；透析液流量500mL/min；使用左上肢动静脉内瘘为血管通路。随着残余肾功能的进一步下降，李先生的尿量也逐渐减少，由刚开始行血液透析治疗时的1000mL/d，下降到了现在的300mL/d。此外，他的透析间期体重也在逐渐增加，导致每次透析的超滤量3500～4500mL。医生建议李先生每周透析3次，这有助于帮助他更好地排除体内多余的水分和毒素，但是李先生觉得一周做3次透析太麻烦，所以没有同意。李先生最近出现了白天走路费力，走一小段路即感心慌气喘，不得不坐下来休息，而且晚上睡觉不能平卧，必须把上半身垫高才能觉得呼吸顺畅一些。某天晚上，李先生睡觉不仅不能平卧，还不断地咳出粉红色的泡沫痰，即使坐着也心慌得难受，于是赶紧叫家人把自己送到医院急诊就诊。

医生为李先生做了全面的检查，发现患者颜面和眼睑浮肿，按压双足背和双小腿均有凹陷性水肿，血化验结果显示BNP为1091ng/L，血氧饱和度90%，心率102次/分，血压181/90mmHg，初步诊断为容量超负荷导致的心力衰竭（简称心衰）。因此医生为李先生安排了紧急透析治疗，并嘱护士为其实施氧气吸入、心电监护和药物治疗等措施。经过了几天的住院治疗，李先生的心衰症状已基本消失，生命体征和各项化验指标也基本恢复了正常。由容量超负荷引起的心衰是可以避免的，如增加透析次数、控制水的摄入等，这些都是非常有效的方法，但李先生性格比较执拗，甚至有时抱着一种消极的态度对待自己的身体，因此不能很好地听从医生的建议，最终引发了严重的并发症。

（二）原因分析

李先生虽然已经进入了透析生活，但是还没有完全适应，尤其在对透析治疗的认识上存在一些误区。

1. 李先生对控制饮食存在抵触情绪

李先生认为吃饭喝水是人活下去的基本保障，不应被限制，而且透析的作用就是把体内多余的水透出去，简单理解就是病人喝了多少，透析机就应该透出去多少。

2. 李先生缺乏对控制水盐的重视

李先生喜吃咸菜、咸鱼和香辣味较重的食物，喜吃粥、粉、面，不喜吃馒头或米饭，喜喝饮料，每天吃药喝水约500mL，喝饮料800～1000mL。李先生认为，控制水盐摄入会改变自己的饮食习惯，并且会让自己觉得生活索然无味，所以改变饮食习惯是一件非常困难的事。

3. 李先生及其家属缺乏控制水盐的知识和技巧

李先生家里有5口人，一般是其妻子做饭，一家人口味都比较重，不知道怎样才能既控制了盐分的摄入，又不影响全家人吃饭的乐趣。

4. 李先生缺乏容量超负荷相关并发症的知识

长期容量超负荷会引起一些并发症，如高血压、左心室肥厚、心力衰竭等，李先生有严重不适的时候才会到医院就诊，缺乏在家自我监测的知识和意识。

（三）护理对策

为了更好地帮助李先生改变观念，适应透析生活，医护人员对李先生进行了家访。通过与李先生及其家属的交谈，医护人员采取针对性的指导，帮助李先生及其家属纠正错误观念，走出认知误区，从而促进李先生提高自我管理能力，避免再次发生因容量超负荷导致的心衰。

1. 调整透析处方

增加透析次数为每周3次，每次4小时。如非必要，尽量不减少透析次数或减少透析时间，以免透析不充分，导致水钠潴留或毒素蓄积。

2. 让患者认识到容量超负荷的危害

医护人员告诉李先生，病人喝进去的水分布在人体全身各处，包括细胞、组织、血管等，而不是仅存在于血管中。4小时透析治疗中排出来的水都是血管中多余的水，如果排得太多、太快，血管内的血就会快速减少，血液快速浓缩。当然，在这个过程中，身体的细胞、组织中多余的水会不断地补充到血管内，但是补充的速度如果赶不上排出的速度，就会导致血管内血量短时间内快速减少，病人的血压也随之降低，严重者可导致透析中低血压，低血压会导致患者出现头晕、恶心、心慌等不适，重者可导致患者发生昏迷，危及生命。因此，为了避免透析中发生这种情况，病人应控制自己透析间期的体重增加量不超过干体重的3%，如果透析间隔两天，则不超过5%。李先生的干体重为65.5kg，则每次透析的超滤量应不超过1965mL（间隔1天）或3275mL（间隔2天）。控制好水盐虽然刚开始会有些困难，但是坚持下去就会慢慢习惯和适应，如果水盐控制不好会导致高血压、透析中低血压，甚至心脑血管疾病等并发症，对身体的损伤非常大，甚至是致命的。而且每次发生严重并发症都需要住院治疗，不仅给病人自身带来身体和心理的痛苦，还给家属带来心理、经济和社会方面的压力。因此，为了自己的健康和家庭的和谐，应努力地去尝试控制水盐，而家属也应起到监督和鼓励的作用。

3. 指导患者日常生活中如何控制水盐

医护人员给李先生发放了带刻度的透明玻璃杯（250mL）、3g盐勺、饮食日记本。指导李先生用带刻度的杯子喝水，每次尽量喝一小口；牛奶、豆浆、果汁、汤等含水量较多（80%以上），也应倒入刻度杯记录好数值之后再喝。每日喝水、牛奶、饮料、汤等液体的总量不超过 500mL。由于吃盐会增加口渴感，让人不自觉地增加饮水量，所以要求患者每天最多吃 3g 盐。患者家属可以在做菜时不放盐，菜出锅时再放盐，以免盐分浸入菜中影响口感，或者在炒菜的时候通过增加葱、姜、蒜、辣椒等调料来增加口感。3g 盐的含钠量约等于 15mL 酱油，所以也可选择用酱油替代盐。口味较重的人刚开始会觉得食物寡淡无味，影响食欲，但是坚持下去就会习惯吃清淡的食物。俗话说"万事开头难"，凡事都需要一个适应的过程。如果家属不愿意跟患者吃同样清淡的食物，可以先将患者的菜做好盛出来，再根据自己的口味添加佐料。此外，汉堡、花生酱、芝麻酱、辣椒酱、包装食品、外卖食品等含盐量较高，应避免食用。

4. 学会自我监测并发症的发生情况

养成每天早晨起床后排大小便后称体重的习惯；每天自我检查面部、下肢水肿情况；每天早、中、晚各测血压 1 次并记录，如血压控制不佳，则与医生沟通及时调整降压药；每年做 1 次心脏彩超，及时了解心功能情况；当发生轻微活动就会胸闷、气促的情况时，及时就医，等等。

最终，李先生通过改变自己的饮食和生活习惯，适应了疾病及透析的要求，每次透析超滤量能控制在 1800mL（间隔 1 天）～2800mL（间隔 2 天），有效避免了因容量超负荷导致的并发症，在此过程中，也得到了家属的大力支持和配合。总之，慢性疾病的进展与患者自身的行为密不可分。所以，血液透析患者应积极主动获取疾病及透析相关知识，并与医生及时沟通，以维持身体状态的平稳，延缓或避免并发症的发生。

四、血液透析患者发生高磷血症案例一

（一）案例描述

患者曾先生，46 岁，因慢性肾功能衰竭（尿毒症期）行规律血液透析治疗 5 年余。最近曾先生发现自己的胳膊上长了一些白色的小疙瘩，摸起来硬硬的，而且疙瘩及周围的皮肤非常痒。血化验报告显示，血磷 2.15mmol/L，血钙 2.36mmol/L，全段甲状旁腺激素（iPTH）856ng/L；医生诊断为高磷血症。医生告诉曾先生，这些白色的小疙瘩是皮肤钙化点（见图 10-1），是骨骼里的钙释放出来后沉积在皮肤上引起的，与高磷血症有关。为了避免钙化点进一步增多，需要控制高磷血症，如控制饮食中高蛋白质及高磷食物的摄入，按时按量正确服用降磷药物，规律透析，并根据自身经济情况选择加做血液灌流治疗。

（二）原因分析

1. 饮料摄入过多

曾先生目前还在全职工作，有时在与同事或朋友的聚餐中摄入一些啤酒、可乐等饮料，这些饮料中含有大量的无机磷，几乎 100% 会被人体吸收。

2. 蛋白质摄入量较多

曾先生比较喜欢吃肉，因此摄入的肉类较多，平均每天可达 250g 左右，除此之外还会吃一些鸡蛋、豆制食品等，曾先生每天的蛋白摄入量平均约为 1.3g/kg，高于中国人的平均标准。

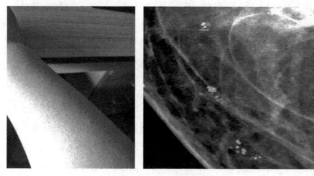

图10-1　皮肤钙化

3. 没有服用足量的降磷药

由于曾先生需要工作，生活节奏较快，吃饭时间和地点不固定，因此有时会漏服降磷药。

4. 甲状旁腺功能亢进

由于血磷长期控制不佳，曾先生的甲状旁腺激素水平升高，有甲状旁腺功能亢进的表现。

（三）护理对策

1. 调整透析处方

使用高通量透析器进行透析或采用透析加灌流的治疗模式。

2. 饮食指导

饮料的含磷量非常高而且几乎100％会被人体吸收，因此曾先生需要改掉喝饮料的习惯。经医护人员对曾先生的三天饮食记录进行评估，发现曾先生的每日蛋白质摄入量在1.3g/天左右，建议曾先生适当减少一些高蛋白食物的摄入，如减少50g肉，或1杯牛奶，或1个鸡蛋的量，同时食用一些蛋磷比（蛋白质含量/磷含量）较高的食物，如鱼肉、牛肉、牛奶、鸡蛋清等食物。蘑菇、馒头等含磷较高的食物暂时不吃。

3. 生活指导

指导曾先生勿用太热的水洗澡，建议用温水作短时间冲洗，皮肤干燥时选用甘油、凡士林、橄榄油等滋润性较强的护肤产品，皮肤瘙痒时切勿抓伤。

4. 药物使用指导

指导曾先生养成随身携带降磷药的习惯，并设定日常提醒，避免漏服。指导曾先生餐中服用。

一月后患者皮肤瘙痒症状改善，皮肤完整，血磷降至1.66mmol/L。

五、血液透析患者发生高磷血症案例二

（一）案例描述

患者陈先生，37岁，因肾移植术后12年，"双下肢浮肿伴活动后胸闷"入院，在我科规律血液透析治疗。既往史：有尿毒症病史，曾行血液透析治疗，肾移植术后；2021年2

月 20 日开始行规律血液透析治疗，2021 年 3 月 15 日于我院行左上肢动静脉内瘘术。诊断：1. 慢性肾脏病 5 期；2. 高血压病 3 级；3. 维持性血液透析。治疗情况：3 次/周（HD），干体重 53kg，透析时长 4 小时，抗凝使用低分子肝素 4100U，超滤量 2000～3000mL，透析器：费森 Fx8/贝朗 LO18，血流量 180～200mL/min，KT/V 为 1.24～1.4。口服碳酸镧，静脉注射帕立骨化醇治疗。最近一次抽血检查报告显示：血钙 1.93mmol/L，血磷 3.98mmol/L，甲状旁腺激素 1341ng/L，患者自感皮肤瘙痒，搔抓后不能缓解。

（二）原因分析

结合陈先生的情况，我们采用从人体各系统的顺序对他做了一个详细的全身评估。陈先生体形偏瘦，大便正常，食欲较好，每日规律饮食 3～4 餐，爱喝饮料。针对这些资料，分析陈先生发生高磷血症的原因。

1. 疾病本身的原因

慢性肾功能不全患者的肾脏排磷能力下降，导致磷在体内聚积，引发高磷血症。高血磷使 1,25-二羟基维生素 D[1,25-$(OH)_2D_3$]活性降低，导致血钙降低。高血磷和低血钙通过负反馈机制促进甲状旁腺激素（PTH）分泌，导致继发性甲状旁腺功能亢进的发生。继发性甲状旁腺功能亢进又加速骨盐溶解而释放更多钙、磷，从而加重高磷、低钙血症和活性维生素 D_3 的缺乏，导致钙磷代谢紊乱的恶性循环。

2. 患者饮食依从性较差

患者比较年轻，在工厂上班，平时比较喜欢吃外卖、快餐，这些食物含磷很高，直接导致高磷血症。

3. 患者知识缺乏

患者不知道血磷高所导致的危害，对含磷高的食物知晓不全。

4. 患者服药不规范

患者全职上班，经常会忘记吃药，导致磷控制效果不佳。

5. 透析不充分

患者最初透析处方是使用低通量、面积 1.8L 的透析器，低通量透析器清除磷的效果一般，导致中、大分子毒素在体内蓄积。

（三）护理对策

指定责任医生和主管护士负责管理，联合营养师，了解患者饮食种类、习惯，自我护理情况，针对性制订饮食方案和采取相应护理措施。

1. 饮食宣教

根据食物成分表仔细定制食谱，在保证足够蛋白质及热量摄入的基础上力争最大程度地控制磷的摄入。告知患者生活中常见的高磷食物，选择一些磷与蛋白质的比值较低的食物为宜。绝大多数加工食品在生产过程中使用了无机磷作防腐剂，磷的吸收率几乎达 100%，所以尽量选择新鲜不含防腐剂的食品。焯水加工可使食物中磷含量减少 50% 左右。每次血液透析时带来近 3 天的饮食记录，科学准确地计算每天磷的摄入量，再对饮食进行合理的调整，以确保磷的摄入限制在 700mg/d 以下。常见含磷量相对较高的食物如下所示（见表 10-1）。

表 10-1　含磷量相对较高的食物

类别	食物名称
谷薯类	荞麦、燕麦、黑米、莜麦、高粱、青稞等
豆类	黑豆、黄豆、绿豆、青豆、豆腐干等
肉蛋奶类	松花蛋、鸭蛋、鸡蛋黄、海米、干贝、虾、鳕鱼、腊肉、猪肝、奶酪等
坚果类	核桃、腰果、榛子、花生、开心果、西瓜籽、芝麻、葵花籽等
蔬菜、水果	花椰菜、苋菜、豌豆苗、蘑菇、石榴、椰子等
加工食品及饮料	火腿肠、三明治、汉堡、巧克力、咖喱粉、芝麻酱、可乐、红茶等

2. 知识宣教

通过发放相应的健康宣传材料，观看宣教 PPT、视频。告知患者高磷血症的危害性，包括心血管钙化、软组织关节钙化、骨质疏松，导致心脑血管疾病发生，猝死率增加。

3. 用药宣教

指导患者正确服用降磷药，碳酸镧与磷结合力强，无明显毒性反应，临床耐受性和有效性好。为更有效结合食物中磷酸盐，碳酸镧须在餐中或餐后立即服用，并完全嚼碎，而且每餐都必须服用。定期检测钙、磷的水平，血钙维持在 2.1～2.5mmol/L，血磷维持在＜1.45mmol/L。

4. 充分透析

告知患者充分规律透析是降低血磷非常重要的措施，每周 3 次的透析治疗是必不可少的。使用高通量透析器进行血液透析滤过和血液灌流有利于中、大分子的清除，可每周增加一次血液透析滤过和血液灌流，有效降磷。

5. 皮肤护理

药物止痒，加强生化监测；勤洗澡，水温不宜过烫，40℃左右，尽量不用香皂、浴液等碱性用物，用清水沐浴后涂抹保湿霜或乳剂；指导患者避免流汗，流汗后尽快擦干，衣着宽松舒适，尽量穿棉质吸汗的衣服，禁止用热水烫患部，尽量少用消毒药水等刺激皮肤或使皮肤干燥的化学物质；不要用指甲大力搔痒，应用指腹轻揉，或轻轻拍打发痒部位，转移注意力，以免抓伤皮肤，造成感染。

经过以上措施，皮肤瘙痒症状得到改善，半年后的化验指标（见表 10-2）大多已处于或接近正常范围。

表 10-2　半年后的化验指标

项目	原化验结果	复查化验结果	正常值
血钾/（mmol/L）	4.95	4.72	3.5～5.5
血钙/（mmol/L）	1.93↓	2.21	2.1～2.6
血磷/（mmol/L）	3.98↑	1.4	1.13～1.45
尿素氮/（mmol/L）	62.99↑	26.3	2.8～7.2
肌酐/（μmol/L）	1873.30↑	1021.3	45～104
白蛋白/（g/L）	36.2	40.1	35～50
血红蛋白/（g/L）	112	121	110～160
甲状旁腺激素/（ng/L）	1341↑	396.3	150～300

六、透析中低血压案例

（一）案例描述

患者李女士，65岁，首次透析时间为2017年10月12日，右颈留置带涤纶套透析导管。既往史：患糖尿病18年，皮下注射门冬胰岛素，有高血压病，患高血压3年余，目前予拜新同降压治疗，血压控制时好时坏。2019年9月25日在医院行同种异体肾移植术，同年11月因肾移植排斥严重，继续行规律透析，一周3次，一次4小时。过敏史：无过敏史，无家族遗传病史。婚育史：已婚已育，一子一女，体健，经济条件可。心理：焦虑不安。现病史：患者持续透析低血压，透析指标欠佳，干体重62kg，体液过多，基本脱水量达4000mL以上。现每周透析3次，每次4小时，使用高通量透析器透析，血压不稳定，波动范围大，透析中频出现低血压。

（二）原因分析

结合李女士的情况，我们采用从人体各系统的顺序对她做了详细的全身评估。身体外观、神经系统、呼吸系统均正常。循环系统：血压120/68mmHg，心率80次/分，心律齐。消化系统及营养状况正常，平素喜欢吃咸鱼和喝茶。泌尿系统：慢性肾功能衰竭（尿毒症期），无尿。针对这些资料，分析王女士发生透析中低血压的原因：

（1）透析间期体重增加过多，透析中相应超滤过多、过快引发低血压。

（2）该患者透析间期体重增长超过干体重的5%，主要是因为喜欢吃咸鱼，因为咸鱼可增加食欲；加上有喝茶的习惯，导致体重很难控制。

（3）该患者有糖尿病，这类患者普遍存在血管内膜增生、硬化和微炎症状态，血管弹性差。加上近期血糖控制不佳，常感到口渴而多饮水，也是导致体重难以控制的原因。

（4）患者对疾病的认识不足，对降压药的服用依从性不佳，自身对血压的监测也不规律，有不舒服才测量一下。自己一个人居住，子女对她的关注比较少，未能起到监督作用。

（5）患者食欲尚可，营养状况改善，所以体重增加并非全部都是多余水分摄入，需要调整干体重和透析处方。

（三）护理对策

1. 加强健康指导

① 两次透析期间体重增长应该控制在干体重的3%（透析频率＝3次/周）或5%（透析频率＝2次/周）以内。

② 每日进水量≤前一天尿量＋500mL。

③ 使用有刻度的量杯，固定喝水。

④ 每天三测：尿量、入水量、体重，口渴可含糖果，咀嚼口香糖、花旗参片或冰冻的柠檬片。

⑤ 吃东西后漱口。

⑥ 每天固定运动（散步、骑自行车）促进排汗（心功能不好的患者除外）。

⑦ 勿摄取含水分多的食物，如菜汤、果汁、苹果、西瓜、豆腐、牛奶、面条。

⑧ 坚持清淡少盐的饮食，戒掉咸鱼等高钠食品，减轻口渴。

⑨ 教导患者记录连续 3 天饮食日记，主管护师根据日记进行有针对性的饮食指导。

2. 控制好血糖水平

① 对患者宣教，教会患者胰岛素的正确注射方法及血糖仪的使用，记录血糖及胰岛素的使用情况，并以此调整用药，控制血糖在合理的水平。

② 养成糖尿病饮食习惯，少量多餐，进食血糖指数较低的食物，食用纤维较高的食物。

③ 适当的运动如散步、八段锦、太极等，有助于血糖的控制。

④ 护士对于患者在透析过程中出现的头晕、心慌、冒冷汗等症状，应区分是低血压还是低血糖，通过血糖仪的测量可确诊是否为低血糖。透析前测血糖，准备一些糖果，透析 2 小时后可适当进食，预防低血糖引起的低血压。

3. 告知患者降压药的正确使用

不能随意加减药量，家中应常备血压计每天测量血压，如血压过低应及时找医生调整降压药的剂量。并多与家属沟通，建议家属定期回家看望患者，并关注患者的服药、血压、体重情况，加强护患沟通，多方配合，预防低血压风险。

4. 调整干体重

采取血液透析滤过模式。透析过程中调整钠曲线和超滤曲线先高后低，联合低温透析预防低血压，透析中出现低血压时可输入生理盐水，必要时回血收机。

通过以上措施，患者每次脱水量控制在 3000mL 以内，透析中血压维持在 130~140/85~95mmHg 之间，空腹血糖控制在 5.3~6.5mmol/L 水平。患者舒适度提高，焦虑情绪也得到改善。

七、透析患者突发癫痫案例

（一）案例描述

患者李女士，55 岁，确诊尿毒症 4 年，腹膜规律透析 3 年余，血液透析半月，抽搐后跌倒半天。既往糖尿病及高血压病史数年，血压及血糖控制不详。家属诉半月前被诊断为房颤。否认食物、药物过敏史，有预防接种史。目前血管通路为右侧颈内静脉临时血透管，并行右前臂动静脉内瘘形成术。诊断：①慢性肾脏病 5 期，维持性血液透析，肾性贫血；②双侧额叶腔隙性脑梗死；③高血压病 3 级；④2 型糖尿病；⑤房颤。

病情发展：2021 年 8 月 30 日 19：58 患者在透析一小时左右出现抽搐，表现为左侧口角抽搐、无意识丧失、牙关紧闭、两眼上翻、肢体抽搐等，测脉搏 95 次/分，呼吸 20 次/分，血压 142/86mmHg，数秒后自行缓解。遵医嘱予结束治疗，由医生护送回病房。2021 年 8 月 31 日 8：35 患者在进食后，再次出现抽搐，表现为两眼上翻、四肢强直、意识丧失、牙关紧闭、口吐白沫，测脉搏 73 次/分，呼吸 19 次/分，血压 143/81mmHg，血糖 5.5mmol/L，考虑为癫痫大发作，予地西泮镇静后患者呈药眠状，遂转至 ICU 进一步治疗，予以 CRRT、抗癫痫、抗感染等对症治疗后。患者暂无抽搐、呕吐等不适，转回肾内科专科治疗。患者其间仍有反复癫痫小发作。

辅助检查：

① 颅脑 CT　考虑双侧额叶腔隙性梗死灶，脑动脉硬化。右顶部头皮软组织损伤。

② 颅脑 MRI 平扫　双侧额顶叶脑蛋白质缺血、梗死灶。左侧侧脑室后角旁软化灶胶质增生。脑蛋白质变性。

③ 血液化学检查（见表 10-3）：

表 10-3　血液化学检查

项目	化验结果	项目	化验结果
N 末端脑脑钠肽前体	45000pg/mL↑	钠	134mmol/L↓
甲状旁腺激素	430ng/mL↑	血清铁蛋白	544.2ng/mL↑
肌酐	893.8μmol/L↑	白蛋白	33.80g/L↓
尿素氮	17.67mmol/L↑	肌钙蛋白 T	68.7pg/mL↑
尿酸	550μmol/L↑	肌红蛋白	111.90ng/mL↑

（二）原因分析

癫痫即俗称的"羊角风"或"羊癫风"，是大脑神经元突发性异常放电，导致短暂的大脑功能障碍的一种慢性疾病，具有短暂性、刻板性、间歇性和反复发作的特点。

1. 临床表现

（1）局灶性发作

① 单纯局灶性发作　表现为面、颈、四肢某部位强直或阵挛性抽动。

② 复杂局灶性发作　表现为意识丧失，精神行为异常。

（2）全部性发作

① 强直-阵挛发作　表现为意识丧失，全身骨骼肌强直性收缩。

② 失神发作　以意识丧失为主要表现，双眼凝视。

③ 肌阵挛发作　为全身或局部骨骼肌突然收缩。

④ 失张力发作　发作时肌肉张力突然短暂性丧失。

⑤ 痉挛发作　常见于婴儿痉挛，表现为点头、伸臂、弯腰、踢腿等。

2. 诱发因素调查

癫痫是血液透析过程中或血液透析后常见并发症之一。可能与脑血管意外、透析失衡综合征、毒素及水电解质紊乱等相关。该病一般发病急，如不能及时识别和处理，可能会给患者带来严重后果，甚至危及生命。

为了避免再次出现癫痫发作，血透室医护团队对李女士的脑血管情况、生活环境、血化验指标及日常用药等进行调查，最后发现了该患者血透期间可能引起癫痫的有关因素如下：

（1）肾功能衰竭，毒素在体内蓄积，使中枢神经系统功能异常兴奋。

（2）继发性甲状旁腺功能亢进及离子转运异常，引起脑组织和血液中钙含量及甲状旁腺激素水平增加，可能造成神经突触功能受损。

（3）透析中受血-脑屏障影响，血尿素氮较脑脊液下降快，形成脑水肿，导致患者脑缺氧，引起癫痫。

（4）患者有高血压、水代谢失衡、高钙血症及贫血等，这些都是诱发癫痫的危险因素。

（三）护理对策

1. 有窒息的风险

（1）癫痫发作时，取平卧位，头偏向一侧，将压舌板放于上下臼齿之间，及时清理口鼻分泌物，保持呼吸道通畅。

（2）吸氧，以改善脑缺氧，促进脑循环。

（3）遵医嘱应用解痉药，并观察用药效果，卧床休息。

（4）严密观察生命体征、神志、瞳孔变化，观察发作的类型、持续时间。

2. 有受伤的危险

（1）患者肢体抽搐时，极易发生唇舌咬伤、坠床等意外，应专人看护，使用床挡，抽搐肢体适当扶持或固定大关节，防止骨折或关节脱臼。

（2）保持病房环境的安静、舒适，避免强光刺激，保持光线柔和。

3. 导管及血路管脱落的风险

（1）抽搐发生时，注意保护患者透析导管，妥善固定导管，防止脱出。

（2）可使用松紧带等固定导管末端，避免摆动，以免导管口渗血。

（3）导管应正确固定，如有晃动情形，应重新粘贴固定。

4. 预防脑血管意外

（1）严格控制脱水量。根据血压情况调节透析液的钠浓度，可以有效控制血压。

（2）透析结束时也应低血流量缓慢回流，以免患者因血容量突然增加而血压增高。

（3）合理用药，控制血压。透析中要加强血压监测，常问患者的用药及血压情况。

（4）控制好干体重。如果透析期间干体重增加超过3kg，要加强宣教，说明危害性。

（5）饮食以低热量、低脂肪、低糖食物为主，少食胆固醇高的动物内脏，尽量清淡饮食。

（6）应保持心态平和，避免情绪激动。告知患者，一旦出现剧烈头痛，应立即去医院就诊。

5. 预防透析失衡综合征

（1）患者初次透析时应进行合理的诱导透析，根据其耐受程度，进行短时间、小剂量、多次透析。

（2）采用小面积透析器，低流量，缩短透析间隔时间。

（3）使用可调钠模式透析。

（4）在透析中静脉滴注高渗钠。

（5）患者出现轻度症状时可以缩短治疗时间，静脉补充高渗糖水、生理盐水。患者出现重度症状时应使用镇静剂或立即停止透析。

总之，在透析中一旦出现癫痫发作，护士应沉着冷静，针对性采取及时有效的治疗和急救护理措施；患者及家属积极配合，保证患者的生命安全，提高透析的安全性。

八、中医案例：获得性穿孔性皮肤病案例

（一）案例描述

患者张先生，43岁，于2007年9月因多发肾结石十余年，行双肾取石术，2010年2月开始因肾功能不全、2型糖尿病、心力衰竭，行血液透析，至今12年，1周透析3次，每次4小时，每次脱水量2.5～3.2L，血糖维持在10.64～15.10mmol/L，甲状旁腺激素130.0ng/L，一直维持规律透析，情况尚算稳定。2017年5月患者诉无明显诱因背部、双上肢、双小腿胫前出现米粒至黄豆大小红色丘疹、结节，上述皮疹表面迅速出现浅溃疡、脐凹、角栓，并结黄褐色痂壳，似砺壳状，质地坚硬，与其下组织紧贴，用力刮除痂壳后有少量出血。皮疹逐渐发展累及整个背部、下肢，均表现为圆形、类圆形的丘疹、结节，表面形成脐凹状角栓、结痂。部分痂壳可自行脱落，其下为轻度增生性瘢痕。皮肤病中心就诊予抗感染、外用药膏治疗，治疗效果不明显，反复发作，瘙痒严重。2020年3月26日因为严重心衰、肺感染收治在我院EICU，经过2个月的抗感染和对症治疗后出院。患者对全身的皮肤病变非常苦恼，主诉瘙痒难耐，搔抓出血后稍缓解，多次表示有轻生念头。

家族史： 父母健在，非近亲结婚，否认家族遗传病史，否认家族内传染病，母妊娠史无特殊。家族内无出现同一病例。

皮肤科会诊专科检查： 背部、双上肢、双下肢见散在多发角化性丘疹、结节，花生米至钱币大小，部分中央有较厚黄褐色角栓，触之坚硬，紧贴皮肤，不易刮除，痂壳周围皮肤稍红，按压无脓性及血性分泌物，部分痂壳脱落见淡红色萎缩性瘢痕。建议皮肤活检，患者拒绝。诊断为：反应性穿通性胶原病。

治疗过程： 维甲A软膏、皮炎平软膏外涂抗感染，必要时可行紫外线照射治疗，同时加强透析，积极配合透析，控水、控制血糖，降低甲状旁腺激素，注意皮肤清洁等情况。

（二）原因分析

反应性穿通性胶原病（reactive perforating collagenosis，RPC）是一种非常少见的疾病，属于经典的穿通性疾病的一种。该病于1967年由Mehregan首先报告，目前国际上关于该病的报道文献仅有150余篇，国内仅见20余例。本病特征为真皮内变性的胶原经表皮排出，目前病因仍未阐明，大致认为有以下几点原因。

1. 遗传因素被认为是重要的原因，部分儿童患者有家族史，推测本病为常染色体显性或隐性遗传。

2. 成年发病的患者多并发严重的糖尿病、慢性肾衰竭、甲状腺功能异常、肝病、肺纤维化、疥疮、结核样型麻风、艾滋病、淋巴瘤等，部分肾功能衰竭的病人行血液透析治疗。推测血液透析病人可能是体内某些毒素清除不干净导致蓄积，出现皮肤病变。

3. 具体发病机制未明，但中医理论认为，肺外合皮毛，肺主肃降，患者皮肤出现大面积的丘疹，可以从改善肺功能，疏通肾经、膀胱经，利水，排湿，健脾，扶阳固本，提高患者机体免疫力入手。我们做了一些尝试，拟用刮痧方法治疗。

（三）治疗和护理对策

针对以上原因，皮肤科医生建议抗过敏和抗炎的药膏外用，给予紫外线照射治疗，因其需要长期透析，治疗 2 次后放弃。对于此类皮肤病，西药效果不明显，也没有特效药。血透中心医生、护士积极采取了一系列措施。

1. 调整透析方案

建议患者一周透析 4 次，控制摄入水量，改善心肺功能，服用磷结合剂，改善甲状旁腺功能亢进等。

2. 增长知识，克服焦虑

张先生积极参加肾友会、肾友群和健康讲座，改善焦虑情绪。

3. 积极沟通，共同参与护理方案

血透中心的中医护理团队决定依据张先生的情况，为他制定皮肤病的中医砭法（刮痧）治疗计划，并根据实际情况不断完善修订。张先生和妻子在护士指导下了解砭法（刮痧）治疗皮肤病的好处和成功案例，同意刮痧方案并积极配合。

4. 刮痧治疗方案

刮双侧肺经、膀胱经、肾经、三焦经、脾经，以及局部皮疹严重的地方。每周透析时由中医治疗护士刮痧（工具为铜砭），介质为橄榄油，每次刮痧大约 1~2 小时，每周 1~2 次，以能耐受为宜。并将刮痧后注意事项一一告知，主要是刮痧后局部 4 小时内不吹风，不用水洗。张先生有尿毒症和糖尿病，因此没有建议辟谷。

（四）治疗过程和结果

刮痧治疗后当晚，张先生诉皮肤瘙痒和睡眠有改善。刮痧由中医治疗护士完成了 4 次后因为疫情影响，护士外派，人力不足，没有办法帮他继续刮痧，护士长将刮痧的方法和要求教会张先生和其妻子，建议在家自行刮痧，保持电话联系。由张先生儿子为其刮痧，每周刮后背、下肢后侧 1~2 次，每次 1 小时左右，身体前侧由张先生每天花一点时间自己刮。遇到问题时积极主动地与医护人员沟通。刮痧坚持了 4 个月左右，张先生反映背部、双手的丘疹开始减少，瘙痒明显减轻。继续坚持刮痧大约 11 个月，刮痧用油 2.5L，张先生的全身皮肤焕然一新，已经完全没有丘疹和瘢痕。身体整体改善，精神面貌非常好。至今，他仍然坚持自己刮痧，没有复发。

（五）刮痧治疗的体会

1. 刮痧属于中医传统的治疗方法，有 3 名类似患者采用刮痧法治疗，效果不错。一般建议家属和患者一起参与，如果依赖医护人员刮痧，时间和精力难保证，费用也较大。

2. 刮痧工具和介质：铜砭或者其他金属工具都可以，如银或者不锈钢器具，铜砭主要是顺手一点。刮痧油：橄榄油、茶籽油、姜油等都可以。

3. 刮痧频率：不要着急，慢慢来，能刮一点是一点。全身大刮，一周一次，痧退后局部再继续刮。贵在坚持。

4. 刮痧部位出现黑色物质属于金属工具刮痧后的局部排毒反应，不必惊慌，用油或纸擦干净即可。

（六）治疗前后效果对比

1. 刮痧前皮肤状况（见图 10-2）

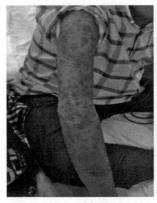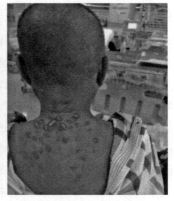

图 10-2　刮痧前皮肤状况

2. 透析时刮痧（前 1~2 次）（见图 10-3）

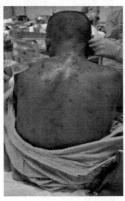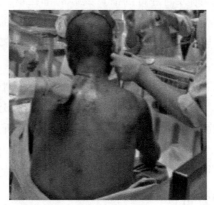

图 10-3　透析时刮痧（前 1~2 次）

3. 刮痧治疗 11 个月后（见图 10-4）

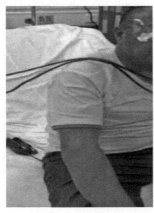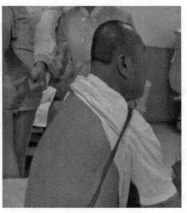

图 10-4　刮痧治疗 11 个月后

九、中医案例：鱼骨刺伤示指引发慢性骨髓炎案例

（一）案例描述

患者伦先生，59岁，诊断为2型糖尿病、慢性肾脏病5期，行规律血液透析2年，每周透析3次，每次治疗4小时。某日在家被鱼刺刺伤左手示指，随后出现红肿、疼痛，当时疼痛较轻，无明显皮肤肿胀及皮肤溃烂，未做处理。后逐渐出现皮肤肿胀、破溃情况，遂于当地医院予药水外敷换药、消炎处理，予清除可见坏死组织后继续药水外敷，未见好转，数日后转至第二家医院就诊。伦先生受伤的手为透析用内瘘手，血运本身较差，手掌皮温冷，测量为33.5～34.5℃，当时考虑为左手示指慢性骨髓炎收入院，行左手示指坏死组织清除，慢性骨髓炎病灶清除，指神经探查松解，带蒂皮瓣修复，引流，石膏托外固定术，出院门诊随诊，医生告知伦先生和家属必要时截掌。伦先生和家属担心影响透析，当时不能接受。

在中医护理专家指导下，护士利用透析治疗时间对伦先生采用李氏虎符铜砭刮痧板及纯天然姜油做介质，在患侧和对侧手表皮相应的穴位刮治，手法采用"点、线、面、位"，沿经络循环或疼痛传感方向进行刮治；刮痧的部位取穴及顺序：左心包经→右尺泽→稳定心肺功能开四穴→督脉→内外膀胱经→肝、脾、胰腺背部反射区（重点刮透胃脘下俞），力度以刮出米粒状的红点为准。刮痧后，避免风直吹刮痧部位，出痧后1小时避免吹风，4小时内禁忌沾水，两次刮痧间隔以痧退为标准。

伦先生术后经过刮治，能缓解伤口疼痛，疼痛评分很快由8分降到4分，而且患侧指端血运及感觉良好，伤口渗液减少、愈合良好，暂未出现其他并发症。透析过程中采用耳针、耳穴压豆、董氏奇穴联合治疗（见图10-5）。非透析日，伦先生到伤口护理门诊清创换药，接受高压氧治疗。

伦先生最后伤口愈合良好，只是截除示指，最大程度地保住了该手的功能。

（二）原因分析

伦先生左手示指被鱼刺刺伤后之所以发展成为慢性骨髓炎，经调查，可能与以下几个因素有关。

1.2型糖尿病

伦先生为老年糖尿病患者，这类患者因为糖代谢紊乱、易并发大血管及微血管病变、免疫力低等原因，伤口难以愈合。

2.知识缺乏

伦先生虽然患糖尿病多年，但对糖尿病伤口较难愈合没有清晰的认知，被鱼刺刺伤手指后也没有到正规医院进行正确的应急处理，最后导致了皮肤溃烂、组织坏死。

3.焦虑、恐惧

伦先生被鱼刺刺伤后没有及时处理，后来因为害怕、不敢面对后果没有及时就诊，最终导致严重后果。

4.慢性肾脏病5期

肾功能衰竭导致患者水钠潴留，可引起伤口渗液增多，减慢伤口愈合；另外肾功能衰竭还会引起患者营养失调、免疫力低下，导致伤口愈合缓慢。

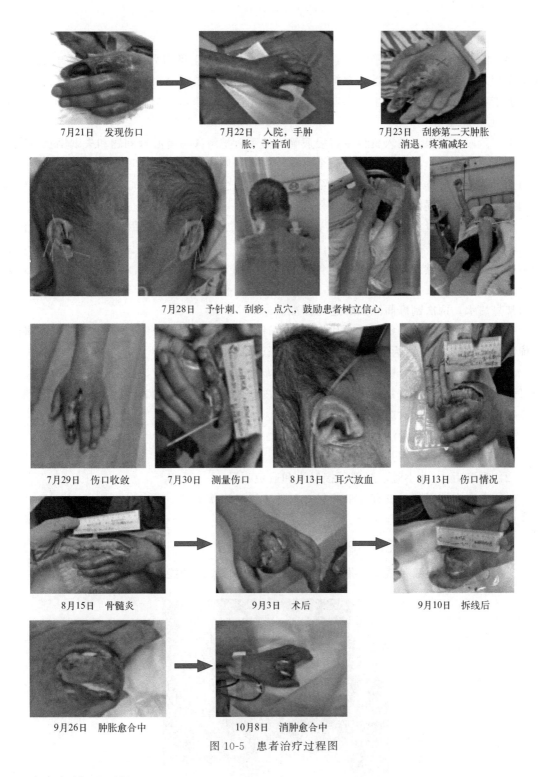

7月21日 发现伤口　　　　7月22日 入院，手肿　　　　7月23日 刮痧第二天肿胀
　　　　　　　　　　　　　　　胀，予首刮　　　　　　　　消退，疼痛减轻

7月28日 予针刺、刮痧、点穴，鼓励患者树立信心

7月29日 伤口收敛　　7月30日 测量伤口　　8月13日 耳穴放血　　8月13日 伤口情况

8月15日 骨髓炎　　　　　　9月3日 术后　　　　　　9月10日 拆线后

9月26日 肿胀愈合中　　　10月8日 消肿愈合中

图 10-5 患者治疗过程图

（三）护理对策

综合分析评估结果，我们以时间轴为导向对护理问题分 3 个阶段进行分析解决。

1. 积极治疗阶段

第一阶段，先处理患者的伤口，局部刮痧，双侧肺经刮痧，每次照相留底。

2. 治疗方案稳定阶段

第二阶段，在患者病情稳定后，引导患者正视病情，正确引导患者做好居家自我管理、饮食管理、皮肤护理，按时透析并把解决患者心理问题和失眠困扰贯穿于治疗全过程，最后让患者带着战胜疾病的信心生存。

3. 延续护理

第三阶段，把患者纳入我科专科慢病管理体系，把解决患者心理问题和失眠困扰贯穿于延续性护理全过程，为患者量身定制个性化中医健康调养方案，并通过定期面对面交流、电话随访、微信、肾友会等方式进行延续护理，解决了患者躯体不适、心理、睡眠、自我健康管理等问题，大大提高了患者健康水平。

治疗方案：患者患侧和对侧手臂表皮相应的穴位刮治，手法采用"点、线、面、位"，沿经络循环或疼痛传感方向进行刮治；刮痧的部位取穴及顺序：左心包经→右尺泽→稳定心肺功能开四穴→督脉→内、外膀胱经→肝、脾、胰腺背部反射区（重点刮透胃脘下俞），力度以刮出米粒状的红点为准，刮痧后，避免风直吹刮痧部位，出痧后 1 小时避免吹风，4 小时内禁忌沾水，两次刮痧间隔以痧退为标准。

每次透析时，结合舌象，给予耳尖放血，针刺制污穴（董氏奇穴）、对侧下肢第二脚趾。耳针留置 40 分钟后，改为王不留行籽耳穴贴压，每周换 3 次。

治疗依据：经络通，则百病消。肺主皮毛，患者示指皮肤溃烂，在此处导气、运气、刮痧可促进局部血液循环，祛邪出表。患者破溃皮肤处可轻易刮出黑痧，肺经痧象瘀堵，有颗粒样痧粒，经络通，则对应的脏腑疾病可消退。

告知患者和家属特别注意事项：

（1）刮痧的局部不用其他药物，不接触水。

（2）刮痧后 4～6 小时，局部不接触水和避免吹风。

（3）患者有糖尿病，没有要求辟谷，只是建议清淡饮食。

（4）刮痧期间，不进行艾灸。

（四）治疗结果（见图 10-6）

避免截除手掌，只是截除示指，最大程度保护了该手的功能。

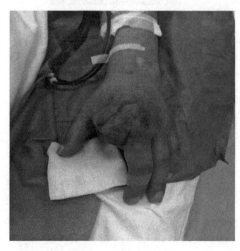

图 10-6　治疗结果

十、人工内瘘血管感染案例

（一）案例描述

患者范先生，男，50岁，2021年10月2日因"维持性血透11月余，发现左前臂动静脉内瘘局部肿物2天"入院。1月余前患者因"维持性血透7月，内瘘红肿10天伴发热，最高体温39.0℃"于肾内科住院治疗，情况好转予以出院。2天前患者发现左前臂动静脉内瘘局部肿物较前明显，局部有搏动感，外院查彩超提示，假性动脉瘤，为进一步诊治转至我院医院肾内科。入院诊断：①左前臂人工血管动静脉内瘘假性动脉瘤；②慢性肾脏病5期维持性血液透析；③高血压3级（极高危组）。当天抽血检验结果见表10-4，动态抽血检验结果见图10-7。

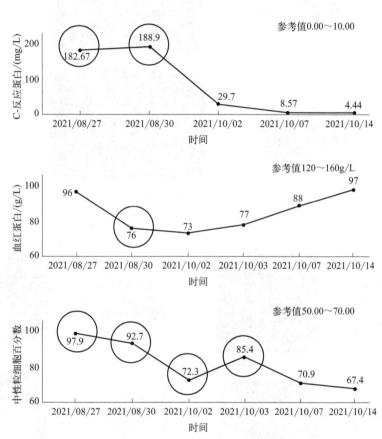

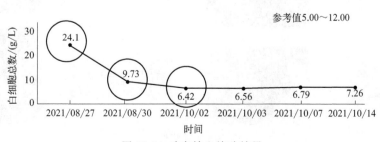

图 10-7　动态抽血检验结果

表 10-4　抽血检验结果

项目	化验结果	项目	化验结果
白细胞总数/(g/L)	24.1	肌酐/(μmol/L)	1068.5
C-反应蛋白/(mg/L)	182.67	尿酸/(μmol/L)	462.4
降钙素原/(ng/mL)	121.41	尿素氮/(mmol/L)	27.21
血培养	阳性	血红蛋白/(g/L)	96

影像学检查见图 10-8。

8月27日提示：左前臂人工血管内侧混合包块，考虑血肿；未见血栓形成，血流通畅

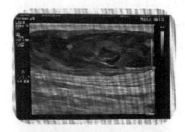

10月2日提示：左前臂人工血管内侧破裂并假性动脉瘤形成，血流通畅

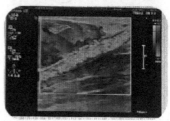

图 10-8　影像学检查结果

诊疗过程见图 10-9。

2021年8月27日：因"维持性血液透析7月，内瘘红肿10天"入院

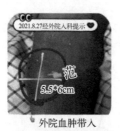

外院血肿带入

10月2日：左前臂人工血管动静脉内瘘假性动脉瘤切除术

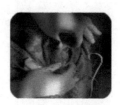

9月4日：患者要求出院，左前臂内侧血肿范围缩小至3.5cm

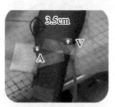

10月2日：置入临时血透导管

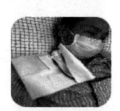

10月2日：再次入院，左前臂内侧血肿，可触及搏动感

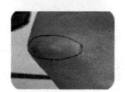

10月11日：自体内瘘成形术

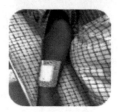

图 10-9　诊疗过程

（二）原因分析

为了避免再次出现感染发作，血透室医护团队对范先生的血管情况、生活环境、血化验指标及日常用药等进行调查，最后发现了引起该患者感染的有关因素如下。

1. 患者原因

① 患者未做好穿刺点保护，不注意个人卫生，不注意手臂皮肤清洁。患者凝血功能较差，回家后穿刺点出血，止血贴脱落造成污染；或穿刺点未完全愈合，过早揭去止血贴。患者居家时自我保护意识不强，穿刺处弄潮湿，导致污染，如洗澡、出汗等。

② 长期使用胶布、止血贴，致动静脉穿刺处皮肤过敏，发生破损、溃烂，用手搔抓，引起皮肤感染。

③ 患者由于机体抵抗力差、营养不良、贫血、高磷，引起皮肤干燥、瘙痒难耐时，频繁抓挠，极易造成穿刺部位皮肤溃烂、感染。

④ 穿刺部位皮肤有感染灶，局部水肿，营养不良，邻近有感染灶扩散。

⑤ 全身感染未得控制，致病原微生物在内瘘处聚集生长而感染。

2. 护士因素

① 护士无菌操作不规范，手卫生及穿刺部位皮肤消毒不严格。

② 穿刺部位选择不当，同一穿刺点反复穿刺；穿刺技术欠佳，穿刺点反复穿刺及穿刺部位血肿。

③ 拔针后穿刺点污染。

④ 患者动静脉内瘘居家护理知识不足，护士健康教育宣教不到位。

⑤ 穿刺前，护士对动静脉内瘘皮肤观察、评估等不够重视，未对动静脉内瘘皮肤早期出现的过敏、红肿、破损、溃烂进行及时宣教、护理，有时甚至在穿刺部位出现红肿处穿刺。

⑥ 碘伏瓶未及时盖盖子或未严格执行无菌操作，存在污染现象。

（三）护理对策

1. 积极开展健康教育

教育患者合理饮食，补充维生素 B，避免因营养不良、贫血导致皮肤抵抗力降低。提高患者对血管通路的保护意识，发生感染预兆时，进行预防性治疗，也可减少临床感染的发生。有针对性地采取正确护理措施，教育和协助患者做好穿刺点保护，注意个人卫生，保持皮肤清洁。局部需要热敷或冷敷时，不宜用湿毛巾直接敷于未愈合的针眼上，禁止将药膏涂在未愈合的针眼或破损处。平时在家备好消毒皮肤的碘伏、创口贴等。透析结束后，严格消毒穿刺口，并贴上无菌止血贴，24 小时后揭下，止血贴潮湿或有血迹，立即消毒穿刺口，及时更换创口贴。教育患者养成良好的卫生习惯，保持皮肤清洁及穿刺口干燥，不要随便搔抓皮肤及结痂处，以免造成出血和感染。

2. 每日观察动静脉内瘘状况

嘱患者如发现穿刺针眼皮肤红肿、疼痛或疑似感染灶等现象，应及时就医。护士穿刺前，对穿刺皮肤进行评估，发现穿刺部位或附近皮肤有感染灶，要及时消毒处理。穿刺部位避开皮肤有红肿、过敏、破损、溃烂、感染处。

3. 注意无菌操作

护士在实施穿刺前要注意手部卫生，透析前选择合适穿刺方法，禁止在发红、硬结、疑似感染处穿刺。穿刺前用碘伏消毒皮肤 2 次，消毒直径大于 10cm，先穿刺静脉端，再穿刺动脉端。操作过程中避免跨越无菌区，疑似污染要再次消毒。

4. 采用科学的穿刺方法，有计划地使用动静脉内瘘

穿刺前选择好穿刺部位，提高穿刺成功率，避免同一部位反复穿刺而出现动脉瘤等并发症。采取阶梯式或纽扣式穿刺方法，穿刺方法采用顺穿，减少血管损伤及感染。为提高穿刺点选择的正确率及穿刺的成功率，对较难穿刺部位要谨慎穿刺，要由经验较丰富的护士穿刺。穿刺前，对内瘘进行评估，根据内瘘的具体情况，选择针对性的穿刺方法。避免区域式穿刺方法，因其可致内瘘的血管瘤形成和血管狭窄发生。反复多次区域穿刺，局部很快呈现"筛眼"状薄弱，血管瘤处皮肤薄，抵抗力差，容易引起感染。

5. 穿刺部位皮肤的保护

用纸质胶布、透明胶布、止血贴引起过敏的，可改用其他防过敏的止血贴或胶布。透析过程中，覆盖针眼的止血贴已有渗血，应予及时更换。积极治疗和控制皮肤瘙痒，降低透析液温度，对于高磷、毒素高、周围神经病变等引起的皮肤瘙痒，可采用血液透析滤过、血液灌流串联血液透析、药物等方式对症治疗。皮肤干燥者，嘱患者皮肤外涂润肤露。穿衣以棉织品为宜，避免贴身穿戴羽绒、尼龙及毛织品衣服。瘙痒时，可用煎煮之后的冬瓜皮贴在皮肤瘙痒处，起到止痒的效果。

6. 透析环境及消毒液的使用

严格限制陪护家属进入透析室，透析室空气使用臭氧消毒，每天 2 次，每次 1 小时，并定期开窗通风。透析室每月做空气培养 1 次，及时清倒垃圾；注意正确使用碘伏消毒液，避免污染，有疑似污染及过期，要及时更换。

十一、血液透析患者深静脉导管感染案例

（一）案例描述

李先生，78 岁，因"乏力食欲缺乏 6 年，发热伴胸闷气喘 3 天"入院治疗。既往有糖尿病病史 20 余年，高血压病史 20 余年，冠心病 8 年。患者因尿毒症行规律性血液透析治疗半年，每周 3 次；患者体重 60kg，尿量 100mL/天。入院时患者右股静脉长期血透管出现局部发红、有硬结及相关性感染症状。化验结果显示：WBC 为 3.07×10^9/L，中性粒细胞为86.5%，超敏 C 反应蛋白为 93.4mg/L，红细胞沉降率为 99mm/h，血清白蛋白为 34g/L，测量体温为 39.5℃，护士立即抽取中心静脉导管及外周双份血同时进行血培养，血培养结果均为革兰氏阴性杆菌阳性。医生判断李先生的留置导管已经引发了感染，于是使用泰能及万古霉素等药物抗感染。治疗 2 周后，再次抽取中心静脉导管及外周双份血进行血培养，结果显示为阴性。李先生积极配合治疗，经针对性处理后情况得以改善。

（二）原因分析

1. 身体抵抗力较差

李先生为 78 岁的老年患者，并且合并糖尿病和其他器官功能的衰退，因此身体免疫力较低，当有细菌入侵身体时，容易发生感染。

2. 导管留置时间比较长

有研究表明，导管留置时间超过 30 天，可显著增加导管感染的风险，李先生的导管留置时间已经有 5 个月，因此感染的风险大大增加。

3. 导管留置的位置容易引发感染

由于股静脉临近会阴和肛门，导管的敷料和周围皮肤容易被大小便污染，因此导致细菌大量滋生，引起导管感染。

4. 自理能力较差，无法保持良好的个人卫生

李先生由于常年卧病在床，生活自理能力较差，日常活动需要家人协助才能完成，因此在居家护理导管方面存在一些困难，比如无法经常洗澡从而保持皮肤的清洁、洗澡时容易把敷料浸湿、无法做好导管口消毒等。

5. 家属缺乏重视

平日照顾李先生的主要是他的儿子和儿媳，由于两人平时工作比较忙、家庭事务也比较多，因此对李先生的照顾没有那么细致入微。

（三）护理对策

1. 增加营养摄入，提高身体免疫力

李先生的血清白蛋白只有 34g/L，说明营养状况较差，指导患者适当增加蛋白质、维生素等营养的摄入，如鸡蛋、牛奶、肉、新鲜水果、蔬菜等。有条件者可每天食用适量蛋白粉。

2. 对患者和家属加强健康宣教

为李先生及其家属讲解疾病与透析的相关知识，提高患者和家属的认知度，加强患者自我保护意识，减少污染物与置管口接触，避免感染。告知李先生及其家属多注意皮肤四周等处清洁，按时进行衣物更换，保证个人卫生清洁；多鼓励患者开展训练，加快自身血液循环，强化身体的抵抗性。告诉李先生及家属如果敷料有潮湿、卷边或松脱，要及时到医院更换。

3. 预防处理

护士透析前将敷料打开，可直观地看到导管周围皮肤情况，如是否有渗血、红肿等，若导管周围皮肤出现红肿，可采取适量消毒剂对其红肿部位实行消毒，于伤口部位涂抹药膏（百多邦）处理。敷料以服帖、轻薄、易观察、牢固为标准，可使用抗菌敷贴，进而减少置管口暴露现象。

十二、血液透析患者动静脉内瘘术后发生肿胀手案例

（一）案例描述

郑女士，61 岁，因慢性肾功能衰竭行规律血透透析 2 年余，每周透析 3 次，每次 4 小时。透析通路为右前臂动静脉内瘘。郑女士最近发现自己内瘘侧手臂有隐隐疼痛感，而且比非内瘘侧手臂粗了不少，于是到医院就诊。医生看过之后诊断为动静脉内瘘肿胀手，首次血管造影：贵要静脉在肘部迂回上行，最细内径仅有 2mm，头静脉在肘部最细内径仅有 1mm。做自体动静脉球囊扩张后，患者内瘘肢体肿胀情况没有得到明显改善。再次行血管造影显示：扩张后贵要静脉最细内径 2.5mm，头静脉最细内径 2mm。但患者

动静脉内瘘吻合口血流量 2230mL/min，仍不能满足分流大量动脉血需要。经过三个月的护理，患者自体内瘘肿胀手的情况没有增加，仅有少许的消退，还没有达到患者的理想结果。经过医生讨论，最后决定给患者头静脉狭窄处的前后端再连接一条人造血管，把大量的动脉血分流回心脏，郑女士及其家属同意采取这个方案。人造血管植入术后当天，患者的肿胀手症状得到了显著改善。一个月后再行人造血管穿刺行血液透析。

（二）原因分析

郑女士发生肿胀手与静脉狭窄有关。由于每个人的血管条件不一样，所以肿胀手的发生较难预防。

（三）护理对策

（1）由资深专业护士进行穿刺，避开扩张血管，改变透析穿刺方向——向内瘘吻合口离心方向绳梯法穿刺。使用血流量 180～200mL/min。进行透前、透中、透后的右上肢臂围的观察记录。透析期间右上肢给予抬高平心脏水平 15°。透析期间，右上肢予红外线照射 40 分钟。透析结束 24 小时后涂喜疗妥软膏。复查 B 超，发现患者内瘘处的血流量已经减少。

（2）加强患者的负面情绪疏导的心理护理；指导患者以高蛋白质、高维生素、高热量的食物为主，高磷、高钾食物要严格禁止，并控制水及钠盐摄入，养成良好的健康饮食习惯；给予肢体保护与局部护理。在此期间，专责护士为患者宣教人造血管内瘘自我护理的知识及注意事项。

（3）郑女士的自体内瘘、人造血管同时存在，这样既保护了患者自身宝贵的血管资源，又不用插临时导管透析。而且不用再担心行球囊扩张后再狭窄的危险，大大减少了患者的疼痛、创伤、医疗费用。但由于人造血管搭建在肘部，稍有弯曲便容易出现问题，同时人造血管术后也有可能由于护理不当导致感染。因此术中、术后都需做好无菌操作，避免患者发生人造血管伤口感染。因人造血管建成后，自体内瘘有血栓形成的风险，因此需给予患者针对性的宣教，指导饮食水分、钙磷的摄入，一周两次血液透析，一次血液透析滤过的充分透析，避免患者由于钙磷、甲状旁腺素增加而导致血管钙化等。三个月复查血管彩超进行跟踪。

十三、上消化道出血案例

（一）案例描述

张先生，男，46 岁，因慢性肾衰竭行规律血液透析 3 年，每周 3 次，病情平稳。某日进食蔬菜后出现呕吐、解黄色稀水便，伴头晕、乏力，无明显发热、腹痛，未做任何诊治，也未报告透析室医生。后行血液透析治疗，常规肝素化，首剂量 12mg，每小时追加 8mg，共两次。上次透析后体重 42.8kg，此次透析前体重 42kg。病人每日尿量 1500～2000mL，因此预超滤量定为 0。透析开始血压 130/98mmHg，血液透析至 3 小时时，血压下降为 90/60mmHg，无恶心、呕吐，给予 50% 葡萄糖 100mL、生理盐水 300mL 静脉输注后，血压上升至 110/60mmHg。病人诉心前区不适，即行心电图检查，显示频发早搏，予以吸氧 2L/min。透析至将近 4 小时，血压再次下降为 90/60mmHg，经医生同意提前 10 分钟回血，结束透析，透析后血压 120/80mmHg。嘱病人在透析室留观。30 分钟后，病人出现呕血，为暗红色，量约250mL。立即给予鱼精蛋白30mg加入生理盐水20mL静脉注射，以中和肝素，并采取以下治疗措施：①抑制胃酸分泌，提高胃内pH。②止血：静脉注射和口服止血药。③输入新鲜全血以维持血容量。④进行无肝素血液透析治疗。经积极治疗后，张先生的消化道出血得到控制。

（二）原因分析

（1）张先生为维持性血液透析患者，长期使用普通肝素抗凝，以预防血液在体外凝集，从而有少量肝素在体内蓄积导致了人体的出血倾向。普通肝素虽然比低分子肝素便宜很多，但是副作用更明显。

（2）透析不充分致药物及机体代谢产物在体内蓄积。张先生由于工作原因，有时需要提前半小时甚至1小时下机，因此每周透析时间有时无法达到12小时，可能导致了透析不充分，从而使机体代谢产物在体内蓄积。透析不充分也是导致胃肠道功能紊乱或胃黏膜损伤的重要因素。

（3）进食辛辣刺激性食物等诱发和加重上消化道出血。张先生是湖南人，比较喜欢吃辣味食物，而辣味食物对食管和胃黏膜有一定的刺激和损伤。

（三）护理对策

（1）护士应在患者透析前认真评估患者出血情况，内容包括：①患者透析间期体重增加量的变化；②血压值；③皮肤有无可见的青紫、瘀斑；④鼻腔、牙龈有无出血；⑤大便颜色及次数；⑥动静脉内瘘能否触及震颤；⑦年轻女性月经来潮情况；⑧有无痔疮出血。张先生透析间期体重增长较少，甚至出现下降，血压低于正常值，解黑便。护士立即报告医生，急查大便隐血实验结果阳性。对于上消化道出血患者，护士必须提高警惕，及时进行合理评估和护理干预，为患者的治疗和抢救赢得时间。

（2）张先生发生消化道出血后由于血压偏低、心悸等不适，心理上比较紧张和恐惧，护士要尽量为其创造轻松的气氛消除患者紧张恐惧心理，执行医嘱时以娴熟的技术忙而不乱，有条不紊地操作以获得患者信任感。透析过程中护士通过与患者沟通交流，关心安慰患者，耐心讲解疾病发生原因，解释各项检查、治疗护理措施，解除患者的疑虑。并告知负性情绪对疾病的影响，该病积极配合治疗是完全可以治愈的，从而稳定患者情绪，鼓励患者树立战胜疾病的信心。

（3）血液透析是尿毒症出血性疾病患者最重要的治疗手段。上消化道出血期间要求患者绝对卧床休息，使用可移动病床送入透析室，以免因搬动等加重出血。透析过程中患者采取舒适卧位，协助患者床上排便并及时清除血迹和污物。密切监测生命体征和便血情况，并记录。为防止患者呕血窒息需嘱患者头偏向一侧，并备好吸痰器。保持呼吸道通畅同时给予吸氧。患者出血期间绝对禁食，在透析过程中由于透析液含糖量低，更容易发生低血糖症状，患者表现为心慌、饥饿、出汗甚至表情淡漠、反应迟钝。在透析过程中，护士加强巡视，遵医嘱每1小时进行血糖监测，血糖低时予静脉推注高渗葡萄糖。消化道出血停止3～5天后，鼓励患者透析时可进食清淡、易消化的流质饮食如牛奶、米汤，再逐渐过渡到半流质饮食和软食，一方面可预防透析过程中低血糖症状的发生，同时有利于胃黏膜的修复。

（4）采用无肝素血液透析可以有效地避免出血的发生，而无肝素血液透析最主要的并发症就是凝血。治疗前护士与张先生进行了充分的沟通，告知无肝素透析有造成管路凝血、损失血液的危险。透析过程中如果出现静脉压或跨膜压升高，动、静脉壶变硬，体外循环血液颜色呈深黑色，要高度警惕透析器及管路凝血的可能，滤器纤维几乎全部凝血需要更换透析材料。

（5）尿毒症维持性血液透析患者并发上消化道出血是可以防治的疾病。在血液透析治疗过程中，不管患者是否有出血倾向，尽量使用低分子肝素，不仅可以降低出血的危险性，还可预防体外循环凝血，大大减少近期及远期并发症的发生。肝素长期使用可诱发血小板减少，增加出血风险。平时饮食宜清淡、忌辛辣坚硬刺激性食物。患者应认识到透析充分对减少透析并发症，提高生活质量十分重要，每周透析治疗时间不低于12小时。理解定期检测血常规、肝肾功能、出血时间（BT）、凝血酶原时间（PT）、活化全血凝固时间（APTT）等各项生化指标的意义，为制订个体化透析方案提供依据。

十四、顽固性皮肤瘙痒案例

（一）案例描述

魏先生，56岁，糖尿病肾病，行规律血液透析1年后出现皮肤瘙痒，症状逐渐加重，2年后发展至全身，以双上肢及背部皮肤最明显，入睡困难，胃纳差，瘙痒程度 Sergio 评分30分，提示为重度皮肤瘙痒。抽血检查结果显示，血肌酐1211μmol/L，尿素氮30.3mmol/L，血清白蛋白32.0g/L，血钾4.3mmol/L，血钙2.21mmol/L，血磷2.91mmol/L，甲状旁腺激素1301ng/L。每周高通量血液透析2次，血液透析滤过1次，每次4小时。因碳酸镧费用较高，故用碳酸钙饭中嚼服，每日3次每次0.6g。治疗2周后皮肤瘙痒仍明显，严重影响睡眠。Sergio 评分23分。医嘱予血液透析联合血液灌流治疗，每周1次，治疗2周，魏先生的皮肤瘙痒有所减轻，但瘙痒处皮肤破损伴渗液，Sergio 评分18分，予自制的、含有利多卡因的消炎止痒霜外涂。

（二）原因分析

皮肤角质层发生病变、表层皮肤功能异常、皮肤干燥、钙磷代谢紊乱、甲状腺功能亢进等都是皮肤瘙痒的重要原因。

（三）护理对策

1. 基础护理

护士指导魏先生定时观察皮肤瘙痒程度、症状及破溃处皮肤情况，血液透析皮肤瘙痒时，如果用手抓挠、坐卧不安，易造成内瘘血肿、穿刺针脱落，可以通过看电视、听音乐、聊天等转移注意力。叮嘱患者注意皮肤卫生，勤用温水洗澡，水温以35～37℃为宜。避免使用过热的水和碱性强的香皂洗澡，以免加重皮肤瘙痒，沐浴后涂抹适量润肤露。保持床铺平整无皱褶、清洁干燥无碎屑，内衣宽松柔软以全棉织品为佳，避免穿化纤、混纺织品。及时修剪指甲，剪完将指甲研磨至平滑，避免患者用手抓挠导致皮肤破损，造成感染。

2. 饮食护理

高磷食物可引起患者皮肤瘙痒加重，指导患者选择清淡易消化的优质蛋白饮食，如牛奶、鸡肉、鱼肉、瘦肉等。蛋白质每日限制在1.0～1.2g/kg，磷摄入量不超过800mg/天，减少高磷食物如坚果类、动物内脏、海产品、豆类食物等的摄入。勿饮用酒类、浓茶、咖啡等，勿食辛辣、油腻之品，避免过冷过热食物的刺激。

3. 用药护理

经过调整透析处方，患者皮肤瘙痒仍明显，遵医嘱予利多卡因配方液外涂。在患者皮肤有抓痕伴破溃时，予含生理盐水、利多卡因、地塞米松和林可霉素的药液局部外涂，早晚各1次。2天后破溃处皮肤结痂，改用配方生理盐水、利多卡因、地塞米松局部外涂，早晚各1次，2周后皮肤瘙痒症状明显减轻。再持续用药1周，皮肤瘙痒症状消失，用药过程中未出现不良反应。

4. 心理护理

向患者宣教疾病相关知识，增加其依从性，积极配合治疗。做好心理疏导，组织安排患者参加肾友活动，如下棋、练太极、旅游等，分散注意力，以积极的心态对待生活。

十五、血液透析中低血压致内瘘急性闭塞案例

（一）案例描述

王先生，66岁，因糖尿病肾病终末期行规律血液透析1年余，动静脉内瘘血流量为200～300mL/min，每周透析3次，每次透析时间为4小时；透析前常规口服2种降压药物。某日，患者在透析2小时左右时，突然出现视物模糊、胸闷、头晕、心慌、恶心、呕吐、大汗淋漓、面色苍白、呼吸困难等表现，测量上肢血压为84/46mmHg，同时透析机发出静脉压低、血流量不足报警。观察患者动静脉内瘘示充盈度欠佳，触摸动静脉内瘘示震颤消失、皮肤弹性差、皮温变低，听诊动静脉内瘘血管杂音消失。确诊为血液透析并发低血压致动静脉内瘘急性闭塞。立即停止超滤，取头低脚高位，予补液、扩容等治疗措施和相应护理干预措施。经积极治疗与护理干预后，患者血压回升至120/70mmHg以上，动静脉内瘘处搏动出现，听诊动静脉内瘘处杂音恢复，低血压临床表现缓解。观察约20分钟，待患者血压平稳后，恢复超滤透析治疗，血流量＞200mL/min，患者完成透析，安全离院。

（二）原因分析

1. 透析中引起王先生发生低血压的主要原因如下：

① 血容量急剧下降 透析过程中超滤水分过快、过多，超滤量超过干体重的5%会造成血容量急剧下降而导致低血压。

② 透析液钠浓度过低或透析液温度过高 在透析过程中，使用低钠透析液引起患者血液中的钠离子、尿素氮、肌酐等物质清除过多，导致血浆渗透压明显降低、毛细血管再充盈障碍及有效循环血容量减少，引起低血压；透析液温度设定超过38℃可影响血管的稳定性，导致皮肤血管反射性扩张，皮肤静脉容量增加，外周血管阻力下降，从而引起血压下降。

③ 自主神经功能紊乱 维持性血液透析患者极易发生自主神经功能紊乱，从而引起症状性低血压。

④ 降压药的不当应用 王先生服用了过量的降压药或未能正确使用降压药而造成血压过低。

⑤ 透析中进餐 在透析过程中进餐，可使迷走神经兴奋性增强，各种消化液大量分泌、消化系统血管扩张，造成血液重新分布，致有效循环血容量下降，产生低血压。

⑥ 其他原因 如患者心功能低下、严重贫血、营养不良、患糖尿病等亦可引起低血压。

2. 透析中低血压致动静脉内瘘急性闭塞的原因如下：

① 发生低血压时，血液流速缓慢，在动静脉内瘘吻合口处容易形成血栓而致动静脉内瘘闭塞。

② 血压下降时，血流量不足可引起血管反复抽动而易造成血管壁受损，进而形成血栓致动静脉内瘘闭塞。

③ 发生低血压时，血液对血管壁的压力减弱，血管弹性回缩，管壁黏膜粘连，容易造成动静脉内瘘的闭塞。

（三）护理对策

（1）血液透析并发低血压的紧急处理

① 发生低血压后紧急处置　护士在透析过程中一旦发现患者血压明显下降、休克症状明显，应立即通知主治医生，同时要立即减慢血流量、暂停超滤，输入生理盐水 100～200mL，监测血压水平，并给予头低脚高位及吸氧。若患者症状无改善则应快速输入高渗液体，如 50％葡萄糖溶液 60mL；若患者低血压状态持续存在、临床症状严重，则可给予升血压药物，并应回血结束透析。

② 动静脉内瘘急性闭塞后紧急处置　动静脉内瘘通畅是保证血液透析治疗的基础，因此尽早处理动静脉内瘘闭塞是救治的关键。发现有动静脉内瘘急性闭塞征兆时，应立即测量血压、询问病史，观察判断是否为低血压引起的动静脉内瘘急性闭塞；若患者血压低于90/60mmHg 或低于透析前平均动脉血压的 40～50mmHg，则应立即补液，密切观察血压上升的情况，必要时应用 50％葡萄糖溶液等高渗液体或予静脉输注去甲肾上腺素等；要柔和地朝一个方向按摩动静脉内瘘侧血管，按摩力度要适中，按摩时间至少在 20min；同时给予动静脉内瘘侧肢体保暖，嘱患者做握拳动作。本例患者经过 30min 的护理干预处理，未行溶栓治疗而急性闭塞的动静脉内瘘再通，有效地保护了患者的血管通路。

（2）在血液透析过程中，当患者出现头晕、眼花、出冷汗、有便意等情况时，高度提示发生低血压。患者一旦发生低血压，则要密切监测动静脉内瘘情况，如监测动静脉内瘘的充盈度、血管震颤、皮肤温度及动静脉内瘘的血管杂音等指标。若发现动静脉内瘘充盈度欠佳、震颤及血管杂音减弱，应立即通知医生处理，以保证动静脉内瘘的通畅。

（3）低血压的发生可使急性肾功能衰竭患者的肾脏再一次受到损伤，使慢性肾功能衰竭患者的病情恶化，加之低血压时伴有恶心、呕吐、胸闷、无力、面色苍白、出冷汗、头晕、眼前发黑、肌肉痉挛，甚至神志昏迷等症状，可使患者产生紧张焦虑、担心惧怕心理，因此，护士积极对王先生做好沟通解释工作，为其疏导恐慌情绪。

（4）护士对王先生及其家属做了如何保护好动静脉内瘘知识的健康宣教，嘱患者合理使用降压药，透前一次的降压药应停用或减量，若透析过程中发生高血压可根据医嘱用药，且用药后密切观察血压变化情况；指导患者严格控制进水量，使透析间期体重增长幅度不超过干体重的 5％，从而降低每次血液透析的超滤量及超滤率；告知患者在透析过程中不进食，以保证有效循环血量，预防低血压的发生。

十六、患者不依从透析方案案例

（一）案例描述

刘先生，51 岁，糖尿病史 12 年余，糖尿病肾病尿毒症期 2 年余便开始接受血液透析治疗，诱导透析期尚能按照透析方案接受治疗，随着透析次数的增加，医疗费用的增多，以及治疗给病人生活、工作带来的不便，还有动静脉直接穿刺的疼痛不适，家庭关系的紧张等问题，病人出现不规律透析，待到全身水肿明显、恶心呕吐不适，甚至急性左心衰竭时，才在家人陪同下到医院接受血液透析治疗。在最近的 8 次血液透析治疗中（平均 10 天 1 次）共发生低血压 6 次、心律失常 1 次，有 3 次因急性左心衰竭急诊血液透析治疗。

（二）原因分析

（1）通过与病人及其家属的交流，发现病人存在严重的抑郁与焦虑情绪，甚至有轻生行为。一方面来自沉重的经济压力和紧张的家庭关系；另一方面疾病的痛苦困扰着病人，病人对前途感到茫然，不愿意接受血液透析治疗，甚至采取违背治疗的行为，如大量饮水，进食高钾高盐食物，胰岛素的不规范使用（擅自加大或减少剂量，有 3 次因胰岛素过量出现低血糖昏迷，被他人及时发现，急送医院抢救脱离危险）等。

（2）刘先生对疾病和血液透析相关知识缺乏足够的认知，没有认识到疾病的严重性和维持性血液透析治疗的重要性；对药物治疗的意义认识不够；饮食营养、限制水盐的摄入知识不足；害怕动静脉穿刺疼痛以及沉重的医疗费用等，所以要求减少血液透析次数。

（3）该病人系单位下岗职工，医疗费用没有保障，既无城镇医疗保险，亦无新型农村合作医疗；平时夫妻关系颇为紧张，勉强维持生计，面对沉重的医疗费用，病人不得不减少透析次数，即不依从透析方案。

（三）护理对策

1. 心理指导

根据病人的心理特点采用有针对性的个体化心理指导。护士给予个性化的心理疏导，动员其家属共同参与病人的心理护理；以同类病例良好的治疗效果和较高的生活质量现身说教于病人；每周 2 次或 3 次电话回访，每次 1 小时，经过 1 个月的努力，病人情绪渐趋平稳，对生活充满了信心，希望接受肾移植治疗。通过一个多月医护人员的积极沟通和疏导，刘先生的情绪已恢复平静，无焦虑、抑郁，以平和积极的心态回归到社会中。

2. 健康教育

护士对刘先生进行一对一健康教育，讲解了血液透析一般知识，饮食、水盐控制，常用药物的作用、用法、副作用，血管通路的建立和保护，运动的作用及运动量、方式的选择，常见并发症的应急处理等。经过 3 个月的强化健康教育，该病人的治疗依从性明显提高。表现在按时规律血液透析；饮食营养全面，三餐搭配科学合理；水盐控制理想（透析间期体重增长小于干体重的 3%，透析过程中没有发生因超滤过多过快所致的低血压）；用药规范，能按时按量服药，无擅自增减胰岛素剂量的现象；能选择一项有氧运动；准备接受内瘘成形术。

3. 加强家庭与社会支持力度

医务人员经过多方努力，一方面取得了其家庭的支持；另一方面根据实际情况，调整了治疗方案，降低了医疗费用，还把即将实施的城镇居民医疗保险政策告诉病人，病人倍感欣慰，在很大程度上缓解了经济压力，促进了病人的治疗依从性。医护人员努力提高透析技术，如透析的充分性，各种并发症的应急处理能力，娴熟的操作等；根据病人的生活和作息习惯，安排好透析时间；保持电话回访，以融洽的医患关系赢取病人的信任，提高治疗依从性。

该病人情绪复杂多变，极不稳定，采取个性化的心理疏导，制订了个体化的透析方案，强化健康教育，控制医疗费用，真正关心病人，使病人做到了对治疗方案的依从性。复诊时，血糖、血钾控制在正常范围，血红蛋白上升至105g/L，血尿素氮、肌酐均比以前有所下降，透析期间体重增长小于干体重的3%，没有发生容量负荷性心力衰竭、心律失常及透析性低血压等并发症。

十七、血液透析充分性不达标案例

（一）案例描述

钱先生，43岁，因双侧多囊肾逐渐进展为尿毒症，行规律血液透析治疗5年余，每周3次，每次4小时。钱先生学历较高，是在职公务员，从事轻体力劳动。钱先生平日对自身健康较重视，能够通过合理饮食、正确服药、按时规律透析等方式来保持自身状态平稳。但是近几次抽血发现，钱先生的Kt/V为1.07～1.16，略低于透析充分性目标值1.2。虽然钱先生暂时没有任何不适的感觉，但是长期Kt/V不达标也是透析不充分的表现，容易导致体内毒素蓄积，从而引发一系列长期并发症。

（二）原因分析

（1）透析充分性不达标与患者的体重比较重有关。钱先生体形较高大，干体重85kg左右，这样的话，按照标准的透析时间和次数，就无法满足其清除体内毒素及多余水分的要求。

（2）患者每次透析的超滤量过多也会影响透析达标率。钱先生每次透析的超滤量在5000mL左右。

（三）护理对策

1. 修改治疗方案

钱先生的血管通路功能良好，透析治疗时血流量可达到280～300mL/min。护士与主管医生共同制定新的透析方案：由原定的每周三次血液透析方案更改为每周三次透析滤过外加一次血液透析治疗，血液透析滤过采用高通量滤器，具有较高的水分及溶质清除率。修改方案后，钱先生每周共有4次治疗，每次4小时，每周治疗时间为16小时。透析液流量由原来的500mL/min增加到800mL/min。据报道，高通量透析时将透析液流量从500mL/min增加至800mL/min，溶质清除率可增加10%。

2. 指导患者控制水的摄入

告知钱先生透析前体重不能超过干体重的3%～5%。指导其控制水分摄入技巧，用有刻度的杯子饮水，如口渴时使用乌梅喷剂、柠檬水、口含小冰块等方法减少饮水量。减少汤类、粥类、牛奶、豆浆的摄入。家中备体重秤，每天晨起称体重，控制体重增长幅度。进行居家血压测量，早中晚各1次，血压升高时注意控制体重增长幅度。血压控制目标在140/90mmHg以下。

钱先生经过改变透析模式，控制水分，现Kt/V值为1.13。

十八、甲状旁腺切除术后发生低钙血症案例

（一）案例描述

赵女士，50岁，规律性血液透析8年后，检查发现甲状旁腺激素全段升高，最高为1310ng/L，伴乏力、腰腿疼痛、腿脚发麻。甲状旁腺ECT提示：甲状旁腺99mTc－MIBI功能显像明显阳性（＋＋＋）；结合ECT－CT融合显像考虑甲状旁腺增生可能性大（累及右上、左上及左下甲状旁腺），门诊拟"继发性甲状旁腺功能亢进"收治入院。入院时检查甲状旁腺激素全段（iPTH）863ng/L，完善入院检查，排除手术禁忌后行"左上、左下、右上甲状旁腺切除术"手术。术后予补钙，透析治疗，术后iPTH为36.3ng/L。患者术后半年内透析期间复查血钙6次，波动范围在1.67～1.92mmol/L，低于血钙正常值。患者在透析和非透析期间均容易发生下肢肌肉痉挛。

（二）原因分析

甲状旁腺切除后，患者的甲状旁腺功能会相对不足，是由于大量的钙离子向骨组织流入，同时肠道对钙离子的吸收减少，最终导致低血钙的发生，主要表现为口唇麻木、手足抽搐等。因此，对血钙浓度的监测及症状的观察非常重要。

（三）护理对策

（1）甲状旁腺切除术后血钙浓度的监测及症状的观察非常重要！术后3天监测血钙浓度，前三个月及每个季度复查血钙浓度，经过静脉补充10％葡萄糖酸钙，血清总钙浓度＞2.0mmol/L后，改为常规口服补钙。遵医嘱每次透析结束前半小时给予静脉补充10％葡萄糖酸钙2g，以及口服钙剂。

（2）监测iPTH的变化可以发现甲状旁腺切除术是否有效，患者的iPTH由术前的1301ng/L下降到术后的36.5ng/L，之后总体波动在33.6～89.7ng/L。每季度持续监测患者血PTH，有助于判断是否有甲状旁腺异位增生。

（3）监测血磷的变化，防止血磷升高引起心血管并发症的发生。甲状旁腺术后每季度监测血磷情况，并针对患者血磷情况调整患者的服药、饮食情况及透析方案，医生、护士及时给予干预治疗。

（4）术后1周的护理措施：①正确服用钙剂。碳酸钙和醋酸钙都是常用的钙剂，空腹嚼服有助于补钙，餐中嚼服有助于降磷，晚上睡前服用罗盖全可以促进钙的吸收，因此治疗期间需要加强血磷、血钙的监测。如果患者存在高磷血症，尤其需要注意正确服药，在补钙和降磷之间达到一个较好的平衡。②透析过程补钙。根据患者的情况制订个体化透析方案，避免低钙血症的发生。透析过程中给予1.75mmol/L的高钙透析液，透析结束前半小时动脉侧管滴注10％葡萄糖酸钙，滴注速度40～60滴/分钟，滴注时间大于半小时。钙剂应注意避免手动推注，静脉注入钙剂过快可引起全身灼热，且钙能兴奋心脏，注入过快可导致心律失常，甚至使心搏停止于收缩期。③加强健康宣教。指导赵女士按时正确服药，定期检查血钙血磷、甲状旁腺素，限制水钠摄入，患者在低钙期间尽量多食含钙高的食物如乳类、蛋类（少食蛋黄）、肉类、豆类、坚果类、紫菜等；增加营养，改善贫血，减少肾性骨病等并发症发生等。

十九、面部带状疱疹案例

（一）案例介绍

钟先生，63 岁，因糖尿病肾病行维持性血液透析 7 年，常规透析 3 次/周，每次透析 4 小时。身高 171cm，体重 53kg。患者于近日发现左眼结膜充血，至眼科就诊，给予"诺氟沙星"治疗，次日出现左眼睑肿胀，后左侧额头出现新发丘疱疹，部分结痂，患者诉左侧头部胀痛，左额头及眼部轻微瘙痒，后以"带状疱疹"收入皮肤科。入院时实验室检查结果显示：C 反应蛋白 22.8mg/L↑、单核细胞计数 0.65×10^9/L↑、血红蛋白 108g/L；白蛋白 33.5g/L↓、肌酐 663μmol/L↑、球蛋白 34.1g/L↑、白介素 621.01ng/L↑、脑利钠肽前体 2110pmol/L↑、降钙素原 1.527μg/L↑；血培养＋药敏：生长革兰氏阳性球菌，葡萄状排列。治疗方面按计划透析，保持透析的充分性，使用促红细胞生成素（EPO）改善贫血，改善营养不良，积极治疗尿毒症的原发病；在此基础上应用阿昔洛韦片口服或者静脉注射 7～10 天，同时应用注射用干扰素 100～300U/天皮下注射 7～10 天。皮肤局部处理：皮疹未破溃者用炉甘石洗剂外用；疱疹破溃者，用阿昔洛韦注射液涂抹于皮损处。遗留有神经痛则加用 B 族维生素以及神经干阻滞疗法；合并细菌感染则根据药敏试验酌情使用抗生素，加用注射用丙种球蛋白 5g/天，连续 3～5 天静脉滴注，增强机体体液免疫力。住院 8 天后患者面部疱疹消退，水肿缓解，皮肤科予出院，继续维持性血液透析治疗。

（二）原因分析

1. 年龄偏大

钟先生为老年糖尿病患者，身体抵抗力较健康人有所下降，有研究表明，带状疱疹的发病率随患者年龄的增加而上升。

2. 存在营养不良

钟先生的血清白蛋白较低，说明身体存在营养不良。血清白蛋白水平是反映体内蛋白质代谢的指标，白蛋白偏低往往代表患者最近饮食摄入蛋白的量比较少，营养状态比较差或者是由于体内存有恶性的代谢系统的疾病，导致蛋白的消耗比较大而引起。血清白蛋白保持在 40g/L 以上对患者来说比较好，低于 35g/L 则需要及时的饮食补充或药物干预，必要时需输注人血白蛋白。

3. 平日缺乏活动

钟先生由于长期经受慢性病的折磨，存在严重的疲乏感，因此较少参加体育活动和锻炼。长期缺乏运动会导致心肺功能得不到有效锻炼，心脏及肺脏得不到充足刺激，心肺功能会越来越差，从而出现轻微体力活动就会气喘吁吁的现象，加重疲乏症状，由此形成恶性循环。

4. 个人卫生意识较差

钟先生平日由于身体乏力、生活习惯等原因较少注意个人卫生情况，存在饭前便后不洗手甚至数月不洗澡的情况。从而可能导致在接触过细菌或病毒后无法及时通过清洗来减少细菌和病毒的数量，导致了细菌和病毒的大量滋生，从而引发疾病。

（三）护理对策

1. 疼痛的观察与护理

钟先生的疱疹从开始发病即伴有针刺样或烧灼样疼痛。透析中护士协助钟先生取舒适的体位，并防止压迫水疱致创面与枕头粘连，枕巾要柔软、清洁、防止摩擦而加剧疼痛。钟先生在透析过程中疼痛难忍时，护士遵医嘱给予止痛药物，必要时给予局部利多卡因缓解疼痛。通过及时的疼痛缓解措施，钟先生感觉疼痛的强度逐渐降了下来。

2. 皮肤护理

带状疱疹患者一定要保持皮肤的清洁；所有物品专人专用，定时消毒；保洁员和配膳员每日去该房间打扫及送饭时都需戴口罩及手套，护理人员严格执行手卫生，预防交叉感染；保持疱疹局部清洁、干燥，避免搔抓；眼睑周围水疱破裂结痂处以生理盐水清洁擦拭，待干后滴左氧氟沙星眼液，再待干后涂抹更昔洛韦眼用凝胶。经过精细的皮肤护理，钟先生面部的疱疹消退，水肿缓解。

3. 加强营养

钟先生的血清白蛋白偏低，说明营养状况较差，需要改善。医护人员指导钟先生在平日尽量摄入高热量、高优质蛋白、高维生素饮食；与患者及家属建立微信群，及时给予有效营养支持。给予促红细胞生成素皮下注射；嘱咐患者在日常生活中尽量避免机体再次损伤，减少出血的危险，多吃含铁和优质蛋白丰富的物质；在患者经济条件允许的情况下，为患者输注人血白蛋白。经过有效的营养支持，钟先生的营养状况有所改善。

4. 鼓励患者加强个人卫生

指导钟先生加强个人卫生，增加洗手和洗澡的次数，勤换清洁衣服，穿宽松柔软的棉质衣服。与家属积极沟通，争取家属的支持和配合。

5. 鼓励患者适当运动

运动有助于提高血液透析患者的免疫力，改善心肺功能，缓5解不良情绪。因此，护士鼓励钟先生适当参加有氧运动，从低强度运动如散步、太极拳、八段锦等开始，每天运动3次，每次10～15分钟，待适应后再逐渐增加运动量。

最后，钟先生在医护人员和家属的鼓励和支持下，逐渐增加营养摄入和运动量，身体素质得到明显改善。

二十、内瘘穿刺处皮肤过敏案例

（一）案例描述

冯女士，46岁，维持性血液透析4年，于右上肢前臂行动静脉内瘘术，近2年内瘘处出现局部皮肤颜色暗棕色，明显区别于左上肢，且穿刺部位皮肤偶有水样分泌物。

（二）原因分析

1. 体质、环境的因素

不同的患者体质是不同的，有些患者为过敏体质，容易发生皮肤过敏反应，如对尼龙、橡胶、化学纤维等物质过敏。

2. 年龄因素

随着年龄的增长，肌肤的敏感度也越来越强。皮脂膜随着年龄的增长逐渐变薄，且有可能消失，这就为敏感物质的侵入创造了条件，从而引发过敏。

3. 紫外线因素

紫外线照射导致裸露部位皮肤过敏。

4. 特殊体质

有些患者天生就是比较敏感的体质，还有一些患者长期存在各种压力，精神处于高度紧张中，情绪也较为低落，这也在一定程度上减弱了皮肤的抵抗力，皮肤的自我修复能力逐渐降低，从而成为敏感肌肤，容易因各种因素而导致皮肤过敏。

（三）护理对策

1. 心理护理

患者在进行血液透析治疗的过程中往往会担心不良反应的发生、病情的变化、预后等，表现出焦虑、抑郁、恐惧等心理，对疾病失去治疗的信心，甚至是放弃治疗，患者不仅有来自经济方面的压力，还有精神方面的压力，增加了患者的痛苦，其生理以及心理均受到沉重打击，丧失面对生活的勇气，使得患者的治疗依从性较差，这时如果再出现穿刺针柄过敏，无疑是雪上加霜，所以有针对性的心理干预是非常重要的。护士主动与冯女士交流，教她释放心理压力的方法，并让她感受到医护人员的关爱，从而主动配合治疗。除此之外，护士还积极了解患者的家庭情况，取得家庭成员的积极配合，为患者创造一个温馨的治疗环境，让患者没有思想包袱与顾虑，更加勇敢地面对疾病，接受并配合治疗。

2. 合理饮食，增强抵抗力

血液透析治疗期间，患者营养跟不上且机体抵抗力变弱，导致对治疗不耐受，不利于血液透析的顺利进行。因此，需要加强对患者的饮食护理。结合患者的具体情况，做好饮食护理，避免食用易致过敏食物，保持营养的均衡性，同时应避免体重增长过快。应让患者有充足的睡眠，并保持平稳的情绪，远离污染环境及过敏原，减少皮肤的刺激等。

3. 局部皮肤护理

督促患者用温水擦拭局部皮肤，禁止用肥皂、酒精等刺激性物品涂抹局部。在外出时应做好防护工作。一般透析患者采用普通胶带固定穿刺针，针对冯女士，护士特意更换为抗过敏的3M胶带，从而减少对穿刺处皮肤的不良刺激，促使过敏情况尽快好转。

4. 用药护理

在用药方面应当坚持小心谨慎的原则，护理人员应当告知患者私自用药、不遵医嘱用药可能导致的严重后果，提醒患者不要擅自用药。

5. 选择合适的穿刺部位

穿刺前正确评估患者内瘘，观察局部皮肤情况，触摸感受血管的弹性，确认血管的走向后才能穿刺，穿刺操作前应确定好由经验丰富、心理素质强的护士进行穿刺，尽量一次穿刺成功，以最大限度减少对患者的皮肤损伤，减少患者的痛苦。

经过合理饮食、增强抵抗力，心理疏导改善患者情绪，局部皮肤护理，更换抗过敏胶带，排除外界环境因素、物理因素等易致过敏的因素等护理措施，现患者皮肤已痊愈。

二十一、透析过程中发生失衡综合征案例

（一）案例描述

田女士，60岁，因"慢性肾功能衰竭（尿毒症）"入院治疗。治疗方案：按肾内科常规护理，卧床休息；给予输血、重组人促红素、生血宁片、叶酸等改善贫血，灯盏细辛改善微循环，金水宝、肾衰宁片护肝，硝苯地平控释片降压治疗，骨化三醇改善肾性骨营养不良。入院后行股静脉插管开始行血液透析治疗，上机1小时后患者出现头痛、恶心、呕吐及躁动，给予减慢血流速，50%葡萄糖注射液40mL静脉推注，给予去枕平卧头偏向一侧，5分钟后患者诉头痛症状加重，随后出现抽搐、意识障碍，立即遵医嘱停止透析，给予静脉滴注甘露醇、氧气吸入等治疗，30分钟后患者意识逐渐恢复，患者转危为安。田女士经一段时间的治疗后病情好转出院，并在门诊行规律性血液透析治疗。

（二）原因分析

血液透析过程中并发失衡综合征多见于首次透析、不规律透析患者，病情严重会影响患者生命安全。因此透析前做好患者症状及体征的评估，是降低失衡综合征的基础。

（三）护理对策

1. 心理护理

由于患者初次透析，对血液透析治疗缺乏认识和了解，有紧张和恐惧感，在这种心理状态下行透析很容易增加失衡综合征的发生，故在行透析前应耐心做好安慰和解释工作，简明讲清透析治疗的方法、过程、目的及注意事项，消除紧张情绪，解除思想顾虑，减轻心理压力。部分维持性透析患者因病程长、费用高、治愈无望而悲观，甚至产生绝望心理，常不按时透析，由于透析不充分、不规律，极易在透析时出现癫痫发作，应经常与患者沟通，增强其战胜疾病的信心，以取得患者配合，使其能够按时充分透析。

2. 透析护理

血液透析室的大部分工作由护士独立完成，透析护士应加强责任心，对进入血透室的患者要全面了解病情、病程、既往用药及接受血液透析情况，透析前要明确患者肾功能状况及干体重。严格执行诱导透析，避免短时间内快速清除大量溶质，首次透析血清尿素氮下降控制在30%～40%。对首次透析患者采用诱导透析，即透析时间控制在2～2.5小时，以后每次延长透析时间，直至达到设定的透析时间，血流量为150～180mL/min，采用面积小的透析器。根据病情一般在透析开始后0.5小时及透析结束前0.5小时按医嘱静脉滴注50%葡萄糖注射液40mL，可取得显著效果。

3. 发生急性失衡综合征的护理

透析中发生失衡综合征，应及时安慰患者，避免患者过度紧张，减慢血流速，缩短透析时间，给予氧气吸入，保持呼吸道通畅；呕吐者及时清除呕吐物，并记录呕吐物的性状和量，遵医嘱给予补充高渗钠或高渗糖水；重者立即终止透析，给予平卧位头偏向一侧；抽搐者加强防护措施，拉起床旁护栏，压舌板放于上下臼齿之间，防止舌咬伤以保证患者的安全。

4.饮食护理

饮食疗法是血液透析患者提高存活率的关键，要严格按饮食疗法要求进食，此类患者因水钠受限、血透清除而营养代谢紊乱。因此，可根据医嘱制定高蛋白、高热量饮食方案和在医生指导下调整钠与钾的摄入。要多食优质蛋白，经常调换口味，注意食物的色、香、味，促进食欲，避免进食过甜或油腻食物。注意补充维生素及水分和钠盐平衡，以满足机体修复的需要。体重的改变是液体平衡的最好指标，患者可通过记录出入液量和每天自测体重1次，以2次透析间每次体重增加0.5kg为宜。

5.加强血液透析相关知识的宣传教育

维持性血液透析治疗因病程长、费用高、治愈率低致患者出现不按时、不规律血透行为，致使血透间隔时间过长。对此护士要做好患者的心理疏导工作，动员家属亲友加强探视、关爱，使他们感受到温暖与被尊重，消除心理、生理、行为及社会各种非健康因素的影响。帮助患者了解疾病的含义及充分性透析的长期性和必要性，按时规律透析。可以适当地进行躯体锻炼，按时服药，定期复查，坚持在家里自我测量血压（2～3次/天），检查下肢及足踝部是否有水肿，称体重并做好记录。严格控制饮食和饮水。通过反复健康教育，使患者能够认识到家庭自我管理的重要性，从而提高患者各方面的依从性。

第 11 章
血液透析患者心理调适及家庭支持

一、如何正确认识血液透析患者的认知障碍？

答：认知功能障碍（cognitive impairment，CI）是指精神性或器质性疾病导致人的感知、记忆和思维能力等遭到不同程度的损害，主要表现为记忆力减退、注意力不集中、反应迟钝、定向力减退、表情淡漠、易怒等。认知障碍是一个逐渐发展的慢性过程，随着肾功能的逐步减退，认知障碍的发生率也逐渐增加。据报道，37%左右的血液透析患者存在重度认知障碍，认知正常的血液透析患者仅占约13%。

那么，认知障碍有什么危害呢？出现认知障碍的患者，生活自理能力会明显下降，生活和饮食都有可能变得不那么规律，出现摄入过多或过少的问题；在疾病的治疗过程中，患者的遵医执行力也会下降，如透析不规律、漏服或错服药物等，从而不利于病情的缓解和稳定；此外，跌倒、坠床等意外事件的发生率也会相对增高。

影响血液透析患者发生认知障碍的因素有哪些呢？

① 年龄　老龄患者认知功能障碍的患病率更高，且患病率随着年龄的增长而增高。随着年龄的增长，人体各器官功能有所衰退，贫血、动脉粥样硬化等因素造成脑部供血不足、脑细胞的不断死亡等造成记忆力下降。

② 受教育程度　据报道，受教育程度越高的患者发生认知功能障碍的概率越低。

③ 透析时间　透析时间越长，认知功能障碍的发生率越高，可能是随着透析龄的延长，患者的残余肾功能越低。

④ 脉压差偏高　脉压差是指收缩压和舒张压之间的差值，正常的脉压差范围是30~40mmHg，如果脉压差超过了60mmHg，则称为脉压差增大。脉压差偏高的患者认知功能障碍发生率也会随之上升。

⑤ 贫血　长期的贫血会导致人体组织器官缺血、缺氧，甚至脑缺氧，从而引起精神、行为的改变，导致认知障碍的发生。

⑥ 高磷血症　磷是构成人体骨骼与细胞膜的重要物质，参与人体能量代谢。高磷血症的发生会增加患者脑血管疾病的发生率，进而影响患者的认知功能。对于伴有认知功能障碍的血液透析患者，其饮食和服药依从性也会有所下降，不能按照要求摄入低磷饮食，从而造成磷的摄入过多或者降磷药物服用过少，如此循环，严重影响患者的身体健康和生活质量。

⑦ 透析治疗因素　有研究发现，血液透析患者认知状态在透析后24小时最佳，透析过程中最差，透析后1小时出现实质性改善。可能是由于透析过程中血压变化较大，大量水分排出体外导致血液浓缩、脑血管灌注不足，透析过程中周期性脑缺血导致患者认知功能发生改变。

⑧ 抑郁　抑郁是血液透析患者常见的心理问题，抑郁的患者认知功能也会受损，如情绪不稳定、容易胡思乱想、执行力差等。

⑨ 尿毒症毒素　血液透析患者体内蓄积大量的尿毒症毒素，目前能检测出来的就有100多种，这些毒素水平过高，可能会导致透析患者发生认知障碍。

血液透析患者发生认知功能障碍后该如何干预呢？

① 早期预防　早期预防是防治血液透析患者认知功能障碍的最重要措施。有些专业的机构通过简易精神状态检查量表和认知评估量表对患者进行早期筛查，及早对患者加强心理疏导、控制危险因素、增加家庭和社会支持力度，可有效地预防血液透析患者认知功能障碍的发生。在不能根治的情况下，可尽量延缓病情的进展。

② 感觉统合训练　感觉统合训练是指人体器官各部分将感觉信息组合起来，经大脑的统合作用，对身体内外知觉作出反应。感觉统合训练的方法有：触觉训练（训练器材有摩擦球和触觉板等），前庭平衡觉训练（训练器材有摩擦球、小型滑梯、平衡木、独木桥等），弹跳训练（训练器材有羊角球、蹦床），固有平衡训练（训练器材有独角的椅子、巨型陀螺、竖抱筒等），本体感训练（训练器材有蹦床、平衡木、滑板等）。

③ 药物治疗　目前，改善认知功能障碍的药物很多，如麦角生物碱类制剂、钙离子拮抗剂、银杏叶提取物、胆碱酯酶抑制剂等，但尚无推荐用药。

二、血液透析患者常见的心理问题有哪些？

答： 血液透析人群呈逐年递增之势，但是值得引起注意的是，因疾病本身及透析治疗的特殊性，患者的生活方式随之改变，导致患者出现不同程度的心理问题。患者随着透析时间、病情、生活及环境等改变，心理状况也发生了动态的变化。

1. 恐惧、焦虑

患者对血液透析的相关知识及安全性缺乏了解，没有做好心理准备，以及透析带来的沉重经济负担和住院日的延长，常导致患者产生恐惧、焦虑。

2. 悲观、绝望

患者了解透析只是维持生命而不是根治疾病的手段，加上透析期间限制某类食物、水、盐的摄入，治疗周期长以及医疗费用的困扰等，对生活失去勇气，对治疗失去信心，甚至不愿配合治疗。

3. 消极、自卑

由于身体健康方面的原因，患者常感到疲劳，不能从事正常工作，有些事还需要他人协助，使患者产生消极、自卑的心理。

4. 孤独、抵触

患者脱离了原有的工作，担心受到冷落或遭到鄙视而产生孤独心理，特别是离异、丧偶和老年患者较常见。

5. 苦恼与负罪感

家庭和社会的角色转变使之所承担的责任减少，今后透析的经济负担和能否回归社会，带来的苦恼与负罪的心理情绪。

6. 否认心理

拒绝承认自己患了疾病。当患者从保守治疗转入血液透析治疗时，不能进入角色，不愿依靠透析生存，有些患者对尿毒症的诊断无法接受，拒绝透析，依赖偏方，导致错过最佳治疗时机。

7. 希望心理

慢性肾功能衰竭患者在经过血液透析治疗后病情有所好转，产生希望心理，开始接受并寄托于透析治疗。

8. 寂寞无助

因患者脱离了原有的工作岗位或学习、生活受到影响，不能正常地工作、学习、生活，使患者感到生存希望渺茫，忧心忡忡。

9. 抑郁心理

血液透析患者社会活动时间减少，自感社会价值降低，人际关系冷漠，内心极度苦闷等，常出现抑郁的心理。

三、如何对血液透析患者进行心理护理?

答:

（一）影响血液透析患者心理健康的因素

1. 疾病因素

由于其肾功能多为不可逆性损害，患者一旦了解到除肾移植外，透析是维持生命的最后治疗方法，而血液透析只能代替正常肾脏的部分排泄功能，不能代替正常肾脏的内分泌和新陈代谢功能，往往产生绝望、恐惧的心理。

2. 经济因素

昂贵的透析费用是透析患者的沉重负担，一旦无法支付治疗费用，患者随时面临生命危险。

3. 社会支持

良好的家庭、社会支持，对透析患者的身心健康具有直接保护作用。

4. 自身形象

长期透析患者多存在身体水肿、萎缩，口腔异味，皮肤苍白干燥、脱屑多痒、色素沉着，头发脱落等外在形象改变，因而容易产生自尊受损、羞耻感、抑郁消沉等心理变化。

5. 治疗因素

透析治疗中的反复动静脉穿刺及临时导管的植入，给患者造成一定的心理压力，各种急性并发症和远期并发症的出现常导致患者紧张和丧失信心。

（二）慢性肾脏病患者心理状态分期

1. 否认

此病早期没有明显症状，很多患者不重视或者认为医院误诊，不认为此病有致命性，对疾病并不在乎，导致疾病进一步发展。

2. 恐惧

患者在接受血液透析前，大都怀有紧张恐惧心理，害怕穿刺、导管植入等操作引起的疼痛，对治疗效果感到迷茫等。

3. 悲观

随着透析龄的增加，相关专业知识的增长，以及日常饮食生活中对饮食的严格限制、透析后的并发症等，均加重病人的悲观失望情绪。

4. 绝望

每周需要去医院透析 3 次左右，不仅影响正常的工作和生活，还要持续支出大笔的医疗费用，从而加重了家庭负担，致使家庭关系紧张。患者认为自己是家庭和社会的累赘，从而对治疗失去信心，产生绝望，甚至轻生的念头。

（三）心理护理对策

1. 患者患慢性肾脏病后，长期受病痛折磨，心理平衡会被打破，进入透析生活后，对疾病的康复也逐渐缺乏信心，再加上对家庭和经济的持续影响，内心时常感到苦闷和绝望。医护人员需根据患者不同时期的心理特点，找出规律性的问题分别施以正确的心理护理。对新患者要详细介绍有关治疗的情况及透析原理、预后情况，满足患者了解自身疾病及有关知识的需要，使其了解肾脏替代治疗的必要性，帮助他们认识到充分透析对今后肾移植的重要性，从而增强对未来的希望。并且要重视与患者家属的沟通，取得家属的配合，使患者在感情和精神上获得良好的寄托和支持。

2. 多数患者开始时对血液透析较紧张，有恐惧心理，要充分做好患者的思想工作，对患者要及时有针对性地指导，介绍有关知识，提高患者对血液透析的认识，消除恐惧心理，鼓励他们配合医护人员的工作，保证透析的充分性，从而提高患者的生活质量。医护人员和家属需要积极鼓励患者保持良好的心态，树立回归正常生活的信心，并积极配合各种治疗和护理，从而有利于疾病的康复和延缓疾病的发展。医务人员和蔼的态度、温和的语言、娴熟的操作能大大降低患者的恐惧心理。熟练掌握透析机的操作，穿刺时动作熟练轻巧，可减少患者疼痛，使他们获得安全感和信任感，积极配合治疗。

3. 增加患者的自信心。为了防止患者出现角色强化，也为了增加患者的身体抵抗力，应指导患者循序渐进地运动，运动量以不感疲劳为宜，以有氧运动为主。同时体育锻炼还可以增加患者的自信心，预防肌肉萎缩。

四、透析过程中家属应怎么配合？

答： 对于尿毒症的康复来说，透析不仅仅是患者一个人的事情，作为家属，也应该在这个过程中积极配合，但是对于大多对相关知识并不了解的家属来说，到底应该怎样配合才能对透析患者的透析质量和生存质量起到促进的作用呢？

1. 帮助患者进行合理膳食

对于已经进入血液透析的患者来说，饮食具有非常重要的作用。合理的饮食治疗是血液透析患者提高存活率的关键所在。医生在临床上告诉患者如何饮食之后，家属应该积极帮助患者合理膳食。例如，要多食优质蛋白；经常调换口味，注意食物的色、香、味，促进食欲；注意补充维生素，以满足机体修复的需要；限制钠、钾和磷的摄入。

2. 注意帮助患者搞好个人卫生

对于有些行动不便的尿毒症患者，家属应帮助患者准备宽松、低领、有扣子或拉链的衣服并经常更换，保持清洁卫生。

3. 注意观察患者反应

在学习有关血透的知识之后，家属应督促患者及时服药，按时透析（病情好转可遵从医嘱规律延长），并注意观察患者的反应。

4. 积极创造良好的家庭环境

患者出院后，家属应为患者提供一个舒适的休养场所，使患者有一个良好的心态。协助患者克服各种困难，保证患者良好的社会自我形象。告知家属及时抽血复查的重要性，鼓励帮助患者定期抽血。

五、如何正确看待医护人员实施的各种健康教育？

答：慢性肾脏病患者病程长，尤其是进入血液透析生活后，个人和家庭的经济与心理负担显著增加。患者及家属只有掌握相应的专业医学知识，主要包括肾脏疾病及血液透析相关的知识，才能改变固有的生活习惯和不健康的行为，从而适应治疗的需要。有些医院的医护人员会对患者及其家属做系统的理论培训，但大多数医院不具备相应的条件，无法为患者提供系统的、全面的、易于理解和掌握的理论培训。这就需要患者和家属多听多看，多与医护人员沟通，以更快地掌握透析相关知识，以达到预防并发症的发生、减少医疗费用和带病健康生活的目的。

患者和家属只有相信科学，主动调整心态和行为，适应血液透析治疗，多做对疾病康复有益的事，避免做容易引起疾病恶化的事，才能有效地将病情控制在稳定，预防并发症并延长生命。只有适应透析生活，才能减轻疾病带来的心理负担，驱除内心对疾病的恐惧和不确定感。

血液透析相关知识对患者来说比较陌生，学习起来并不容易，很多患者可能是其他领域的精英，但是对医学知识非常陌生。要想顺利走好以后的路，还需要学习许多医学知识，医学知识是帮助患者战胜病痛、走向光明的金钥匙，只有掌握了它才能开启幸福生活之门。

六、什么是血液透析患者日常生活的"六要原则"？

答："心情要舒畅，治疗要服从，饮食要节制，生活要规律，劳逸要结合，家庭要温馨。"

1. 心情要舒畅

情绪对人体的影响非常大，长期抑郁、焦虑不仅会导致患者身体抵抗力下降、病情恶化，还有可能导致患者精神、行为的异常，引发无法预料的意外。因此，患者只有积极面对疾病，保持乐观、豁达的心态，树立起战胜疾病的信心，心情才会有所好转，才能调动积极因素提高机体的抗病能力。

2. 治疗要服从

有了战胜疾病的信心，才能不怕疾病、不回避问题，才能积极配合医护人员，遵守治疗计划、按时检查、按时按量服药，积极掌握疾病发展动态，预防并发症的发生，防止疾病向不利的方向发展，从而提高生活质量并延长寿命。

3. 饮食要节制

血液透析患者需要尊重科学，遵循血液透析的原理，合理饮食，既不过度节食，又不暴饮暴食，做到需要多吃的食物就多吃点，需要控制的食物就少吃或不吃，做到三餐既规律又营养，又不至于导致磷、钾、体重增加量等指标超出合理范围。此外，还要注意饮食卫生。

4. 生活要规律

保持有规律的生活和进行适当的运动，是提高机体抵抗力从而适应透析治疗和透析生活的重要途径。规律的生活和适当的运动还可以使患者保持心情舒畅、情绪稳定，有助于患者与他人保持良好的人际关系，促进生活的和谐。

5. 劳逸要结合

有些患者自我感觉良好，不注意休息，经常熬夜、通宵打牌或玩游戏，随心所欲地放纵享乐，这是错误的。劳逸结合就是运动与工作、家务与娱乐都不能过劳，否则将导致内分泌失调，代谢废物也相应增多，给机体增加无形的负担，还会降低机体的抗病能力。

6. 家庭要温馨

对于每个人而言，包括透析患者来说，保持温馨和睦的家庭氛围非常重要。家庭成员之间互敬互爱、互相关心、互相扶持，才能保持家庭的稳定。家庭可以给予患者精神上的安慰和生活上的支持和帮助，患者也同样可以给自己和家庭带来积极的影响。血液透析治疗只是生活的一部分，患者应坚强起来，尽量做一些自己力所能及的事，减轻家人的心理和经济负担；家属也应该勇敢面对亲人生病的现实，负起应有的责任。从健康生活到患病后的生活，再过渡到透析生活，需要患者及家属共同适应。有了家庭的支持，患者才能乐观和坚强起来，从而才会产生战胜疾病的勇气和信心。只有患者坚强起来，才能分担亲人的心理负担，维系正常的家庭生活。

因此，只有做到以上六点，透析患者的生活和家庭才会稳定，最大程度地降低疾病对家庭的伤害，待患者病情稳定、身体逐渐好转，整个家庭也会逐步进入正常生活的轨道。

七、血液透析患者也能像健康人一样生活吗?

答: 大多数尿毒症患者在完全适应透析生活之前，会产生很多的心理困扰甚至心理问题，如恐惧、无助、绝望，讨厌这种靠机器来维持生命的无力感。其实，很多慢性疾病患者，当病情控制进入稳定期后，如无明显不适症状，是可以带病健康生活的。对于透析患者来说，像正常人一样生活需要一定的时间和毅力。每个患者都需要时间来适应透析生活，也需要毅力与疾病做斗争，积极预防并发症的发生。医护人员也需要时间帮助患者清除尿毒症毒素，使患者从不适转入稳定，再过渡到健康人的生活中。

那么血液透析患者该如何做好心理建设，从容、积极地面对透析生活呢?首先要热爱生活、珍惜生命。如果患者每天把精力放在自己的疾病上，因此自怨自艾，就会永远走不出疾病带来的痛苦和烦恼。有的人把每周3次的透析治疗当作吃饭或者上班，心理上就更容易适应透析生活。病情稳定、没有不适的时候，跟朋友聊聊天、跟家人买买菜、做做家务、陪陪孩子和爱人，都是有价值的事情。多想想"接下来，我需要干点什么……"就会感觉与健康人没有什么区别了。有些经济状况较好的患者干脆就当自己是提前退休了，卸下追求名利的包袱，感觉也会轻松一些。有些患者在与病友长期的相处中，也会慢慢受到启发和开导，产生"我也要像他一样泰然处之"的想法。

患者在病情稳定、没有不适的时候，可以选择参与社会劳动、实现自我价值，也可以分担家务或与朋友聚会，这样有助于保持情绪的平稳以及与家人、朋友的良好沟通，家庭的支持对患者的心理及长期的治疗也是非常重要的。

有些透析相关知识掌握较好、心态乐观、自我管理能力较强的患者作为医护人员眼中的"模范病人"，往往能起到一定的带头作用，能够直接或间接影响到其他患者的心理和行为，刚进入透析的患者还可以通过与这些病友的沟通和交流，从患者角度获取透析心得和居家自我管理经验，从而有助于更好地适应透析生活。

实际上，有许多患者一边接受血液透析治疗，一边工作，他们的生活很充实。自怨自艾的心态不仅会增加自身的痛苦，也会给家人带来沉重的心理负担。因此，放平心态，做好自己，是血液透析患者适应透析生活的不二法门。

八、糖尿病肾病患者在透析生活中应该注意哪些问题？

答： 糖尿病肾病患者较非糖尿病患者的情况更复杂，由于长期的高血糖对患者的血管损伤较严重，因此糖尿病肾病患者发生心脑血管事件的危险性也大大增加。

糖尿病患者在非透析期，应控制好血糖，避免血糖过高或过低，从而预防血管和神经病变的进一步恶化。在透析日，应在透析前测量血糖，并向医生汇报，确定是否在透析前使用胰岛素。一般情况下，如果血糖不是特别高，透析前可暂停使用胰岛素，因为透析也会使体内的糖分丢失，如果注射了胰岛素，可能导致透析时发生低血糖，这也是非常危险的。

九、高龄患者在透析生活中应该注意哪些问题？

答： 血液透析患者中，大约 50% 是 60 岁以上的老年人，随着年龄的增长，老年透析患者的合并症也更多，如糖尿病、心脏病等。透析过程中首先应特别注意避免过多过快的超滤对患者心血管系统的影响。

老年患者一般有自己特有的、固定的生活饮食习惯，如有的患者喜欢喝浓茶、吃腌制品，这样就很难控制水分的摄入量。家属和医护人员对患者的劝说往往不能起到很好的效果，很多老年患者抱着"活一天算一天"的心态生活，让控制饮水量变成一句空谈。透析过程中大量脱水导致老年患者出现顽固性低血压，增加了心脑血管并发症发生的危险性。有些老年患者因消化功能下降、牙齿缺如等影响，还会存在营养不良的问题。对此，需要家属给予老年患者更多关爱，更加耐心、细心地照料患者，为患者提供有营养、易消化的食物，在保证营养的同时控制水分的摄入量，对提高患者生活质量、延长寿命有巨大的帮助。

十、血液透析患者的性生活会受影响吗？

答： 我国对血液透析治疗患者的性生活相关问题研究较少，这可能与中国人比较内敛的性格有关。在国外，一项研究表明，血液透析患者中性欲减退的发生率为 72.9%。男性患者可出现性欲减退、阴茎不能勃起或疲软，睾丸输精管萎缩或硬化，间质水肿，精液量和精子数量少、活性低、畸形率高，血液中睾酮浓度低于正常值，乳房女性化。女性患者则存在月经失调、停经、功能性子宫出血、性欲减退、卵巢功能减退等情况。影响性生活的因素有很多，如疾病因素、心理因素、情感因素、家庭社会因素等。有些患者希望通过服用药物来改善性生活质量也未尝不可，但是应在医师的指导下使用，以确保安全。

经过充分的透析治疗，患者病情稳定，并且在无贫血、水钠潴留、电解质紊乱和心脑血管并发症的情况下，拥有健康的性生活应该不是问题。

第 12 章

血液透析患者常用问卷

进入透析生活之后，尿毒症患者在生理和心理上都会产生一系列的变化，有些患者会比较关注健康与自身行为的关系，于是通过书籍、网络等获取更多疾病相关的知识，以此来促进自身健康，避免因病情恶化导致严重后果；有些患者心理上受到打击，久久无法适应患者角色，甚至因此产生一系列异常的心理，长此以往，将对家庭和社会关系的和谐造成伤害；有些患者睡眠状况不佳却又无法准确地向医生描述……为此，我们专门整理了适合血液透析患者使用的几种问卷，其中，血液透析患者疾病及透析相关知识问卷（见表 12-1）可以帮助血液透析患者检验掌握透析相关知识的程度，并帮助患者记忆透析相关知识的重要知识点；肾脏疾病患者生活质量问卷（见表 12-2）可以帮助患者检验生活质量状况，主要是透析生活对患者的影响程度；血液透析患者睡眠质量问卷（见表 12-3）可以帮助患者更好地检验自身睡眠特点及睡眠障碍严重程度，帮助患者更好地向医生描述症状和寻求帮助；血液透析患者焦虑自评问卷（见表 12-4）和抑郁自评量表（见表 12-5）可以帮助患者检验自身是否存在心理障碍，如果结果比较不理想，需要主动寻求家人或医护人员的帮助，从而走出心灵困境；血液透析患者三天饮食记录表（见表 12-6）可以帮助患者更好地记录三天饮食情况，让医护人员更好地了解患者的饮食情况并提出针对性指导意见；常见抽血化验指标（见表 12-7）可以帮助更好地了解患者的内环境、透析充分性及透析质量，及时调整透析方案；血液透析患者的照顾者通常承担着日常照顾、医疗协助、情绪支持等任务，照顾者准备度量表（见表 12-8）和疾病不确定感家属量表（见表 12-9）以及希望水平量表（见表 12-10）可以帮助他们评估自身的照顾负担、心理健康状况以及家属对疾病产生的疑虑程度，以便于医护人员及时地给予帮助和支持。

一、血液透析患者疾病及透析相关知识问卷

（一）血液透析患者疾病及透析相关知识问卷

表 12-1　血液透析患者疾病及透析相关知识问卷

姓名：_____　　年龄：_____岁　　住院号：_____　　填写日期：_____年_____月_____日
1. 容量控制相关知识
（1）肾脏有什么作用？[多选题] A. 生成尿液　　B. 排泄代谢产物　　C. 维持水、电解质及酸碱平衡　　D. 分泌某些激素　　E. 不清楚
（2）血液透析可以帮助患者解决什么问题？[多选题] A. 排除体内多余水分　　B. 排除体内多余代谢废物　　C. 纠正水、电解质和酸碱平衡紊乱　　D. 分泌某些激素 E. 不清楚
（3）干体重是什么？[多选题] A. 体内没有多余的水，也不缺水　　B. 由医生评估　　C. 由自己评估　　D. 会随病情有所变化　　E. 不清楚
（4）两次透析之间的体重增加最多不能超过_____。[单选题] A. 干体重的 3%　　B. 干体重的 4%　　C. 干体重的 5%　　D. 干体重的 6%　　E. 不清楚
（5）下面哪些情况可能导致干体重下降？[多选题] A. 经常恶心呕吐　　B. 体内存在感染　　C. 饮食摄入少　　D. 经常腹泻　　E. 不清楚
（6）透析中水出得过多过快可能导致什么情况的发生？[多选题] A. 肌肉抽搐　　B. 头晕　　C. 低血压　　D. 心慌胸闷　　E. 不清楚

(7)透析中水出得过少可能导致什么情况的发生?［多选题］
A. 高血压　　B. 面部浮肿或下肢凹陷性水肿　　C. 心衰　　D. 体内水蓄积　　E. 不清楚

(8)在家测量体重需要注意什么?［多选题］
A. 晨起大小便后称重　　B. 穿重量相近的衣服　　C. 准备专门的记录本
D. 体重计数值稳定后再读数　　E. 不清楚

(9)豆浆、牛奶、水果的含水量大约为多少?［单选题］
A. 50%　　B. 60%　　C. 70%　　D. 80%～90%　　E. 不清楚

(10)面条和米饭的含水量大约为多少?［单选题］
A. 10%～30%　　B. 30%～50%　　C. 50%～70%　　D. 70%～90%　　E. 不清楚

(11)蔬菜、稀粥的含水量大约为多少?［单选题］
A. 50%　　B. 60%　　C. 70%～80%　　D. 90%以上　　E. 不清楚

(12)馒头、花卷、糕点的含水量大约是多少?［单选题］
A. 三分之一　　B. 二分之一　　C. 三分之二　　D. 80%　　E. 不清楚

(13)每日饮水量如何计算?［单选题］
A. 前一天尿量＋500mL　　B. 前一天尿量＋脱水量/间隔天数　　C. 前一天尿量＋脱水量/间隔天数＋500mL
D. 脱水量/间隔天数＋500mL　　E. 不清楚

(14)您的大部分正餐是由谁来做的?［多选题］
A. 自己　　B. 配偶　　C. 保姆　　D. 子女　　E. 父母　　F. 外卖　　G. 应酬　　H. 其他

(15)您日常饮食中是否有注意控制盐的摄入?［单选题］
A. 有　　B. 没有

(16)为什么要控制盐的摄入?［多选题］
A. 盐吃多了会导致口渴　　B. 盐吃多了会导致高血压　　C. 盐吃多了会导致水肿
D. 低钠盐吃多了会导致高钾　　E. 不清楚

(17)透析病人每天食用盐不超过多少?［单选题］
A. 1g　　B. 2g　　C. 3g　　D. 6g　　E. 不清楚

(18)含盐量高的食物有哪些?［多选题］
A. 外卖　　B. 汉堡　　C. 腌制品,如咸菜、咸鱼　　D. 罐头、火腿、饼干　　E. 不清楚

(19)如何控制盐分的摄入?［多选题］
A. 出锅时放盐　　B. 用葱、姜、蒜、醋等代替盐　　C. 不吃外面饭店做的食物　　D. 不吃带包装的快速食品
E. 不清楚

(20)如果觉得口渴怎么办呢?［多选题］
A. 含一块冰在口中　　B. 咀嚼新鲜薄荷叶或口香糖　　C. 用棉签湿润嘴唇　　D. 用有刻度的水杯喝水
E. 不清楚

(21)正常的血压是多少?［单选题］
A. 80～120/60～90mmHg　　B. 90～140/50～70mmHg　　C. 90～140/60～90mmHg
D. 100～160/80～100mmHg　　E. 不清楚

(22)透析病人为什么会发生高血压?［多选题］
A. 疾病　　B. 饮水过量　　C. 盐分摄入过多　　D. 降压药用法不合理　　E. 不清楚

(23)高血压会导致什么情况发生?［多选题］
A. 头痛　　B. 脑出血　　C. 心脏病　　D. 肾功能恶化　　E. 不清楚

(24)怎么预防高血压的发生？［多选题］

A. 控制饮水量　　B. 控制食盐摄入　　C. 按时服用降压药　　D. 按时透析治疗　　E. 不清楚

(25)透析病人为什么会发生低血压？［多选题］

A. 心脏功能差　　B. 透析中吃饭　　C.透析前服用降压药　　D. 透析中除水过多过快　　E. 不清楚

(26)低血压会导致什么情况发生？［多选题］

A. 头晕眼花、恶心呕吐　　B. 心慌、出冷汗　　C. 脑梗死　　D. 内瘘血流不足或闭塞　　E. 不清楚

(27)怎么预防透析中低血压的发生？［多选题］

A. 控制水分的摄入　　B. 透析当天暂停降压药　　C. 多喝水　　D. 透析时吃饭　　E. 不清楚

(28)您在家有没有测血压的习惯？［单选题］

A. 有　　B. 没有

(29)您在家测血压的频率？［单选题］

A. 没有测　　B. 每天定时测　　C. 每周不定时测　　D. 有时测，频率＜每周1次　　E. 不清楚

(30)在家定时测血压有什么意义？［多选题］

A. 没有意义　　B. 及时发现高血压或低血压　　C. 有助于患者了解自身血压的波动规律

D. 有助于医生正确调整降压药　　E. 不清楚

2. 高钾血症相关知识

(1)高钾血症会对人体造成什么影响？［多选题］

A. 心率减慢　　B. 心率加快　　C. 心搏骤停　　D. 没什么影响　　E. 不清楚

(2)含钾高的食物包括哪些？［多选题］

A. 番茄　　B. 鸡蛋　　C. 羊肉　　D. 牛奶　　E. 不清楚

(3)含钾高的食物包括哪些？［多选题］

A. 巧克力　　B. 馒头　　C. 瘦猪肉　　D. 米饭　　E. 不清楚

(4)下面哪些食物含钾高？［多选题］

A. 绿叶蔬菜　　B. 冬瓜　　C. 干果　　D. 牛肉　　E. 不清楚

(5)下面哪些食物含钾高？［多选题］

A. 豆腐　　B. 豆腐皮　　C. 咖啡　　D. 木耳　　E. 不清楚

(6)下面哪些食物含钾高？［多选题］

A. 土豆　　B. 枣　　C. 海带　　D. 笋　　E. 不清楚

(7)下面哪些食物含钾高？［多选题］

A. 罐头　　B. 紫菜　　C. 橙子　　D. 牛肉　　E. 不清楚

(8)下面哪些食物含钾高？［多选题］

A. 蘑菇　　B. 蛋黄　　C. 米饭　　D. 豆浆　　E. 不清楚

(9)蔬菜中的钾最好用什么方法去除？［单选题］

A. 煮熟，把水倒掉　　B. 加糖水煮后弃去水　　C. 超低温贮藏　　D. 以上都不是　　E. 不清楚

(10)水果中的钾可以怎样去除？［多选题］

A. 煮熟，把水倒掉　　B. 加糖水煮后弃去水　　C. 超低温贮藏　　D. 以上都不是　　E. 不清楚

(11)肉中的钾可以怎样去除？［多选题］

A. 煮熟，把水倒掉　　B. 加糖水煮后弃去水　　C. 超低温贮藏　　D. 以上都不是　　E. 不清楚

(12)透析患者可以吃杨桃吗?[单选题]
A. 可以　　B. 不可以　　C. 不清楚

3. 钙磷紊乱相关知识

(1)透析病人发生高磷血症的原因是什么?[多选题]
A. 肾脏排磷减少　　B. 肾脏分泌的相关激素减少　　C. 高磷食物吃得过多　　D. 没有正确服用磷结合剂
E. 不清楚

(2)透析病人发生高血磷会导致?[多选题]
A. 血管钙化　　B. 骨质疏松　　C. 甲状旁腺腺瘤　　D. 骨骼畸形　　E. 不清楚

(3)透析病人发生高磷血症会表现为哪些症状?[多选题]
A. 皮肤瘙痒　　B. 不宁腿综合征　　C. 自发性骨折　　D. 皮肤钙化点　　E. 不清楚

(4)如何预防高磷血症的发生?[多选题]
A. 少吃含磷高的食物　　B. 正确服用降磷药物　　C. 高通量透析　　D. 多喝水　　E. 不清楚

(5)下面哪些食物含磷高?[多选题]
A. 肉　　B. 米饭　　C. 馒头　　D. 青菜　　E. 不清楚

(6)下面哪些食物含磷高?[多选题]
A. 奶粉　　B. 鸡蛋　　C. 全麦面包　　D. 瓜子　　E. 不清楚

(7)下面哪些食物含磷高?[多选题]
A. 猪肝　　B. 可乐　　C. 花生　　D. 红豆　　E. 不清楚

(8)下面哪些食物含磷高?[单选题]
A. 茄子　　B. 橘子　　C. 猪肝　　D. 番薯　　E. 不清楚

(9)下面哪些食物含磷高?[多选题]
A. 薏苡仁　　B. 胡萝卜　　C. 酸奶　　D. 藕粉　　E. 不清楚

(10)您是否在服用降磷药物?[单选题]
A. 是　　B. 否

(11)您现在正在服用哪种降磷药物?[单选题]
A. 碳酸钙或醋酸钙　　B. 碳酸镧　　C. 司维拉姆　　D. 氢氧化铝　　E. 不清楚

(12)目前您服用降磷药物的方法?[单选题]
A. 整粒吞服　　B. 嚼碎服用　　C. 饭前服用　　D. 饭后服用　　E. 饭中服用

(13)您知道降磷药的副作用吗?[单选题]
A. 知道　　B. 不知道

(14)您有关注过自己的血化验指标吗?[单选题]
A. 有　　B. 没有

(15)下面哪些血化验指标常用来评估透析病人的钙磷代谢情况?[多选题]
A. 血红蛋白　　B. 血钙　　C. 血磷　　D. 甲状旁腺激素　　E. 不清楚

(16)血液透析患者血钙的正常范围是?[单选题]
A. $<2.1mmol/L$　　B. $2.1\sim2.5mmol/L$　　C. $2.5\sim3.0mmol/L$　　D. $>3.0mmol/L$　　E. 不清楚

(17)血液透析患者血磷的正常范围是?[单选题]
A. $<1.13mmol/L$　　B. $1.13\sim1.78mmol/L$　　C. $1.13\sim1.45mmol/L$　　D. $0.87\sim1.45mmol/L$　　E. 不清楚

(18)血液透析患者的甲状旁腺激素应维持在什么范围？[单选题]
A. <150ng/L　　B. 150~300ng/L　　C. 300~600ng/L　　D. >600ng/L　　E. 不清楚

(19)您能做到按时按量服药以避免一些严重的透析并发症吗？[单选题]
A. 能　　B. 不能,原因 ＿＿＿＿＿＿＿＿＿＿＿＿＿＿＿＿＿＿＿

4. 肾性贫血相关知识

(1)什么是贫血？[单选题]
A. 血红蛋白<110g/L　　B. 人体外周血红细胞数量增多　　C. 人体外周血红细胞容量增加
D. 人体外周血红细胞容量减少,低于正常范围下限　　E. 不清楚

(2)判断贫血最常用的化验指标是什么？[单选题]
A. 红细胞容积　　B. 白细胞计数　　C. 血红蛋白　　D. 血小板计数　　E. 不清楚

(3)血液透析患者为什么会出现贫血？[多选题]
A. 缺乏维生素　　B. 肾脏分泌促红素的能力下降　　C. 慢性失血　　D. 缺铁　　E. 不清楚

(4)贫血患者有哪些症状？[多选题]
A. 乏力　　B. 食欲减退　　C. 头晕、心悸　　D. 指甲没有血色　　E. 不清楚

(5)贫血的治疗常用哪些药物？[多选题]
A. 维生素B_{12}　　B. 叶酸　　C. 重组人促红素　　D. 铁剂　　E. 不清楚

(6)促红细胞生成素主要由哪个脏器分泌？[单选题]
A. 肝脏　　B. 肾脏　　C. 肺　　D. 脑　　E. 不清楚

(7)补铁的作用是什么？[多选题]
A. 治疗贫血　　B. 补充造血原料　　C. 提升血红蛋白　　D. 降低血磷　　E. 不清楚

(8)长期贫血会有什么后果？[多选题]
A. 身体缺氧　　B. 心脏不适　　C. 脑缺血　　D. 失眠　　E. 不清楚

(9)血液透析患者的血红蛋白最好应达到多少？[单选题]
A. 70g/L 以上　　B. 90g/L 以上　　C. 110g/L 以上　　D. 150g/L 以上　　E. 不清楚

(10)重组人促红素最好采用什么途径用药？[单选题]
A. 皮下注射　　B. 静脉注射　　C. 不清楚

(11)重组人促红素可能有哪些副作用？[多选题]
A. 胃肠道不适　　B. 血液黏稠　　C. 血压升高　　D. 心梗或脑梗　　E. 不清楚

5. 血液透析患者饮食原则

(1)血液透析患者的饮食原则是什么？[多选题]
A. 足够蛋白质和热量的摄入　　B. 不限水、钠的摄入　　C. 限制钾、磷　　D. 补充维生素　　E. 不清楚

(2)血液透析患者每日摄入的蛋白质里至少应该有多少为优质蛋白？[单选题]
A. 10%　　B. 30%　　C. 50%　　D. 70%　　E. 不清楚

(3)下面哪些食物含优质蛋白较多？[多选题]
A. 猪肉　　B. 蛋清　　C. 糕点　　D. 粥　　E. 不清楚

(4)下面哪些食物含较多的优质蛋白？[单选题]
A. 鱼肉　　B. 豆浆　　C. 苹果　　D. 青菜　　E. 不清楚

(5)血液透析患者为什么要严格控制盐的摄入？[多选题]
A. 防止多喝水　　B. 减轻口渴感　　C. 预防高血压　　D. 预防水肿　　E. 不清楚

(6)哪些食物里含盐较高？［多选题］
A. 咸菜　　B. 汉堡　　C. 麻酱　　D. 酱油　　E. 不清楚

(7)血液透析患者为什么要摄入足够的热量？［多选题］
A. 增加优质蛋白　　B. 增强抗病能力　　C. 保护肾脏　　D. 预防营养不良　　E. 不清楚

(8)热量高的食物有哪些？［多选题］
A. 榴莲　　B. 蔬菜　　C. 米饭　　D. 鸡肉　　E. 不清楚

(9)血液透析患者为什么要限制水的摄入？［多选题］
A. 保护心脏功能　　B. 预防容量性高血压　　C. 保护残余肾功能　　D. 避免水肿　　E. 不清楚

6. 抗凝剂的使用

(1)血透过程中为什么要用抗凝剂？［多选题］
A. 保证透析过程顺利　　B. 预防体外血液凝固　　C. 预防管路及透析器堵塞　　D. 预防腿抽筋　　E. 不清楚

(2)什么情况下不能使用抗凝剂？［多选题］
A. 既往有肝素或低分子肝素的过敏史　　B. 近期做有出血风险的检查项目，如胃镜
C. 既往曾诊断过肝素诱发的血小板减少症　　D. 合并明显的出血性疾病　　E. 不清楚

(3)出现下列哪些情况代表体内有潜在或存在出血情况？［多选题］
A. 皮肤有瘀点、瘀斑　　B. 手术前后　　C. 月经　　D. 黑便　　E. 不清楚

7. 血管通路自我护理(动静脉内瘘)

(1)下面哪项动静脉内瘘术后的注意事项是正确的？［多选题］
A. 每天检查内瘘　　B. 保暖　　C. 术肢可以测血压　　D. 术肢可以提重物　　E. 不清楚

(2)下面动静脉内瘘的锻炼方法哪项是正确的？［多选题］
A. 术后 3 天可以握球锻炼　　B. 术后 5 天捏衣服架子　　C. 5 天左右拆线　　D. 术后 30 天截断血流握球
E. 不清楚

(3)您知道六步洗手法的具体步骤吗？［单选题］
A. 不知道　　B. 知道一部分　　C. 清楚知道但没做到　　D. 清楚知道并能做到

(4)请选出下列可以用于促进动静脉内瘘成熟的药物？［多选题］
A. 百多邦　　B. 喜辽妥　　C. 红霉素　　D. 红花酒　　E. 不清楚

(5)新瘘开瘘时间一般为？［单选题］
A. 术后 2～3 周　　B. 术后 4～5 周　　C. 术后 6～8 周　　D. 术后 8～12 周　　E. 不清楚

(6)动静脉内瘘使用后，下面哪项做法是正确的？［单选题］
A. 按压 5 分钟就松手　　B. 用绑带绑住就不用自己压了　　C. 绑带可以绑半个小时以上
D. 每天检查内瘘 3 次以上　　E. 不清楚

(7)动静脉内瘘使用后，下面哪项做法是正确的？［多选题］
A. 睡觉时可以长时间压迫术侧手臂　　B. 每天进行功能锻炼　　C. 术肢不长时间上举　　D. 保持内瘘皮肤清洁
E. 不清楚

(8)内瘘狭窄、血栓形成会导致什么后果？［多选题］
A. 没有影响　　B. 内瘘堵塞　　C. 内瘘震颤减弱或消失　　D. 透析效果变差　　E. 不清楚

(9)内瘘出血是由什么原因导致的？［多选题］
A. 外力损伤　　B. 皮肤过薄　　C. 凝血功能差　　D. 皮肤愈合不良　　E. 不清楚

(10)内瘘出血如何处理？［多选题］
A. 用手指按压出血点　　B. 及时去医院　　C. 平日携带创口贴　　D. 不知道出血点在哪时用手掌压迫
E. 不清楚

8. 血管通路自我护理（人造血管）

(1) 下面哪项人造血管术后的注意事项是正确的？［单选题］
A. 术肢可以打针输液　　B. 术肢抬高90°　　C. 保暖　　D. 术肢可以提重物　　E. 不清楚

(2) 下面哪项人造血管术后的注意事项是正确的？［多选题］
A. 每天检查人造血管　　B. 人造血管可用于输液　　C. 术肢可以测血压　　D. 术肢可适当活动　　E. 不清楚

(3) 您知道六步洗手法的具体步骤吗？［多选题］
A. 不知道　　B. 知道一部分　　C. 清楚知道但没做到　　D. 清楚知道并能做到

(4) 人造血管开瘘时间一般为？［单选题］
A. 术后2～3周　　B. 术后4～5周　　C. 术后6～8周　　D. 术后8～12周　　E. 不清楚

(5) 人造血管使用后，下面哪项做法是正确的？［单选题］
A. 按压5分钟就松手　　B. 用绑带绑住就不用自己压了　　C. 绑带可以绑半个小时以上
D. 每天检查内瘘3次以上　　E. 不清楚

(6) 人造血管使用后，下面哪项做法是正确的？［单选题］
A. 睡觉时可以长时间压迫术侧手臂　　B. 术肢可以提重物　　C. 术肢不长时间上举
D. 透析结束当天洗澡不需要保护措施　　E. 不清楚

(7) 人造血管内血栓形成会导致什么后果？［多选题］
A. 没有影响　　B. 管腔堵塞　　C. 震颤减弱或消失　　D. 管腔狭窄　　E. 不清楚

(8) 以下哪些做法有利于延长人造血管的寿命？［多选题］
A. 摄入过多水分　　B. 每天观察内瘘震颤情况　　C. 以适当的力度按压穿刺点
D. 保持人造血管周围皮肤清洁　　E. 不清楚

(9) 人造血管出血是由什么原因导致的？［多选题］
A. 外力损伤　　B. 皮肤过薄　　C. 凝血功能差　　D. 皮肤愈合不良　　E. 不清楚

(10) 人造血管出血如何处理？［多选题］
A. 用手指按压出血部位　　B. 及时去医院　　C. 平日携带创口贴　　D. 不知道出血点在哪时用手掌压迫
E. 不清楚

9. 血管通路自我护理（深静脉置管）

(1) 颈静脉置管后可以从事一般的日常工作和家务劳动吗？［单选题］
A. 可以　　B. 不可以　　C. 不清楚

(2) 置管后如何洗浴？［多选题］
A. 胸部以上淋浴　　B. 胸部以下淋浴　　C. 用塑料保鲜膜包裹导管　　D. 擦浴　E. 不清楚

(3) 如需暂停透析，血透留置导管的换药频率必须不少于？［单选题］
A. 每周1次　　B. 每周3次　C. 每周2次　　D. 每月2次　　E. 不清楚

(4) 哪些动作可能会导致导管堵塞？［多选题］
A. 用力大便　　B. 弯腰　　C. 咳嗽　　D. 提重物　　E. 不清楚

(5) 下面透析过程中的哪些行为是错误的？［多选题］
A. 自行改变体位　　B. 用手摸导管出口处　　C. 上下机前戴口罩　　D. 戴口罩要遮住口鼻　　E. 不清楚

(6) 哪些情况可能会导致导管脱出？［多选题］
A. 用力转头　　B. 睡觉时压到导管　　C. 导管缝线松脱　　D. 透析时突然坐起　　E. 不清楚

(7)导管脱出应如何处理？［多选题］

A. 打透析室电话　　　B. 去医院　　　C. 用干净毛巾按压出血口　　　D. 自己把导管插回去　　　E. 不清楚

(8)如何预防导管感染？［多选题］

A. 敷料沾湿或卷边不用管　　　B. 保持敷料干净、干燥　　　C. 有血渗出马上换敷料　　　D. 导管口痒用手挠一挠
E. 不清楚

(9)导管感染可能导致哪些症状？［多选题］

A. 导管出口处皮肤红肿痛　　　B. 导管口有脓液　　　C. 全身发热　　　D. 寒战　　　E. 不清楚

(10)导管堵塞容易导致哪些问题？［多选题］

A. 导管内形成血栓　　　B. 血栓脱落易引起体内血管栓塞　　　C. 透析时血流不好,机器经常报警
D. 可能需要重新插管　　　E. 不清楚

（二）计分标准

该问卷全部以选择题的形式作答，每题有 2～5 个选项，单选题答对得 2 分，答错或不清楚得 0 分；多选题全部答对得 2 分，部分答对得 1 分，答错或不清楚得 0 分。总得分＝(实际得分/最高可能得分) ×100。总得分＜60 分为"较差"，60～80 分为"中等"，＞80 分为"良好"。分数越高，代表患者对透析相关知识掌握程度越好。

二、肾脏疾病患者生活质量量表

（一）肾脏疾病患者生活质量量表（Kidney Disease Quality of Life Short Form 1.3，KDQOL-SFTM 1.3）

表 12-2　肾脏疾病患者生活质量量表

姓名：_____　年龄：_____岁　住院号：_____　填写日期：_____年_____月_____日

1. 您认为总体上来说您的健康状况属于：

□很好　　　□好　　　□一般　　　□差　　　□很差

2. 您认为您现在的总体健康状况与一年前相比：

□好得多　　　□好一点　　　□一样　　　□差一点　　　□差很多

3. 下面是与您日常活动相关的问题,您的健康状况是否限制您的下列活动？

(1)重体力活动(如跑步、搬重物等剧烈的运动)是否受限制？

□限制很多(不自如)

□有点限制(有点不自如)

□没有限制(自如)

(2)适度活动(移动桌椅、清扫地板、做操)是否受限制？

□限制很多(不自如)

□有点限制(有点不自如)

□没有限制(自如)

(3)提拿日常食品(如上街买菜、购物)是否受限制？

□限制很多(不自如)

□有点限制(有点不自如)

□没有限制(自如)

(4)上 1～2 层楼梯是否受限制？

□限制很多(不自如)

□有点限制(有点不自如)

□没有限制(自如)

(5)上 2 层楼梯以上是否受限制?

□限制很多(不自如)

□有点限制(有点不自如)

□没有限制(自如)

(6)身体活动(如弯腰、屈膝、俯身)是否受限制?

□限制很多(不自如)

□有点限制(有点不自如)

□没有限制(自如)

(7)步行 30 分钟(1500 米路程左右)是否受限制?

□限制很多(不自如)

□有点限制(有点不自如)

□没有限制(自如)

(8)步行 10 分钟(800 米路程左右)是否受限制?

□限制很多(不自如)

□有点限制(有点不自如)

□没有限制(自如)

(9)步行 2 分钟(100 米路程左右)是否受限制?

□限制很多(不自如)

□有点限制(有点不自如)

□没有限制(自如)

(10)自己洗澡和穿衣服是否受限制?

□限制很多(不自如)

□有点限制(有点不自如)

□没有限制(自如)

4. 在最近一个月内,是否由于您的健康而带来了下列问题?

(1)缩减了工作和其他活动的时间?

□是　　　　　□否

(2)未能完成本想做的事情?

□是　　　　　□否

(3)工作范围:工作或活动的种类受到限制?

□是　　　　　□否

(4)工作效率:难以完成一些工作和活动(如:很费力)?

□是　　　　　□否

5. 在最近一个月,有没有因为您的情绪(如:消沉或忧虑)带来了下列问题:

(1)缩减了工作和其他活动的时间?

□是　　　　　□否

(2)未能完成本想做的事情?

□是　　　　　□否

(3)不能像往常一样专心地做原来的工作和其他活动?

□是　　　　　□否

6.a. 在最近一个月内,您的健康和情绪问题对您与家人相处有多大程度的影响?

□影响很大

□相当大影响

□比较大影响

□有一些影响

□无影响

b. 在最近一个月内,您的健康和情绪问题对您与朋友、同事相处有多大程度的影响?

□影响很大

□相当大影响
□比较大影响
□有一些影响
□无影响

7. 在最近一个月内,您的健康或情绪对您社交活动的时间的影响大小情况？（如走访亲友等）
□全部时间
□三周时间
□半个月时间
□一周以下时间
□无影响

8. 在最近一个月内,您经受过的身体疼痛程度？
□很疼痛
□比较疼痛
□中度疼痛
□有一点疼痛
□无疼痛

9. 在最近一个月内,身体疼痛对您正常工作有多大程度的影响(包括户外工作和家务工作)？
□极大影响
□较大影响
□中度影响
□有一点影响
□没影响

10. 下列问题是关于在最近一个月内您有多少时间有以下的感受及情况,请选一个合适的答案。
(1)觉得生活充实
□全部时间
□大部分时间
□半数左右
□有时有
□没有过
(2)感到心境平静和安宁
□全部时间
□大部分时间
□半数左右
□有时有
□没有过
(3)精力充沛
□全部时间
□大部分时间
□半数左右
□有时有
□没有过
(4)感到开心
□全部时间
□大部分时间
□半数左右
□有时有
□没有过
(5)精神觉得紧张
□全部时间
□大部分时间

☐半数左右
☐有时有
☐没有过
(6)感到垂头丧气振作不起来
☐全部时间
☐大部分时间
☐半数左右
☐有时有
☐没有过
(7)感到消沉和忧郁
☐全部时间
☐大部分时间
☐半数左右
☐有时有
☐没有过
(8)感到疲倦,甚至筋疲力尽
☐全部时间
☐大部分时间
☐半数左右
☐有时有
☐没有过

11. 下列问题是关于在最近一个月内您有多少时间有以下感受及情况。请选一个最接近您感受的答案。
(1)您是否感到孤独?
☐全部时间
☐大部分时间
☐半数左右
☐有时有
☐没有过
(2)您是否比以前反应迟缓?
☐全部时间
☐大部分时间
☐半数左右
☐有时有
☐没有过
(3)您是否容易被激怒?
☐全部时间
☐大部分时间
☐半数左右
☐有时有
☐没有过
(4)您是否觉得难以集中注意力或静心思考?
☐全部时间
☐大部分时间
☐半数左右
☐有时有
☐没有过
(5)是否与他人相处融洽?
☐全部时间
☐大部分时间
☐半数左右
☐有时有
☐没有过

(6)您是否感到局促不安？
□全部时间
□大部分时间
□半数左右
□有时有
□没有过

12. 别人对自己有这样的看法,您对自己的看法又如何？请选出最符合您情况的答案。
(1)我的健康状况非常好
□非常正确
□基本正确
□不能肯定
□基本错误
□绝对错误
(2)我认为我与其他人一样
□非常正确
□基本正确
□不能肯定
□基本错误
□绝对错误
(3)我好像比别人更容易患病
□非常正确
□基本正确
□不能肯定
□基本错误
□绝对错误
(4)我认为我的健康状态在变差
□非常正确
□基本正确
□不能肯定
□基本错误
□绝对错误

13. 别人有这样的看法,您同意吗？
(1)肾脏疾病对我的生活造成极大影响
□非常正确
□基本正确
□不能肯定
□基本错误
□绝对错误
(2)治疗肾脏疾病花费我太多的时间
□非常正确
□基本正确
□不能肯定
□基本错误
□绝对错误
(3)我不能正确对待我所患的肾脏疾病
□非常正确
□基本正确
□不能肯定
□基本错误
□绝对错误

(4)我是家庭的负担、累赘

☐非常正确

☐基本正确

☐不能肯定

☐基本错误

☐绝对错误

14. 在最近一个月内,以下症状对您日常生活与情绪的影响及影响程度。

(1)肌肉酸痛

☐从未受影响

☐轻微受影响

☐中等受影响

☐影响较大

☐影响很大

☐无该症状

(2)胸痛

☐从未受影响

☐轻微受影响

☐中等受影响

☐影响较大

☐影响很大

☐无该症状

(3)抽筋

☐从未受影响

☐轻微受影响

☐中等受影响

☐影响较大

☐影响很大

☐无该症状

(4)皮肤瘙痒

☐从未受影响

☐轻微受影响

☐中等受影响

☐影响较大

☐影响很大

☐无该症状

(5)皮肤干燥

☐从未受影响

☐轻微受影响

☐中等受影响

☐影响较大

☐影响很大

☐无该症状

(6)气促

☐从未受影响

☐轻微受影响

☐中等受影响

☐影响较大

☐影响很大

☐无该症状

(7)头昏眼花

☐从未受影响

☐轻微受影响

☐中等受影响

☐影响较大

☐影响很大

☐无该症状

(8)食欲不好

☐从未受影响

☐轻微受影响

☐中等受影响

☐影响较大

☐影响很大

☐无该症状

(9)口干

☐从未受影响

☐轻微受影响

☐中等受影响

☐影响较大

☐影响很大

☐无该症状

(10)手足麻木

☐从未受影响

☐轻微受影响

☐中等受影响

☐影响较大

☐影响很大

☐无该症状

(11)胃部不适

☐从未受影响

☐轻微受影响

☐中等受影响

☐影响较大

☐影响很大

☐无该症状

(12)血管通路问题(动静脉)

☐从未受影响

☐轻微受影响

☐中等受影响

☐影响较大

☐影响很大

☐无该症状

15. 是否由于您患有肾脏病,影响了您某一方面的日常生活,其影响的程度如何?

(1)饮水是否受到限制?

☐从未影响

☐轻微受影响

☐中等受影响

☐影响较大

☐影响很大

(2)饮食是否受到限制?

☐从未影响

☐轻微受影响

☐中等受影响

☐影响较大

☐影响很大

(3)家务工作能力

☐从未影响

☐轻微受影响

☐中等受影响

☐影响较大

☐影响很大

(4)外出和旅游能力

☐从未影响

☐轻微受影响

☐中等受影响

☐影响较大

☐影响很大

(5)需要医生及其他医护人员帮助

☐从未影响

☐轻微受影响

☐中等受影响

☐影响较大

☐影响很大

(6)因肾脏病引起的紧张及忧虑

☐从未影响

☐轻微受影响

☐中等受影响

☐影响较大

☐影响很大

(7)性生活

☐从未影响

☐轻微受影响

☐中等受影响

☐影响较大

☐影响很大

(8)您的个人形象

☐从未影响

☐轻微受影响

☐中等受影响

☐影响较大

☐影响很大

16. 以下问题与您的性生活有关,但您的回答对了解肾脏病对人们生活的影响相当重要。

(1)近一月来您有过性生活吗?

☐有　　　　　　　　☐没有

(2)您对性生活感到满意吗?

☐是　　　　　　　　☐不是

(3)您认为肾病对性生活有影响吗?

☐有　　　　　　　　☐没有

17. 以下是一个睡眠量表,以 0 到 10 的数字衡量您睡眠的程度,0 表示"睡眠很糟糕",10 表示"睡眠很好"来评定您的睡眠质量。假如您认为睡眠是中等或一般,请选择 5;如果您认为比一般睡眠要好一个水平,请选择 6。如果您认为比一般睡眠要差一个水平,请选择 4;如此类推。

0	1	2	3	4	5	6	7	8	9	10

极差　　　　　　　　　　中间值(介于极好与极差之间)　　　　　　　　　　极好

18. 在您最近一个月内,以下事情是否经常发生?

(1)睡眠充足

☐天天都是

☐2～3 天一次

☐1 周一次

☐1 月少于两次

☐无

(2)夜晚梦醒,然后再也不能入睡

☐天天都是

☐2～3 天一次

☐1 周一次

☐1 月少于两次

☐无

(3)白天打瞌睡

☐天天都是

☐2～3 天一次

☐1 周一次

☐1 月少于两次

☐无

19. A. 关于您和您的家人的感觉:

a. 您能与家人相处的时间

☐满意

☐较满意

☐一般

☐有些不满意

☐很不满意

b. 您对家人对您的支持

☐满意

☐较满意

☐一般

☐有些不满意

☐很不满意

19. B. 关于您和您的朋友的感觉:

a. 您能与朋友相处的时间

☐满意

☐较满意

☐一般

☐有些不满意

☐很不满意

b. 您对朋友对您的支持

☐满意

☐较满意

☐一般

☐有些不满意

☐很不满意

20. 在您最近一个月内,您有没有工作?

☐有　　　　　☐没有

21. 您的健康状况是否影响了您的工作?

□是　　　　□否

22. 总体来说,您如何评价您的健康状况?

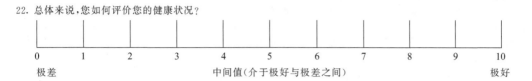

| 0 | 1 | 2 | 3 | 4 | 5 | 6 | 7 | 8 | 9 | 10 |

极差　　　　　　　　　中间值(介于极好与极差之间)　　　　　　　极好

(二)评分标准

该量表含 2~6 个等级,基本上为等级评分量表(第 17 和 22 条目除外)。首先按照调查项目所代表的意义完成指标方向的正向化,即分数越高代表生活质量越好。然后按照不同等级所对应的得分进行标准记分,将原始等级量化为 0~100 分的数值,具体标准如图所示(见表 12-3。第 17 和第 22 条目为线性条目,只需将原始记分乘以 10 即可。最后,将同一维度的条目分值相加,再取其平均值,得出各维度的分值。第 2 条目表示健康状况的自觉变化,不参与评分。

表 12-3　量化计分标准

等级	数值	等级	数值	等级	数值	等级	数值
1······▷	0	1······▷	0	1······▷	0	1······▷	0
2······▷	100	2······▷	50	2······▷	25	2······▷	20
		3······▷	100	3······▷	50	3······▷	40
				4······▷	75	4······▷	60
				5······▷	100	5······▷	80
						6······▷	100

三、血液透析患者睡眠质量量表

(一)匹兹堡睡眠质量指数量表

表 12-4　匹兹堡睡眠质量指数量表

姓名:＿＿＿＿＿　年龄:＿＿＿＿＿岁　住院号:＿＿＿＿＿　填写日期:＿＿＿＿＿年＿＿＿＿＿月＿＿＿＿＿日

1. 近 1 个月,晚上上床睡觉通常是＿＿＿＿＿点

2. 近 1 个月,从上床到入睡通常需要＿＿＿＿＿分钟

3. 近 1 个月,早上通常起床时间＿＿＿＿＿点钟

4. 近 1 个月,每夜通常实际睡眠时间＿＿＿＿＿小时(不等于卧床时间)

5. 近一个月,您有没有因下列情况而影响睡眠,请从①②③④四项中选一项,在下面画"√":
(1)入睡困难(30 分钟内不能入睡)
①无　②不足 1 次/周　③1~2 次/周　④3 次或以上/周

(2)夜间易醒或早醒

①无　②不足1次/周　③1～2次/周　④3次或以上/周

(3)夜间去厕所

①无　②不足1次/周　③1～2次/周　④3次或以上/周

(4)呼吸不畅

①无　②不足1次/周　③1～2次/周　④3次或以上/周

(5)大声咳嗽或鼾声高

①无　②不足1次/周　③1～2次/周　④3次或以上/周

(6)感觉冷

①无　②不足1次/周　③1～2次/周　④3次或以上/周

(7)感觉热

①无　②不足1次/周　③1～2次/周　④3次或以上/周

(8)做噩梦

①无　②不足1次/周　③1～2次/周　④3次或以上/周

(9)疼痛不适

①无　②不足1次/周　③1～2次/周　④3次或以上/周

(10)其他影响睡眠的事情(请写明)＿＿＿＿＿＿＿

①无　②不足1次/周　③1～2次/周　④3次或以上/周

(11)近1个月您的睡眠质量

①很好　②较好　③较差　④很差

(12)近1个月您是否经常使用催眠药物才能入睡

①无　②不足1次/周　③1～2次/周　④3次或以上/周

(13)近1个月您是否常感到困倦

①无　②不足1次/周　③1～2次/周　④3次或以上/周

(14)近1个月您做事的是否精力不足

①没有　②偶尔有　③有时有　④经常有

（二）评分标准

该量表用于评价患者最近1个月的睡眠质量，由19个自评和5个他评条目构成，其中第19个自评条目和5个他评条目不参与计分，在此仅介绍参与计分的18个自评条目，18个条目组成7个成分，每个成分按0～3等级计分，累积各成分得分为睡眠量表总分，总分范围为0～21，得分越高，表示睡眠质量越差。受试者完成量表需要5～10分钟。

各成分含义及计分方法如下：

A. 睡眠质量

根据条目6的应答计分"很好"计0分，"较好"计1分，"较差"计2分，"很差"计3分。

B. 入睡时间

1. 条目2的计分为"≤15分"计0分，"16～30分"计1分，"31～60"计2分，"≥60分"计3分。

2. 条目5a的计分为"无"计0分，"<1次/周"计1分，"1～2次/周"计2分，"≥3次/周"计3分。

3. 累加条目2和5a的计分，若累加分为"0"计0分，"1～2"计1分，"3～4"计2分，"5～6"计3分。

C. 睡眠时间

根据条目 4 的应答计分,">7 小时"计 0 分,"6~7"计 1 分,"5~6"计 2 分,"<5 小时"计 3 分。

D. 睡眠效率

1. 床上时间＝条目 3(起床时间)－条目 1(上床时间)

2. 睡眠效率＝条目 4(睡眠时间)/床上时间×100%

3. 成分 D 计分位,睡眠效率>85%计 0 分,75%~84%计 1 分,65%~74%计 2 分,<65%计 3 分。

E. 睡眠障碍

根据条目 5b 至 5j 的计分为"无"计 0 分,"<1 周/次"计 1 分,"1~2 周/次"计 2 分,"≥3 周/次"计 3 分。累加条目 5b 至 5j 的计分,若累加分为"0"则成分 E 计 0 分,"1~9"计 1 分,"10~18"计 2 分,"19~27"计 3 分。

F. 催眠药物

根据条目 7 的应答计分,"无"计 0 分,"<1 周/次"计 1 分,"1~2 周/次"计 2 分,"≥3 周/次"计 3 分。

G. 日间功能障碍

1. 根据条目 8 的应答计分,"无"计 0 分,"<1 周/次"计 1 分,"1~2 周/次"计 2 分,"≥3 周/次"计 3 分。

2. 根据条目 9 的应答计分,"没有"计 0 分,"偶尔有"计 1 分,"有时有"计 2 分,"经常有"计 3 分。

3. 累加条目 8 和 9 的得分,若累加分为"0"则成分 G 计 0 分,"1~2"计 1 分,"3~4"计 2 分,"5~6"计 3 分。

量表总分＝成分 A＋成分 B＋成分 C＋成分 D＋成分 E＋成分 F＋成分 G。

(三)评价结果

0~5 分:睡眠质量很好;6~10 分:睡眠质量较好;11~15 分:睡眠质量一般;16~21 分:睡眠质量很差。

四、血液透析患者焦虑自评量表

表 12-5 焦虑自评量表

本量表包含 20 个项目,分为 4 级评分,为保证调查结果的准确性,请您仔细阅读以下内容,根据最近一周情况如实填写。所有题目均共用答案,请在 A、B、C、D 下画"√",每题限选一个答案。

答案:A 没有或很少时间;B 小部分时间;C 相当多时间;D 绝大部分或全部时间。

1. 我觉得比平时容易紧张或着急	A	B	C	D
2. 我无缘无故在感到害怕	A	B	C	D
3. 我容易心里烦乱或感到惊恐	A	B	C	D
4. 我觉得我可能将要发疯	A	B	C	D
*5. 我觉得一切都很好	A	B	C	D

6. 我手脚发抖打颤	A	B	C	D
7. 我因为头疼、颈痛和背痛而苦恼	A	B	C	D
8. 我觉得容易衰弱和疲乏	A	B	C	D
*9. 我觉得心平气和,并且容易安静坐着	A	B	C	D
10. 我觉得心跳得很快	A	B	C	D
11. 我因为一阵阵头晕而苦恼	A	B	C	D
12. 我有晕倒发作,或觉得要晕倒似的	A	B	C	D
*13. 我吸气、呼气都感到很容易	A	B	C	D
14. 我的手脚麻木和刺痛	A	B	C	D
15. 我因为胃痛和消化不良而苦恼	A	B	C	D
16. 我常常要小便	A	B	C	D
*17. 我的手脚常常是干燥温暖的	A	B	C	D
18. 我脸红发热	A	B	C	D
*19. 我容易入睡并且一夜睡得很好	A	B	C	D
20. 我做噩梦	A	B	C	D

评分标准:正向计分题 A、B、C、D 按 1、2、3、4 分计;反向计分题(标注 * 的题目题号:5、9、13、17、19)按 4、3、2、1 计分。总分乘以 1.25 取整数,即得标准分。<50 分者为正常;50~59 分者为轻度焦虑;60~69 分者为中度焦虑;≥70 分者为重度焦虑。

五、血液透析患者抑郁自评量表

表 12-6　抑郁自评量表

本量表包含 20 个项目,分为 4 级评分,为保证调查结果的准确性,请您仔细阅读以下内容,根据最近一周情况如实填写。所有题目共用答案,请在 A、B、C、D 下画"√",每题限选一个答案。

答案:A 没有或很少时间;B 小部分时间;C 相当多时间;D 绝大部分或全部时间。

1. 我觉得闷闷不乐,情绪低沉	A	B	C	D
*2. 我觉得一天之中早晨最好	A	B	C	D
3. 我一阵阵哭出来或想哭	A	B	C	D
4. 我晚上睡眠不好	A	B	C	D
*5. 我吃得跟平常一样多	A	B	C	D
*6. 我与异性密切接触时和以往一样感到愉快	A	B	C	D
7. 我发觉我的体重在下降	A	B	C	D
8. 我有便秘的苦恼	A	B	C	D
9. 我心跳比平时快	A	B	C	D
10. 我无缘无故地感到疲乏	A	B	C	D
*11. 我的头脑跟平常一样清楚	A	B	C	D
*12. 我觉得经常做的事情并没困难	A	B	C	D
13. 我觉得不安而平静不下来	A	B	C	D
*14. 我对将来抱有希望	A	B	C	D
15. 我比平常容易生气激动	A	B	C	D
*16. 我觉得作出决定是容易的	A	B	C	D
*17. 我觉得自己是个有用的人,有人需要我	A	B	C	D
*18. 我的生活过得很有意思	A	B	C	D
19. 我认为如果我死了别人会生活得更好些	A	B	C	D
*20. 平常感兴趣的事我仍然照样感兴趣	A	B	C	D

评分标准:正向计分题 A、B、C、D 按 1、2、3、4 分计;反向计分题(标注 * 的题目,题号:2、5、6、11、12、14、16、17、18、20)按 4、3、2、1 计分。总分乘以 1.25 取整数,即得标准分。<53 分者为正常;53~62 分者为轻度抑郁;63~72 分者为中度抑郁;≥73 分者为重度抑郁。

六、血液透析患者三天饮食记录表

表 12-7　三天饮食记录表

姓名：_____　年龄：___岁　身高：_____cm　体重：_____kg　日期：_____

餐次	食物种类	食物名称以及摄入量 （两、毫升、斤等）	烹饪方式 （煮、炒、蒸、焖等）
早餐加早点	谷薯和淀粉类		
	肉蛋类		
	蔬菜类		
	水果		
	坚果类		
	奶类及奶制品		
	豆类及豆制品		
	油		
	盐、酱油		
	水		
午餐加下午茶	谷薯和淀粉类		
	肉蛋类		
	蔬菜类		
	水果		
	坚果类		
	奶类及奶制品		
	豆类及豆制品		
	油		
	盐、酱油		
	水		
晚餐加夜宵	谷薯和淀粉类		
	肉蛋类		
	蔬菜类		
	水果		
	坚果类		
	奶类及奶制品		
	豆类及豆制品		
	油		
	盐、酱油		
	水		

七、血液透析患者常见抽血化验指标及正常值范围

表 12-8　血液透析患者检查结果登记表

患者姓名：_____　ID 号：_____　主管护士：_____

	项目	一季度	二季度	三季度	四季度	参考值
▲血常规	白细胞					$(3.5\sim9.5)\times10^9/L$（成人）
	血红蛋白					$115\sim150g/L$（成年女性） $130\sim175g/L$（成年男性）
	中性粒百分比					$40\%\sim75\%$
	红细胞比积					$0.35\sim0.45L/L$（成年女性） $0.40\sim0.50L/L$（成年男性）
	血小板					$(125\sim350)\times10^9/L$
▲铁三项	铁蛋白					$15\sim200\mu g/L$（男性） $12\sim150\mu g/L$（女）性
	总铁结合力					$50.0\sim77.0\mu mol/L$（男性） $54.0\sim77.0\mu mol/L$（女性）
	转铁饱和度					$33\%\sim55\%$
▲肾功能	肌酐					血清或血浆 Cr： $53\sim106\mu mol/L$（男性） $44\sim97\mu mol/L$（女性）
	尿素氮					$3.2\sim7.1mmol/L$（成人） $1.8\sim6.5mmol/L$（儿童）
▲肝功能	丙氨酸氨基转移酶					速率法：$5\sim40U/L$
	天门冬氨酸氨基转移酶					速率法：$8\sim40U/L$
▲电解质酸碱平衡	钾					$3.5\sim5.3mmol/L$
	钠					$137\sim147mmol/L$
	总二氧化碳					$23\sim28mmol/L$
▲钙磷	钙					$2.11\sim2.52mmol/L$
	磷					$0.85\sim1.51mmol/L$（成人） $1.29\sim1.94mmol/L$（儿童）
▲营养指标	① 葡萄糖					$3.9\sim6.1mmol/L$
	糖化血红蛋白					$4.0\%\sim6.0\%$
	② 总蛋白					$65\sim85g/L$
	白蛋白					$40\sim55g/L$
	③ 尿酸					$149\sim416\mu mol/L$（成年男性） $89\sim357\mu mol/L$（成年女性）
	④ 总胆固醇					理想范围：$<5.20mmol/L$ 边缘高值：$5.20\sim6.20mmol/L$ 升高：$>6.20mmol/L$

项目		一季度	二季度	三季度	四季度	参考值
▲营养指标	④ 甘油三酯					理想范围:0.56~1.69mmol/L 边缘高值:1.70~2.30mmol/L 升高:≥2.30mmol/L
	低密度脂蛋白					理想范围:<3.40mmol/L 边缘高值:3.40~4.10mmol/L 升高:≥4.10mmol/L
	高密度脂蛋白					理想范围:≥1.04mmol/L 边缘高值:≥1.55mmol/L 降低:<1.04mmol/L
▲透析充分性评估	KT/V					≥1.2(适用于每周透析12小时患者)
▲出血、凝血功能	□正常　□异常(异常指标及数值_____)					

注:①由于各医院使用的检测仪器不同,正常值范围可能会有差异。②血液透析患者某些化验指标的正常范围与健康人群略有不同,如血磷、甲状旁腺激素等。

八、照顾者准备度量表

表 12-9　照顾者准备度量表

该量表适用于评价家庭照顾者准备度状况。指导语:请根据您的实际情况,在相应的数字上打"√"

	非常不符合	较不符合	较符合	符合	非常符合
1. 你已准备去照顾患者的生理需求	0	1	2	3	4
2. 你已经准备好去照顾患者的情感需求	0	1	2	3	4
3. 你已准备好去了解患者的需求并为其制定相关服务	0	1	2	3	4
4. 你已准备好去应对照护患者所产生的压力	0	1	2	3	4
5. 你已准备好为患者提供你们双方都满意的照顾	0	1	2	3	4
6. 你已准备好去应对并处理患者发生的一些紧急情况	0	1	2	3	4
7. 你已准备好从医疗照顾系统获取帮助和信息资源	0	1	2	3	4
8. 总的来说,你已准备好去照顾患者	0	1	2	3	4

评分标准:该量表为单维度量表,由8个问题组成,每一个问题的回答都采用Likert5级计分法,从"非常不符合"到"非常符合"分别计0~4分,总分0~32分。通过对所有问题的回答加起来计算,得分越高,表明照顾者的准备度越高。

九、疾病不确定感家属量表

疾病不确定感家属量表是一种自我评估量表,主要用于衡量在家庭成员患病时,家属产生的疾病不确定感。

表 12-10　疾病不确定感家属量表

指导语:面对您家人的疾病,您可能对您家人的症状、各种复杂的治疗和护理以及疾病的严重程度等问题不是很了解。以下每句话都与您家人的疾病有关,请在最能反映您今天的感受的数字上画"√"。

关于您家人的疾病:	非常同意	同意	不确定	不同意	非常不同意
1. 我不知道我的家人出了什么毛病。	1	2	3	4	5
2. 对于我家人的疾病,我有很多疑问,得不到明确答案。	1	2	3	4	5
3. 我确定不了我家人的病情会变好还是变坏。	1	2	3	4	5
4. 我不知道我的家人会不舒服到什么程度。	1	2	3	4	5
5. 我不明白医护人员对我家人病情作出的解释。	1	2	3	4	5
6. 我清楚每一项治疗的目的。	1	2	3	4	5
7. 我无法预测我的家人何时会发生什么事。	1	2	3	4	5
8. 我无法预测我家人的症状,它一直在变化。	1	2	3	4	5
9. 我明白医护人员向我解释的一切。	1	2	3	4	5
10. 医生说的话都模棱两可。	1	2	3	4	5
11. 我能预测我家人的疾病将会持续多久。	1	2	3	4	5
12. 我家人接受的治疗非常复杂,我很难弄清。	1	2	3	4	5
13. 我很难知道我家人接受的治疗或所服的药物是否有效。	1	2	3	4	5
14. 我不清楚众多医务人员都各自负责什么。	1	2	3	4	5
15. 我家人的病情变化莫测,我无法计划今后的生活。	1	2	3	4	5
16. 我家人的病情不稳定,时好时坏。	1	2	3	4	5
17. 我不清楚我家人出院后该如何照顾他/她。	1	2	3	4	5
18. 我不知道在我的家人身上,下一步会发生什么事。	1	2	3	4	5
19. 我知道我家人的身体状况每天是好还是坏。	1	2	3	4	5
20. 我家人的检查结果前后不一致。	1	2	3	4	5
21. 我无法确定我家人接受的治疗是否有效。	1	2	3	4	5
22. 我不知道何时才能自己照顾我的家人。	1	2	3	4	5
23. 我一般能预测我家人的康复过程。	1	2	3	4	5
24. 因为各种治疗,使得我家人能做和不能做的事情一直在变化。	1	2	3	4	5
25. 我能确定我的家人除已知疾病外,没有其他的问题了。	1	2	3	4	5
26. 他们没有给我的家人一个明确的诊断。	1	2	3	4	5
27. 我能预测我家人身体上的不舒服,知道何时好何时坏。	1	2	3	4	5
28. 我家人的诊断已经确定,不会再有任何改变了。	1	2	3	4	5
29. 我家人病情的严重程度已经确定。	1	2	3	4	5
30. 医生和护士的说明很简单,我可以听得懂。	1	2	3	4	5

评分标准:该量表包括 30 个条目,分为不可预测性、复杂性、信息缺乏性和不明确性 4 个维度。采用 Likert5 级计分法,"非常同意、同意、不确定、不同意、非常不同意"分别计 5、4、3、2、1 分,其中第 6、9、11、19、23、25、27、28、29、30 共计 10 条需反项计分,总分为 30～150 分。当个体总得分大于总分最高分的 50%(75 分)时,被认为具有较高的疾病不确定感,且得分越高,说明其疾病不确定感程度越高。32.0～74.7 分为低水平,74.8～117.4 分为中水平,117.5～150.0 分为高水平。

十、希望水平量表

希望在人们生活的各个方面都很重要，它是维持个体身心健康不可或缺的因素。关注血液透析患者家属的希望水平对自身的健康和心理状态的维持及提升患者生活质量有着深远的意义。该量表适用于透析患者测量其希望水平。

表 12-11　希望水平量表

填表说明：以下12条是关于目前您对生活的态度及信念等方面的调查。目前分为4个等级，请您仔细阅读每个条目，并在相应的位置处画"√"。

1. 我用积极的态度对待生活
A 非常反对　　　B 反对　　　C 同意　　　D 非常同意
2. 我对生活有短期、中期或长期的目标
A 非常反对　　　B 反对　　　C 同意　　　D 非常同意
3. 我觉得自己非常孤单
A 非常反对　　　B 反对　　　C 同意　　　D 非常同意
4. 即使目前处境艰难，我仍能看见光明
A 非常反对　　　B 反对　　　C 同意　　　D 非常同意
5. 我对治疗有信心
A 非常反对　　　B 反对　　　C 同意　　　D 非常同意
6. 我对未来感到害怕
A 非常反对　　　B 反对　　　C 同意　　　D 非常同意
7. 我经常回忆起以前的快乐时光
A 非常反对　　　B 反对　　　C 同意　　　D 非常同意
8. 我感到我有力量战胜困难
A 非常反对　　　B 反对　　　C 同意　　　D 非常同意
9. 我能给予和接受别人爱与关怀
A 非常反对　　　B 反对　　　C 同意　　　D 非常同意
10. 我应该采取积极的行动使疾病向好转的方向发展
A 非常反对　　　B 反对　　　C 同意　　　D 非常同意
11. 我相信只要自己努力，每天都能发挥自己应有的作用
A 非常反对　　　B 反对　　　C 同意　　　D 非常同意
12. 我觉得生活有价值、有意义，过得很实在
A 非常反对　　　B 反对　　　C 同意　　　D 非常同意

评分标准：希望水平量表由3个维度组成：①面对现实与未来的积极态度（条目1、2、6、11）；②采取的积极行动（条目4、7、10、12）；③与他人保持亲密的关系（条目3、5、8、9）。得分分为四个等级，除条目3和6反向计分外，其他均正向计分，采用Likert1~4分4级评分法，即从非常不同意（1分）到非常同意（4分），得分逐渐增高。总分在12~48分之间，得分越高，表明个体的希望水平越高。评价标准如下：12~23分为低等水平，24~35分为中等水平，36~48分为高等水平。

第 13 章

血液透析患者常见检验和检查结果解读

血液透析患者在规律治疗情况明显好转后，即认为只要按时透析就可以了，没必要做一些化验检查。而实际上，却是犯了一个很大的错误，因为透析并不能解决疾病本身带来的所有问题，有些问题必须应用药物干预，而且应定期调整用药方案。所以，维持性血液透析患者非常有必要定期进行一些化验检查，一般每个月检查1次，有的项目可以每3个月、每半年检查1次。

一、血透患者化验检查的意义

1. 定期检查可以动态监测患者的身体状况。

2. 通过检查结果了解患者近期饮食、运动、用药情况，以及透析是否充分，机体营养摄入是否合理。

3. 为医生的诊断、治疗、用药及精准、个体化治疗提供依据。

4. 为患者制定个性化自我管理方案提供依据。

二、透析患者常规化验、检查项目与频率

1. 血常规、电解质，建议至少每个月检查一次。

2. 肝功能、肾功能、铁蛋白等，建议至少每三个月检查一次。

3. 甲状旁腺激素，建议至少每三个月检查一次。

4. 营养指标的评估及炎性状态的评估，建议每三个月评估一次，包括血清营养学的指标，如C反应蛋白的水平，营养相关的体格检查等。

5. Kt/V计算，建议每三个月一次，目标为至少是1.2，最好1.4以上。

6. 传染病学指标的检测，包括肝炎指标、HIV和梅毒血清学指标，至少每半年检查一次。

7. 心血管结构和功能的测定，比如心电图、心脏彩超，建议每半年检查一次。

三、血透患者常见检验结果分析

（一）血常规

血液透析最常见的检查项目之一，很多数据指标都是依靠血常规体现，血液透析患者主要看其中的血红蛋白值高低。由于患病原因，患者的血红蛋白值合格范围为：110～130g/L，如过低或过高均需调整药物用量，尽量达到目标值。

1. 白细胞计数

单位体积的血液内所含的白细胞数目。

正常参考范围：$(4～10)×10^9/L$。

临床意义：增多多见于急性感染、严重烧伤、组织损伤、大手术后、白血病等；减少多见于伤寒、再生障碍性贫血、急性粒细胞缺乏症、脾功能亢进、放射性核素照射等。

2. 红细胞计数

单位体积的血液内所含的红细胞数目。

正常参考范围：男性 $(4.0～5.5)×10^{12}g/L$；女性 $(3.5～5.0)×10^{12}g/L$。

临床意义：增多多见于先天性心脏病、慢性肺脏疾病、呕吐、腹泻、高原反应等；减少多见于急慢性出血、溶血、再生障碍性贫血、尿毒症等。

3. 血红蛋白浓度

单位体积的血液内所含的血红蛋白的量。

正常参考范围：男性 $120\sim160g/L$；女性 $110\sim150g/L$。

临床意义：和红细胞计数的临床意义相似，但血红蛋白可以更好地反映贫血的程度，透析患者需要关注此指标变化。

血液透析患者血红蛋白的目标值一般维持在 $110\sim130g/L$ 之间。血红蛋白是红细胞内运输氧气的特殊蛋白质，检验的血常规里包含这一项。尿毒症贫血发生的原因有：患者肾脏的内分泌功能变差，分泌促红细胞生成素减少，导致造血的功能变差；患者食欲变差、饮食减少，从而导致造血的基本原料减少；体内的内循环紊乱，包括酸中毒等因素会导致体内正常的红细胞破坏加快。因此，每月检查血红蛋白浓度必不可少。

（1）稳定在 $110\sim130g/L$ 之间相对比较理想，如果超过 $130g/L$ 就要采取措施降低。

（2）如果出现短时间下降明显就要寻找原因，如是否有出血和其他因素影响。

（3）按照指标来调整重组人促红细胞生成素（补血针）的剂量。

（4）血红蛋白生成的原料我们要备足，如蛋白质、重组人促红细胞生成素（补血针）、铁、叶酸等。

（5）尽量不要采取健康人群用的补血方法，如大枣、桂圆、阿胶等来补血，以免造成高钾血症。

4. 血小板计数

指单位体积的血液内所含的血小板数目。血小板是血液中最小的细胞，止血过程中血小板的数量和质量都很重要。

正常参考范围：$(100\sim300)\times10^9/L$。

临床意义：血小板减少多见于原发性的血小板减少性紫癜、脾功能亢进、尿毒症、白血病、再生障碍性贫血、溶血性贫血、败血症等；血小板增多多见于原发性血小板增多症、慢性粒细胞白血病、肿瘤骨髓转移等。

注意事项：影响血小板计数的因素较多，如有异常，需反复检测。

5. 红细胞比容

每升血液中红细胞所占的容积。

正常参考范围：男性 $40\%\sim50\%$；女性 $37\%\sim48\%$。

临床意义：降低见于各种贫血、癌症等；增加见于脱水、急性心梗及红细胞增多症等。

（二）肾功能

血液透析患者为了预防高钾血症、高磷血症等问题，一般每月检查一次肾功能项目。其中的钾、钙、磷、钠、尿素氮、肌酐、二氧化碳结合力、钙磷乘积等指标是判断患者身体重要的数据指标。

1. 血肌酐

正常参考范围：$40\sim115\mu mol/L$。

临床上，血肌酐是了解肾功能的主要方法之一，是肾病患者常用的一个重要指标，对于尿毒症患者处于常规透析阶段，应了解以下几点：

① 化验的时间，每个月最好有固定的抽血化验时间。

② 透析前后都要化验。

③ 透析前的指标和以往比较，相对稳定即可，如果变化明显，需查明原因。

④ 透析前、透析后比较，可以看出透析效果，一般降低 60%～70%就算达标。

⑤ 透析后一般 48 小时肌酐指标会上升到透析前水平，所以隔天透析效果较好。

⑥ 肌酐指标是比较稳定的，是自身肌肉的代谢产物，但也受饮食影响。

2. 尿素氮

正常参考范围：3.2～8mmol/L。

尿素氮是判断肾功能的另一指标，主要是蛋白质经人体消化、吸收和利用后的代谢产物。尿毒症患者口中常有的氨味就是由尿素氮产生的。

（1）尿素氮受饮食的影响很大，摄入的蛋白质越多产生的废氮越多，尿素氮就越高。摄入蛋白质的质量对尿素氮影响也很大，肉类、鸡蛋、奶类蛋白质属于优质蛋白，人体吸收利用比较完全，产生的废氮较少；豆制品、粮食的蛋白质属于劣质蛋白，产生的废氮较多，会使尿素氮增高。合理饮食搭配，蛋白质利用率高，产生废氮较少。

（2）尿素氮的高低可以大致判断近期营养摄入状况。

3. 尿酸

嘌呤分解代谢的最终产物，由肾脏排泄。

正常参考范围：208～428μmol/L。

临床意义：增高多见于肾盂肾炎、肾积水、痛风、白血病、药物中毒等；降低多见于乳糜泻、恶性贫血等。

（1）血液透析患者血尿酸适宜水平：非糖尿病肾病、高龄、营养不良的血液透析患者，不建议通过药物治疗使血透前血尿酸维持在 500μmol/L 以下；合并糖尿病，尤其是同时合并心血管并发症的患者，透析前血尿酸水平控制在相应性别和年龄人群的正常范围；合并痛风的患者，建议控制血尿酸<360μmol/L；合并严重痛风的患者（痛风石、慢性关节病变、痛风反复发作≥2 次/年），建议控制血尿酸<300μmol/L。

（2）尽管原则上透析患者呈高尿酸排泄状态，痛风发作频率降低，但一些情况下仍然需要使用降尿酸药物，将尿酸控制在目标范围并可缓解痛风。

（三）电解质

1. 血钠

正常参考范围：137～147mmol/L。

血钠在身体内起着重要的作用，血钠的稳定对于血液透析患者来说非常重要。增高多见于尿崩症、发热、大面积烧伤、原发性醛固酮增多症等；降低多见于肾病综合征、脑垂体功能不全、心功能不全等。

（1）找到自己最适合的血钠水平。正常血钠值为 135～145mmol/L，透析前的钠基本反映自己饮食摄取的盐的多少，透析后的钠基本反映透析时钠浓度。

（2）有的人对钠敏感，血压受血钠的影响明显，就更应该保持血钠在最合适水平且平稳。

（3）如果平时血压低，平时饮食可以稍咸一点；如果平时血压高，平时饮食就要限盐。

（4）如果一段时间血压高并且喝水特别多，脱水也特别多，就要化验血钠，如果超出正常值上限许多，就要考虑透析的钠是否正常。

（5）如果透析时血压特别容易下降，透析时可以适当调高钠浓度。

（6）血液透析患者的饮食并非盐越少越好，适合自己的最好。

2. 血钾

正常参考范围：3.5～5.5mmol/L。

意义：增高多见于尿毒症血液透析不充分、肾功能不全而补钾过多、酸中毒、胰岛素缺乏、急慢性肾功能衰竭无尿或少尿期等；降低多见于长期禁食、厌食、少食、碱中毒、胰岛素治疗、腹泻、呕吐、使用排钾利尿剂等。

血钾是血液透析人群需要特别注意的一项，其他电解质对身体的损害都是缓慢累积的，高血钾可能随时使患者站在危险的边缘。

（1）透析前的血钾保持在指标上限左右就可以，一般不要超过6mmol/L。可按6～6.5mmol/L、6.5～7mmol/L、7～7.5mmol/L划分危险等级，提醒自己注意。

（2）高血钾基本上都是饮食的问题。

（3）药物也会引起高血钾，如：①RAAS抑制剂，肾脏病患者常用的普利/沙坦类药物；②盐皮质激素受体拮抗剂，代表药物依普利酮，螺内酯；③非甾体类抗炎药，如阿司匹林、对乙酰氨基酚、布洛芬、萘普生等；④肝素、酮康唑；⑤保钾利尿剂，比如螺内酯、氨苯蝶啶、阿米洛利等；⑥免疫抑制剂：环孢素或他克莫司；⑦β受体阻滞剂：阿替洛尔、美托洛尔、盐酸索他洛尔、盐酸普萘洛尔、卡维地洛等；⑧部分中药植物的花和叶子，这些药物要慎用。当发生溶血后红细胞破裂，也会导致血钾增高。

（4）如果透析前的血钾不超过4mmol/L，而且持续一段时间，就应考虑低血钾，除了食物要补充，透析时可以根据情况使用高钾的透析液。

（5）透析后的血钾应该在4mmol/L以下，指标的下限左右或略低于下限均可，如果透析后的血钾在4mmol/L以上，也要注意饮食限制钾的摄入。

（6）把食物分成禁食、限食、宜食几种。如香蕉、高钾饮料等，含钾量高、吸收快、血钾上升迅速的食物就要禁食；一些水果、蔬菜、大枣等食物，含钾比较高，可以在量上控制，要限食；含钾较低的食物如米饭、一些肉食适宜食用。

（7）用水焯过的蔬菜可以去掉一半或更多的钾；干货比新鲜的蔬菜含钾更高。

（8）对于陌生的食物要注意，尽量不要食用；尽量不要喝功能性饮料；包装的食物要了解成分说明后再考虑是否食用。

（9）尽量不用中药制剂，尤其是汤药。

（10）高钾血症症状包括四肢发麻、全身发麻、心率减慢，甚至导致心搏骤停。

（11）发现高血钾后，及时透析当然是最有效的方法；如果在家里，可以先用一些碳酸氢钠，然后去医院处理。

（12）降钾树脂是降钾常用口服药。

3. 血钙

正常参考范围：2.10～2.60mmol/L。

意义：增高多见于慢性肾衰竭后期甲状旁腺功能亢进、维生素D过多症、多发性骨髓瘤、肿瘤晚期、结节病等；降低多见于甲状旁腺功能减退、尿毒症、佝偻病、大量输入枸橼酸盐抗凝血后等。

肾病和钙有千丝万缕联系，中医有肾主骨的说法，保持血钙的正常水平对长期血液透析来说非常重要。

（1）血钙的正常值受检测方法的不同可能在各医院的报告中略有不同。血钙大于正常值的高限即为高钙血症，轻度的高钙血症指的是血钙<3mmol/L；中度的高钙血症指的是血

钙在 3～3.5mmol/L 之间；重度的高钙血症指的是血钙＞3.5mmol/L，又称高钙危象。透析人群的血钙水平应维持在 2.1～2.5mmol/L，最好是控制在 2.2～2.3mmol/L 区间；如果在 2.5～2.75mmol/L 区间，需要调整钙片和骨化三醇的用量；如果在 2.75～3mmol/L 区间，应停用钙片和骨化三醇并采取降钙治疗；如果大于 3mmol/L，医生将积极采取降钙治疗，尽快将血钙降至正常水平，避免高钙危象的发生。

（2）钙片不要采用复合钙片，应选用纯碳酸钙或醋酸钙，还可作为磷结合剂，同时补钙。

（3）要针对症状和检查，合理、适时使用相应钙浓度的透析液。

（4）甲状旁腺手术切除后需要大量补充钙剂，保证血钙正常，避免低钙血症。

（5）不要采用食物补钙方法，一般含钙高的食物，磷含量也很高，如牛奶、虾皮、豆制品等。

（6）透析前与透析后的化验不应该明显上升或下降。

（7）骨化三醇有明显上升血钙的作用，要根据血钙指标调整骨化三醇的剂量。

（8）高 PTH 会使血钙上升，且很难降低，如果出现高钙血症，要进行降 PTH 治疗，适时进行甲状旁腺切除手术。

（9）腹泻会减少肠道对钙的吸收，相反便秘会加强钙的吸收。

4．磷

正常值 0.87～1.45mmol/L。

意义：增高多见于肾功能不全、甲状旁腺功能减退、横纹肌溶解等；降低多见于继发性的甲状旁腺功能亢进、糖皮质激素治疗、维生素 D 抵抗症、高钙血症等。

（1）透析前化验磷的指标应该在上限或略高，但不应太高。

（2）降磷的基础是注意饮食，减少磷的摄入；把食物分成禁食、限食、宜食几种，分别对待。

（3）磷结合剂的使用：含铝的结合剂如氢氧化铝尽量不用；含钙的结合剂如碳酸钙、醋酸钙是常用的药物，要在医生的指导下使用；不含金属、不含钙的结合剂最宜使用，但现在只有进口药，价格较高。

（4）高磷的危害是长期而漫长的，控制磷是一个长期而艰巨的任务。

（5）尿毒症瘙痒是多种因素引起的，高磷也是因素之一。

5．血糖

空腹血糖：3.9～6.1mmol/L；餐后 2 小时血糖：＜7.8mmol/L。

意义：

（1）空腹血糖

隔夜空腹（至少 8 小时未进任何糖类，饮水除外）后，早餐前采血，所测定的血糖值。检测的目的在于体现夜间基础状态的血糖，凌晨血糖升高的情况及降糖药远期疗效。

（2）餐后 2 小时血糖

体现对糖尿病的治疗效果，也是筛选糖尿病的方法之一。

（3）透析低血糖

首先血液透析是会消耗能量的，其次葡萄糖分子量比较小，能够经过透析膜，再有就是尿毒症自身能够造成胰岛素灭活减弱，因此透析过程当中是可以出现低血糖病症的。假如透析过程当中出现头晕、出汗、恶心等不适的症状，应重点考虑是低血糖。这种状况，可以喝一些糖水或吃糖块、巧克力、饼干等含糖食品，严重者需静脉推注葡萄糖。

（四）肝功能

由于血液透析患者需要服用各类药物，对肝脏也会有一定的负担，有必要定期检查肝功能，起到预防肝功能衰竭的作用。

检验注意事项：抽血前一天不吃高蛋白和过于油腻的食物；体检前禁食 8 小时，晨起空腹抽血。

1. 谷丙转氨酶

体内的肝、肾、心脏、肌肉等器官和组织中都含有的酶。

正常参考范围：0～40U/L。

临床意义：增高多见于肝脏疾病（传染性肝炎、肝癌、肝硬化活动期、药物中毒性肝炎等），胆道疾病（胆囊炎、胆管炎等），心血管疾病，内分泌疾病，妊娠期，药物和毒物的影响等。

2. 谷草转氨酶

在心、肝、肾、横纹肌中含量最丰富。对心肌梗死、肝病及肌营养不良有很大的临床价值。

正常参考范围：0～40U/L。

临床意义：增多多见于肾小球肾炎、肾肿瘤。

3. 血清总蛋白

分为白蛋白和球蛋白。

正常参考范围：60～80g/L。

临床意义：反映肝脏的合成功能和肾脏对蛋白质丢失的情况，是机体营养状况的指标。患者可以 1～3 个月检测一次，这样可以更好地掌握身体营养状态，避免出现营养不良等情况。

（1）血清球蛋白

球蛋白是人体内一种正常的血清蛋白，它主要具有免疫作用。

正常值范围：20～40g/L（不同检测方法可能影响正常范围，以医院报告为准）。

临床意义：球蛋白主要反映肝脏疾病和肝脏功能，若球蛋白升高，首先考虑浆细胞是否正常，是否存在浆细胞相关疾病；其次，考虑是否存在感染，感染会出现 IgM 的升高，感染后期会出现 IgE 的升高；另外，IgA 升高，应考虑是否存在肝硬化。若球蛋白偏低，说明肝脏出现了严重病变，因为球蛋白主要是由肝脏合成的。

（2）血浆白蛋白

由肝脏合成，对维持血液的胶体渗透压、体内代谢物质运输有重要意义。

正常参考范围：35～50g/L。

临床意义：降低多见于肝硬化合并腹水、肾病综合征、营养不良、慢性消耗性疾病、尿毒症等；增高一般是血液浓缩导致的相对增高（严重脱水和休克、严重烧伤、急性出血等）。

这个指标基本上表示营养状况。

① 基本要求是在正常值区间内，较高的要求是在正常值区间的中间值或之上。

② 要联合尿素氮、磷、钾、血红蛋白等指标综合判断。

③ 透析存活年限和自身营养状况相关。

④ 透析时氨基酸丢失、透析失血等因素会导致蛋白质丢失。

⑤ 透析人群日常饮食以摄取充足、优质的蛋白质为重点，同时注意钾、磷、钠、钙等微量元素的摄入。

⑥ 如果不能正常饮食则要采用鼻饲、静脉营养等手段保证营养的供给。

⑦ 蛋白质不足的表现是多方面、全身性的，包括水肿、腹水、低血压、贫血等症状。

（五）血脂

血液透析患者由于体内血液容积变化，通常伴有高血脂的情况，而心血管疾病是威胁患者生命安全的重要因素之一，所以，患者需要定期检查血脂，避免血脂过高引起其他问题。

检验注意事项：抽血前一晚维持原来的规律饮食，不食油炸、高油食物；前一晚休息好，禁止熬夜和喝酒；抽血前需禁食 8 小时晨空腹抽血化验。

1. 高密度脂蛋白胆固醇

主要在肝脏合成，是抗动脉粥样硬化的脂蛋白，是冠心病的保护因子。

理想范围：≥1.04mmol/L；升高：≥1.55mmol/L；降低<1.04mmol/L。

临床意义：升高多见于原发性的高密度脂蛋白胆固醇血症、接受雌激素或胰岛素治疗的患者等；降低多见于高甘油三酯血症、肝癌、吸烟、冠心病等。

2. 甘油三酯

由甘油和脂肪酸构成。

正常参考范围：0.11～1.69mmol/L。

临床意义：增高多见于冠心病、粥样硬化、高血压、糖尿病、肾病综合征、肥胖等；降低多见于甲状腺功能亢进、肾上腺皮质功能低下、营养不良、肝实质病变等。

（六）铁四项

血液透析患者或多或少伴有贫血的情况，那么铁蛋白检测是非常有必要的。

1. 血清铁

实质上是与转铁蛋白结合的铁。成人男性血清中含铁量的标准为 11～30μmol/L，成人女性血清中含铁量的标准为 9～27μmol/L。如果增高，则说明该人可能患有急性重症肝炎、溶血性贫血、再生障碍性贫血、铅中毒等疾病，或接受了铁剂治疗与反复输血；如果降低，且处于非妊娠和婴儿期，则说明该人可能患有肝细胞性黄疸和阻塞性黄疸等疾病。

2. 血清铁蛋白

简称铁蛋白。正常成人男性血清中含有铁蛋白的标准为 15～204μg/L，成人女性血清中含有铁蛋白的标准为 12～150μg/L。而尿毒症患者与正常人稍有不同，正常范围为 100～500μg/L。如果增高，则说明该人可能患有溶血性贫血、恶性肿瘤、急慢性肝炎，或者输血过多和接受了不恰当铁剂治疗；如果降低，则说明该人可能患有缺铁性贫血或营养不良。

3. 血清总铁结合力

反映的是转铁蛋白的水平。成人男性的总铁结合力标准为 50～77μmol/L，成人女性的总铁结合力标准为 54～77μmol/L。在病理变化方面，如果增高，则说明该人可能患有缺铁性贫血、急性肝炎等疾病，或处于妊娠后期；如果降低，则说明该人可能患有肝硬化、肾病综合征等疾病。

4. 转铁蛋白饱和度

正常情况下，转铁蛋白饱和度应在 20%～50% 之间。如果增多，则说明该人可能患有再生障碍性贫血、溶血性贫血、巨幼细胞贫血等疾病；如果减少，则说明该人可能患有缺铁性贫血、红细胞增多症和炎症等疾病。

血液透析病人对铁的吸收较差，丢失多，易出现铁缺乏，常规口服补铁；铁蛋白＜100μg/L 或转铁蛋白饱和度＜20%时静脉补铁。

（七）甲状旁腺激素（PTH，理想值 150~300ng/L）

甲状旁腺激素（parathyroid hormone，PTH）是甲状旁腺主细胞分泌的碱性单链多肽类激素。它的主要功能是调节脊椎动物体内钙和磷的代谢，促使血钙水平升高，血磷水平下降。PTH 促使血浆钙离子浓度升高，其作用的主要靶器官是骨和肾脏。它动员骨钙入血，促进肾小管对钙离子的重吸收和磷酸盐的排泄，使血钙浓度增加和血磷浓度下降。此外，PTH 还间接促进肠道对钙离子的吸收。PTH 的分泌主要受血浆钙离子浓度的调节。血浆钙离子浓度升高，PTH 的分泌即受到抑制；血浆钙离子浓度降低，则刺激 PTH 的分泌。PTH 的检测方法有免疫化学发光测定法、放射免疫法和酶联免疫法（本书主要采用放射免疫法）。

1. 可以把指标分为几个阶段，300ng/L 以下、300～600ng/L、600～1000ng/L、1000ng/L 以上。300ng/L 以下基本算为正常，可以不考虑用药；1000ng/L 以上，如果用药控制不理想就要考虑手术切除甲状旁腺。300～1000ng/L 根据指标高低、钙磷情况调整用药剂量。

2. 如果情况比较稳定，可以每三个月左右检测一次，如果正在用药可以每个月或半个月检测一次，以调整用药剂量。

3. 降 PTH 的前提是控制磷的摄入。

4. 低钙透析液在一定程度上刺激 PTH 上升。

5. PTH 的影响是全身性的，骨骼、心脏、血管等都会受其影响。

6. 降 PTH 的常用方法是骨化三醇冲击疗法，但一定要密切注意血钙水平、钙磷乘积，血钙高、钙磷乘积高一定要减量或停药。如果经济比较宽裕可以考虑用国外特效药盐酸西那卡塞进行治疗。

（八）感染四项

1. 乙肝五项

平时我们说的"大三阳"指：表面抗原阳性、e 抗原阳性、核心抗体阳性；"小三阳"指：表面抗原阳性、e 抗体阳性、核心抗体阳性。

（1）乙肝病毒表面抗原（HBsAg）

乙肝病毒感染后出现于患者的血液循环中，可持续数月、数年或终身，是诊断乙肝病毒感染最常用的指标。

正常参考范围：阴性。

临床意义：表面抗原阳性是感染乙肝病毒的指标，如果只有表面抗原阳性，而其他指标均正常为乙肝病毒携带者。表面抗原滴度的高低可判断患者的传染性，一般滴度越高，传染性越强。

（2）乙肝表面抗体（抗-HBs）

人体感染了乙肝病毒后机体产生的一种免疫反应性抗体，有保护作用。

正常参考范围：阴性；阳性（是受欢迎的）。

临床意义：表面抗体阳性表示患者曾经感染过乙肝病毒或者注射过乙肝疫苗，自身对乙肝病毒有抵抗力（是好事哦）。

（3）乙肝病毒 e 抗原（HBeAg）

乙肝病毒的核心部分。一般认为 e 抗原消失，e 抗体出现是病情趋于好转的迹象。

正常参考范围：阴性。

临床意义：阳性是乙肝病毒复制的重要指标。持续阳性表明乙肝病毒在活动性复制，提示传染性强，容易转为慢性。

（4）乙肝病毒 e 抗体（抗-HBe）

对应 e 抗原的抗体。

正常参考范围：阴性。

临床意义：e 抗体转阴说明乙肝病毒复制停止或明显减弱，传染性降低，是乙肝病情好转，预后良好的征兆。

（5）乙肝病毒核心抗体（抗-HBc）

它不是保护性抗体，它的存在反而是受到乙肝病毒侵害的指标。

正常参考范围：阴性。

注意事项：乙肝五项检查一般不受饮食影响。

2. 丙型肝炎抗体测定

由丙型肝炎病毒引起。

正常参考范围：阴性。

临床意义：急性期的丙肝都为 IgM 型，而恢复期的一般为 IgG 型。

注意事项：空腹抽血，抽血前晚不吃油腻、高蛋白食物，禁食 8 小时，忌饮酒。

3. 梅毒螺旋体特异抗体测定

梅毒是由苍白螺旋体感染引起的一种疾病，常见性传播，也可血行传播。

正常参考范围：阴性。

临床意义：本项目可用于梅毒的诊断。产生的抗体，一种是 IgM，对机体的再感染有保护作用；另一种是反应素，是 IgA 和 IgM 的混合物，是具有传染性的指标。

注意事项：静脉抽血，不受饮食影响。

4. 人免疫缺陷病毒抗体检测

俗称艾滋病检测，此病毒有两型：HIV-Ⅰ在全球流行；HIV-Ⅱ主要在非洲流行。

正常参考范围：阴性。

临床意义：本项目可作为人免疫缺陷病毒感染的血清过筛试验，若阳性，需要做确诊试验，如果均为阳性，可以确诊为人免疫缺陷病毒感染。

注意事项：静脉抽血，不受饮食影响。

（九）血 β_2-微球蛋白

正常参考范围：1.00～2.30mg/L

临床意义：

1. β_2-微球蛋白水平是反映肾小球滤过功能的灵敏指标

（1）β_2-微球蛋白在体内产生速率恒定，其血浆中含量不受年龄、性别、机体肌肉组织多少等因素的影响；而且 β_2-微球蛋白分子量小，可自由通过肾小球，且仅由肾脏排泄，因此，测定血浆中 β_2-微球蛋白水平比检测血清肌酐水平用于评价肾功能更加灵敏，β_2-微球蛋白可作为反映糖尿病和高血压肾损害的早期指标。

（2）血浆中 β_2-微球蛋白水平升高，可反映肾小球滤过功能受损或滤过负荷增加的情况，而尿液中 β_2-微球蛋白含量增高，则提示肾小管损害或滤过负荷增加；若血浆中 β_2-微球蛋白水平升高而尿液中 β_2-微球蛋白含量正常，则主要由肾小球滤过功能下降所致，常见于急慢性肾炎、肾功能衰竭等；若血浆中 β_2-微球蛋白含量正常而尿液中 β_2-微球蛋白含量升高，则主要由肾小管重吸收功能受损所致，多见于先天性近曲小管功能缺陷、范科尼综合征、慢性镉中毒、Wilson病、肾移植排斥反应等；若血浆和尿液中 β_2-微球蛋白含量均升高，则主要由体内某些部位产生 β_2-微球蛋白过多或肾小球和肾小管均受到损伤所致。

2. β_2-微球蛋白水平是反映肾小管重吸收功能的灵敏指标

（1）肾小球滤过率是评估肾功能的一个重要指标，而由肾小球滤过的 β_2-微球蛋白，约99.9%在近端肾小管被重吸收，并在此全部被分解成氨基酸，若肾小管重吸收功能受损伤，则进入尿液中的 β_2-微球蛋白必然增多，故尿液中 β_2-微球蛋白测定是诊断肾小管疾病较灵敏且特异的方法。

（2）急慢性肾衰竭患者尿液中 β_2-微球蛋白含量升高明显，最高可高达 $40\mathrm{mg/L}$，尿液中有如此高水平的 β_2-微球蛋白，不能单纯解释为滤过负荷增加，其表明了肾小管必然遭受了严重的损害。

（3）测定血浆及尿液中 β_2-微球蛋白含量，能为肾脏疾病的鉴别诊断、病情估计及预后判断提供有价值的数据。

3. 血液透析患者定期检测血 β_2-微球蛋白，在出现异常时及时调整透析处方，可以减少透析相关淀粉样病变的发生。

（十） C 反应蛋白（CRP）

CRP 是一种环状五聚体蛋白，其一级结构包含 5 个相同的亚单位，亚单位间以非共价键相结合，每个亚单位在其表面都含有 CRP 配体结合位点（与配体的结合需 Ca^{2+} 参与），其另一面含有 Clq 及 FcTR 结合位点。这种五聚体蛋白具有显著的耐热及抗蛋白酶降解的能力。白细胞介素-6（interleukin-6，IL-6）是 CRP 合成的主要刺激因子。C 反应蛋白的正常值在 $0\sim10\mathrm{mg/L}$，当然，因为不同医院的实验室检测方法不同，可能其正常参考值范围会不同，建议还是以当地医生告知的为准。

临床意义：

1. 内科感染性疾病

（1）下呼吸道细菌感染时　CRP 值明显高于病毒性感染。

（2）泌尿系统感染　膀胱炎患者 CRP 水平 $<30\sim50\mathrm{mg/L}$；肾盂肾炎 $>10\sim20\mathrm{mg/L}$，中值 $75\mathrm{mg/L}$，最高 $230\mathrm{mg/L}$。

（3）妇科及孕妇的感染　在怀孕期间，单独的 C 反应蛋白增高，如果不伴有其他的临床症状，大多是由于怀孕以后激素水平增高导致的 C 反应蛋白生理性增高，通常这种情况下 C 反应蛋白增高的幅度不是太明显，不用做特殊的处理，定期观察即可。如果同时伴有发热、咳嗽、腹痛、腹泻等症状，要考虑身体某部位有感染的发生，需要结合血常规中的白细胞增高，中性粒细胞比例增高以及其他的检查了解感染情况。

（4）婴儿和儿童感染　CRP 的增高对婴儿感染有更高的特异性和敏感性。连续的 CRP

测定对诊断更有价值。

发热患儿如果症状持续＞12 小时，CRP 水平＜20mg/L，临床上不能确诊细菌感染，可以怀疑病毒感染；或在 8～12 小时之间再测 CRP，可排除或证实细菌感染的可能。

（5）败血症、心内膜炎、脑膜炎和骨髓炎　CRP 水平较高，均值 150～200mg/L。

2. 外科疾病和感染

（1）急性阑尾炎　发病时间少于 12 小时，CRP 可能正常，几小时后第二次检测可获得有诊断价值的结果。

（2）组织损伤　术后 6～8 小时，CRP 开始升高，2～4 天达最高水平。

（3）术后感染　术后 6 天或 6 天后 CRP＞75mg/L 明显提示有并发症可能。每天 CRP 测定的动态观察，对发现和监测感染很有价值。

3. 心血管疾病的临床意义

（1）广泛心肌梗死 CRP 均值可达 160mg/L，轻度 40mg/L。

（2）不稳定心绞痛患者 CRP 略高，稳定型心绞痛患者 CRP 正常。

（3）与动脉栓塞相比，静脉栓塞患者 CRP 较低，CRP 水平与局部缺血时间相关。

4. 全身性感染疾病的临床意义

（1）类风湿性关节炎　CRP 可高于 200mg/L，CRP 水平与临床症状和治疗效果密切相关。CRP 下降时不像细菌那样迅速，要几个星期。由于感染活性的残留保持 CRP 略高于正常的水平。

（2）系统性红斑狼疮（SLE）　CRP 平时较低并与病情相关，超过 60mg/L 时应疑为并发细菌感染的可能性。

5. 恶性疾病的临床意义

（1）某些恶性肿瘤会导致 CRP 合成增加，最高可达 300mg/L。预后不好的患者，CRP 在整个疗程中＞10mg/L。预后好的患者 CRP 水平较低或存在降低趋势。

（2）白血病患者 CRP＞100mg/L 首先应考虑感染。

6. CRP 应用对预防耐药菌株产生的重大价值

当前临床面临耐药菌株感染的问题日趋严重，表现为病原体种类、细菌耐药性、易感性的变化。CRP 定量检测可快速报告，及时、有针对性地指导使用抗生素，避免浪费。

（十一）透析充分性 Kt/V

计算 Kt/V 是评估血透有效性的最常用方法。URR＞60％且 Kt/V＞1.2～1.4 表示血透有效。

公式英文名称：Kt/V（URR）dialysis effectiveness index。

计算公式：R＝透析后 BUN 或尿素/透析前 BUN 或尿素。

四、常用辅助检查的意义

心血管结构和功能的测定，包括心电图、胸部 X 线、心血管彩超等，是评估血液透析患者心脏功能、有无积液和血管钙化的重要依据。

建议每 6～12 个月检测一次，可及时了解浆膜腔积液、心血管并发症等情况，及时作出治疗的调整。

1. 心电图

心电图是反映心脏生物电变化的图形，是冠心病诊断和尿毒症患者判断是否有心脏功能受损的最常用的方法。

临床意义：可以通过心电波形的变化判断出心肌梗死、房室交界性心律、房室传导阻滞、心肌缺血、急性渗出性心包炎、心梗超急性期、高血钾、洋地黄中毒等。

注意事项：心电图应在安静时进行，避免检查前激动、暴走等；将导联连接处的皮肤擦拭干净。

2. 胸部 X 线

可以全面、动态地直接观察；观察心、肺、膈的大小形态，双肺纹理等。

临床意义：对尿毒症患者而言，观察心胸比值、双肺纹理、心脏形态大小，以协助干体重的调整等。

注意事项：去除拍摄部位所有的金属饰品，检查时深呼吸。

3. 心血管彩超

是无创伤性的，可以判断血管病变的部位。是动静脉内瘘常规检查项目。

临床意义：对尿毒症患者而言，可以明确通路血管的解剖结构、管腔内径、狭窄、闭塞、血栓、斑块、血流量等情况，以及血栓范围、静脉瓣功能、静脉回流情况等。

参 考 文 献

［1］ 王海燕．肾脏病学［M］.4 版．北京：人民卫生出版社，2020：54-79.

［2］ Desroches S，Lapointe A，Ratte S，et al. Interventions to enhance adherence to dietary advice for preventing and managing chronic diseases in adults［J］. Cochrane Database Syst Rev，2013（2）：CD8722.

［3］ Lawson J H，Niklason L E，Roy-Chaudhury P. Challenges and novel therapies for vascular access in haemodialysis ［J］. Nat Rev Nephrol，2020，16（10）：586-602.

［4］ 林惠凤．慢性肾脏病自我护理［M］.上海：上海科学技术出版社，2021：2-7.

［5］ 唐亚，张文君，张丽，等．规律血液透析患者生存期危险事件调查研究［J］.中国血液净化，2021，20（03）：151-156.

［6］ 刘卫华，林紫宁，洪富源．血液透析并发心力衰竭的防治新进展［J］.中国实用内科杂志，2021，41（11）：917-921.

［7］ 程晓佩，于文永．慢性肾脏病病人饮食与营养评估工具的研究进展［J］.护理研究，2023，37（09）：1620-1623.

［8］ Sabatino A，Regolisti G，Karupaiah T，et al. Protein-energy wasting and nutritional supplementation in patients with end-stage renal disease on hemodialysis. Clin Nutr. 2017；36（3）：663-671.

［9］ 符霞主编；叶晓青，李英娜，谭艺真副主编．血液透析护理实践指导手册［M］.北京：人民军医出版社，2013.1-4，237-243，247-267.

［10］ 孙世澜，余毅，张燕林主编．血液净化新理论新技术［M］.郑州：河南科学技术出版社，2017.10.

［11］ 谭荣韶，于康，窦攀，等．成人慢性肾脏病食养指南（2024 年版）［J］.卫生研究，2024，53（03）：357-362.

［12］ Chronic Kidney Disease Prognosis Consortium，Matsushita K，van der Velde M. et al，Association of estimated glomerular fltration rate and albuminuria with allcause and cardiovascular mortality：a collaborative meta-analysis of general popula. tion cohorts［J］. Lanct，2010，375（9731）：2073-2081.

［13］ 贾艳清，董永泽，许秀君，等．维持性血液透析病人血管通路全生命周期管理实践效果研究［J］.护理研究，2023，37（04）：742-745.

［14］ Voorzaat BM，van der Bogt KEA，Janmaat CJ，et al. Arteriovenous Fistula Maturation Failure in a Large Cohort of Hemodialysis Patients in the Netherlands. World J Surg. 2018；42（6）：1895-1903.

［15］ 龚丽娜，刘佳，严谨，等．穿刺疼痛对使用动静脉内瘘的血液透析患者生活质量的影响［J］.中南大学学报（医学版），2014，39（12）：1292-1298.

［16］ 郭更新，鲁华，王明铭，王晶等主编．血液透析［M］.北京：科学技术文献出版社，2016：20-26.

［17］ 沈华娟，许秀君，董永泽，等．血液透析患者导管相关性血流感染影响因素［J］.中华医院感染学杂志，2020，30（20）：3104-3107.

［18］ Masud A，Costanzo EJ，Zuckerman R，Asif A. The Complications of Vascular Access in Hemodialysis. Semin Thromb Hemost. 2018；44（1）：57-59.

［19］ 袁静，李恒，应金萍，等.102 例血液透析患者动静脉内瘘血栓形成的原因及护理［J］.中华护理杂志，2020，55（04）：607-610.

［20］ Wu CK，Wu CL，Lin CH，Leu JG，Kor CT，Tarng DC. Association of vascular access flow with short-term and long-term mortality in chronic haemodialysis patients：a retrospective cohort study. BMJ Open. 2017；7（9）：e017035. Published 2017 Sep 24.

［21］ 王兴，王蕾，孟月．血液透析与患者健康解读［M］.北京：中国医药科学技术出版社，2022：20-24.

［22］ 郭佳钰，侯惠如，张瑞芹，等．维持性血液透析患者容量负荷评估与管理的最佳证据总结［J］.中华护理杂志，2021，56（10）：1490-1497.

［23］ Hecking M，Madero M，Port FK，Schneditz D，Wabel P，Chazot C. Fluid volume management in hemodialysis：never give up！. Kidney Int. 2023；103（1）：2-5.

［24］ Watanabe Y，Kawanishi H，Suzuki K，et al. Japanese society for dialysis therapy clinical guideline for "Maintenance hemodialysis：hemodialysis prescriptions". Ther Apher Dial. 2015；19 Suppl 1：67-92.

［25］ 石彬，王海芳，汪小华，等．维持性血液透析病人容量管理行为水平及其对再住院率的影响［J］.护理研究，2018，32（14）：2221-2227.

［26］ Purcell W，Manias E，Williams A，Walker R. Accurate dry weight assessment：reducing the incidence of hypertension and cardiac disease in patients on hemodialysis. Nephrol Nurs J. 2004；31（6）：631-638.

[27]　Japanese Society of Nephrology. Essential pointsfrom evidence-based clinical practice guideline for chronic kidney disease 2023. Clin Exp Nephrol. 2024；28（6）：473-495..

[28]　傅鹏，袁伟杰．尿毒症血液透析患者的自我维护［M］．上海：第二军医大学出版社，2001.06.

[29]　中国慢性肾脏病营养治疗临床实践指南（2021版）［J］．中华医学杂志，2021，101（08）：539-559.

[30]　Hoshino J. Renal Rehabilitation：Exercise Intervention and Nutritional Support in Dialysis Patients. Nutrients. 2021；13（5）：1444.

[31]　孙美兰，孙新，杨丽．维持性血液透析患者的精准饮食管理［J］．护理学杂志，2022，37（10）：20-22.

[32]　姚晶，徐林芳，吴春蕾，等．饮食健康教育对维持性血液透析患者饮食管理行为、钙磷代谢及营养状况的影响［J］．中国健康教育，2020，36（12）：1141-1144.

[33]　谢良民．透析患者饮食营养治疗［M］．上海：上海科学技术文献出版社，2013.

[34]　高血压肾病诊治中国专家共识组成员．高血压肾病诊断和治疗中国专家共识（2022）［J］．中华高血压杂志，2022，30（04）：307-317.

[35]　黄盈．终末期肾病血液透析常见并发症及防护的研究进展［J］．护理研究，2019，33（05）：828-831.

[36]　陈晓农，高琛妮．慢性肾脏病患者高钾血症的诊治［J］．肾脏病与透析肾移植杂志，2022，31（01）：52-53.

[37]　韩飞，项世龙．慢性肾脏病患者高钾血症的管理［J］．肾脏病与透析肾移植杂志，2022，31（01）：56-57.

[38]　潘之，张玉琴，朱玲桂．慢性肾脏病相关瘙痒临床管理的研究进展［J］．临床皮肤科杂志，2022，51（07）：445-448.

[39]　林善锬主编．慢性肾脏病贫血［M］．北京：中国协和医科大学出版社，2019.03.161-162.

[40]　梅长林．《中国围透析期慢性肾脏病管理规范》解读［J］．中国实用内科杂志，2021，41（11）：954-959.

[41]　Pirklbauer M. Hemodialysis treatment in patients with severe electrolyte disorders：Management of hyperkalemia and hyponatremia. Hemodial Int. 2020；24（3）：282-289.

[42]　李青香，徐琴娟，侯纯琦．饮食日记健康教育对维持性血液透析患者水钠控制中的应用效果［J］．中国健康教育，2021，37（01）：71-74.

[43]　魏连波，栾图，邓聪．肾脏病饮食指导［M］．沈阳：辽宁科学技术出版社，2016.10.36-42.

[44]　赵萍，黄燕林，何莉，等．脚踏车运动对维持性血液透析患者运动能力和循环状态影响的 Meta 分析［J］．中国全科医学，2020，23（14）：1769-1777.

[45]　邓建华，田鑫，杨丹，等．维持性血液透析患者运动管理的最佳证据总结［J］．中华护理杂志，2022，57（21）：2596-2603.

[46]　张旋，郭月月，周扣香，等．维持性血液透析患者运动康复的循证实践［J］．中国血液净化，2023，22（06）：472-476.

[47]　车玥寰，殷玲，朱羿霖，等．中医治疗对慢性肾脏病 5D 期患者生存质量影响的单中心调查研究［J］．中国全科医学，2019，22（21）：2632-2637.

[48]　颜小香，饶克琊，陈晓青，等．耳穴压豆联合穴位按摩对慢性肾功能衰竭维持血液透析患者睡眠及生活质量的影响［J］．天津中医药，2020，37（12）：1397-1400.

[49]　张玲，万芬，易琴．中药沐手方对促进血液透析患者动静脉内瘘成熟的应用效果分析［J］．临床护理杂志，2022，21（01）：46-48.

[50]　付俊香，王爱敏，周云平，等．八段锦对维持性血液透析患者睡眠质量及负性情绪的影响［J］．护理管理杂志，2021，21（04）：285-290.

[51]　路桃影，李艳，夏萍，等．匹兹堡睡眠质量指数的信度及效度分析［J］．重庆医学，2014，43（03）：260-263.

[52]　谢彩云，陈琼梅，邹得娥，等．康复操对维持性血液透析患者生活质量和睡眠质量的影响［J］．中国老年保健医学，2023，21（06）：148-151.

[53]　张令霞，徐娜，戴珩，等．血液透析患者家属疾病不确定感现状及影响因素调查［J］．现代预防医学，2016，43（15）：2859-2862.

[54]　郑晓，娄小平，杜亚泽，等．终末期肾脏病患者生命意义感的现状及影响因素分析［J］．中华护理杂志，2022，57（20）：2502-2506.

[55]　刘雨坤．血液透析患者家属的照顾准备、疾病不确定感与希望水平的关系研究［D］．锦州医科大学，2022.